神経難病の
病態 ケア 支援 が
トータルにわかる

編　著　中山優季　原口道子　松田千春

医学監修　髙橋一司

照林社

本書の特徴

- 本書は、神経難病の患者さん・家族をケアするために「知っておきたいさまざまなこと」を整理し、わかりやすくまとめた実践書です。神経難病看護に必要な「さまざまな視点」が身につくような構成となっています。
- 当事者からのメッセージ、多職種や先輩からのアドバイス、神経難病にかかわるトピックスやキーワードも可能な限り盛り込みましたので、ぜひ参考にしてください。

Part1で
代表的な疾患の概要や起こりうる症状を知り…

Part2で
代表的な症状と療養行程の関係、そしてアセスメントとケアを知り…

Part3で
療養行程ごとの患者さんと家族の状況や、必要な支援を理解し…

Part4で
多職種連携やさまざまな療養の場における「つなぐ支援」について知る

当時者からのメッセージや…

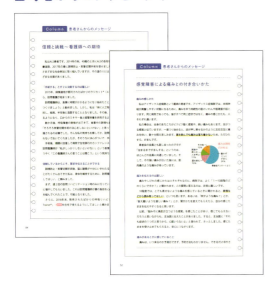

トピックスやキーワードも…

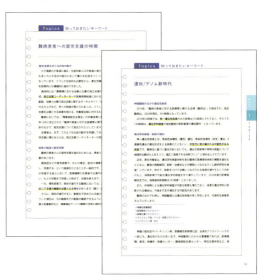

- 本書で紹介している内容は、各執筆者が臨床実践に基づいて展開しています。実践により得られた方法を普遍化すべく努力しておりますが、すべての内容が、すべての患者さん・家族に適するとは限りません。万一、本書の記載内容によって不測の事故等が起こった場合、編者、著者、出版社はその責を負いかねますことをご了承ください。
- 本書で取り上げた薬剤や医療機器等の情報、および、各種ガイドラインや手引きは、2024年7月時点のものです。臨床での実践にあたっては、個々の添付文書や取扱説明書、厚生労働省や各学会等のwebサイトなどで最新情報をご確認ください。
- 本書掲載の画像は、臨床例のなかからご本人・ご家族の同意を得て使用しています。
- 本書では、人工呼吸管理に関する略語として、非侵襲的換気療法(NIV)、気管切開人工呼吸療法(TIV)という表記を用いています。

はじめに

　ようこそ、神経難病看護の世界へ。

　本書を手にしているということは、少なからず、神経難病看護に興味・関心をお寄せくださっているのだと思います。

　その興味・関心は、"知りたい、なんとかしたい"という自発的・積極的なものばかりではないかもしれません。聞いたこともないような病名の患者さんを受け持つことになり、"やむを得ず、いたしかたなく"という場合も、きっとあることでしょう。

　難病はその名のとおり「難しい」です。"正解はない"とはよくいったもので、その人ごと、その場面・状況によって異なる正解、いえ、正解というよりも「そのときの"最適解"」を導く取り組みともいえます。

　だからこそ、今までわかっていること、わからないことを正直に示し、ともに考える。そうして培ってきたものが、難病看護の現在地といえます。

　本書は、日本難病看護学会認定難病看護師を中心に、難病看護の最適解を追求してきた実践者たちが、「難しい状況」を前に、どのように考え、どのようにケアしているかをわかりやすく伝えること、すなわち、"実践"の蓄積から導き出された難病看護実践の可視化をめざしています。

　また、本書では、当事者から学ぶ視点を大切にしています。療養行程における「よくある」症状や、当事者の発言から状況を把握し、アセスメントの視点や、どう対応するかのヒントも提供しています。

　難病看護のなかで「あるある。困ったな」の状況を、「こうしてみよう」に変化させるときに本書が役立つことを願っています。

　最後に、本書の編集にあたり、多くの学びと経験をくださった難病当事者の方々、執筆者のみなさま、のんびりしていた我々を書籍刊行に導いてくださった高橋茉莉江さんおよび照林社の藤井歩さん、鈴木由佳子さんに深く感謝を申し上げます。

2024年8月

編者を代表して

中山優季

CONTENTS

Introduction 神経難病看護とは .... 中山優季 viii
神経難病の全体像 .... 原口道子 xiv

Part 1 神経難病を知る

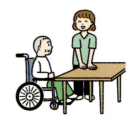

神経変性疾患 .... 狩野 修、柳橋 優 2
パーキンソン病（PD） 3
認知症 6
筋萎縮性側索硬化症（ALS） 8

神経免疫疾患 .... 鈴木重明、大山宗徳 11
重症筋無力症（MG） 11
多発性硬化症（MS） 13
視神経脊髄炎（NMO） 15
慢性炎症性脱髄性多発根ニューロパチー（CIDP） 16

Topics 遺伝/ゲノム新時代 .... 柊中智恵子 19

筋疾患 .... 尾方克久 25
骨格筋のはたらきと筋疾患 25
皮膚筋炎（DM）、多発性筋炎（PM） 28
周期性四肢麻痺（PP） 30
デュシェンヌ型筋ジストロフィー（DMD） 31
筋強直性ジストロフィー1型（DM1） 33

Part 2 「症状」を理解して看護を展開する

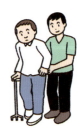

運動障害 .... 山本澄子 36
振戦 37
筋固縮・筋強剛 37
寡動・無動（動作緩慢） 39
姿勢反射障害・すくみ足 39

ジスキネジア ……………………………………………………………………… 41

筋力低下 …………………………………………………………………………… 42

運動麻痺・運動失調 ……………………………………………………………… 43

感覚障害 ……………………………………………………… 増田利恵 44

感覚とは …………………………………………………………………………… 45

症状の特徴と変化 ………………………………………………………………… 46

アセスメントと看護のポイント ………………………………………………… 48

Column **感覚障害による痛みとの付き合いかた** ……………… 和久井美紀 52

呼吸障害 ……………………………………………………… 原田さをり 54

発症期：呼吸機能が保たれている時期 ………………………………………… 55

進行期：呼吸不全症状が出現する時期 ………………………………………… 56

維持・安定期：医療機器装着で落ち着く時期 ………………………………… 62

終末期：それまで行ってきた呼吸管理の効果がみられなくなる時期 ……… 66

自律神経障害 ………………………………………………… 小野﨑香苗 68

自律神経とは ……………………………………………………………………… 68

起立性低血圧 ……………………………………………………………………… 69

発汗障害 …………………………………………………………………………… 71

排泄障害 …………………………………………………… 新井明子、飯田苗恵 74

神経難病における排泄障害とは ………………………………………………… 74

発症期：便秘や頻尿がみられはじめる時期 …………………………………… 78

進行期、維持・安定期：トイレでの排泄が難しくなる時期 ………………… 78

終末期：皮膚トラブルなど二次的な苦痛の予防と苦痛緩和の方針に
　　　　沿ったケアが必要になる時期 ………………………………………… 82

Topics **信頼と挑戦〜看護師への期待** …………………………… 髙野 元 84

摂食嚥下障害 ………………………………………………… 村上未来 86

神経難病における摂食嚥下障害とは …………………………………………… 86

症状の特徴や変化 ………………………………………………………………… 87

アセスメントと看護のポイント ………………………………………………… 88

コミュニケーション機能障害 ……………………… 中井三智子、成田有吾 93

神経難病におけるコミュニケーション機能障害 ……………………………… 93

症状の特徴や変化 ………………………………………………………………… 94

アセスメントのポイント ………………………………………………………… 94

看護のポイント …………………………………………………………………… 95

コミュニケーション支援に関連する公的支援制度 …………………………… 98

経過に応じたコミュニケーション支援の実際 ………………………………… 99

認知機能障害 ………………………………………………… 喜多川幸絵 101

認知機能障害を示す神経難病 …………………………………………………… 101

アセスメントと看護のポイント ………………………………………………… 104

Part 3 「経過」に応じて支援する

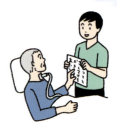

神経難病患者の療養行程	松田千春	108
「療養行程＝病期」ではない		108
Step1 各行程における支援課題をおさえる		110
Step2 対応策を立てる		114
Topics　小児からの成人移行支援	望月葉子	116
発症期の特徴と支援	大窄真弓	119
発症期：症状が出現し、診断がつく時期		119
健康上の課題①体のこと		120
健康上の課題②気持ちのこと		122
療養生活上の課題		124
進行期の特徴と支援	矢吹みゆき	126
進行期：健康問題や生活障害が重度化していく不安定な時期		126
健康上の課題①体のこと・療養生活課題		126
健康上の課題②気持ちのこと		131
移行期の特徴と支援	花井亜紀子	134
移行期：医療処置の導入や療養生活の場を移す時期		134
健康上の課題①体のこと		134
健康上の課題②気持ちのこと		135
療養生活課題		136
Column　心理職として行う心のケア	鎌田依里	142
維持・安定期の特徴と支援	村田奈津代	144
維持・安定期：適切な治療や支援により症状が安定している時期		144
健康上の課題①体のこと		144
療養生活課題		146
災害への備え		152
終末期の特徴と支援	新井玉南	153
終末期：死を身近に予測される時期		153
神経難病における終末期の特徴		153
アセスメントのポイント		154
健康上の課題①体のこと（ALSを中心に）		156
健康上の課題②気持ちのこと（ALSを中心に）		158
療養生活課題		159
Topics　難病患者への就労支援の特徴	江口尚	161
全経過において重要な視点	松田千春	164
意思決定支援		164
家族への支援		165
精神的支援		167

Part 4 「難病と生きる」をともにつくる

難病対策の歴史と看護職の活動 ……………………… 川村佐和子　170
- 神経難病とはどんな疾病群か …………………………………… 170
- 難病対策の始まりと進展 ………………………………………… 171
- 難病対策と看護の実践・研究 …………………………………… 173
- これからの課題 …………………………………………………… 176

Column 黎明期の在宅看護経験から学んだこと ……… 中村記久子　177

神経難病ケアにかかわるさまざまな専門職種 ……… 原口道子　180
- 神経難病の特徴と必要な支援 …………………………………… 180
- 療養支援体制づくり：利用する制度・サービス ……………… 180
- 療養経過に応じてかかわる支援機関・専門職種 ……………… 183
- 神経難病療養支援にかかわるさまざまな専門職の連携 ……… 186

Topics 難病診療連携コーディネーター・カウンセラー …… 野正佳余　189

療養の場の理解

療養の場の全体像 ……………………………………… 中山優季　193

長期入院 ……………………………………… 駒井清暢、谷内好美　194
- 難病患者を長期で受け入れるしくみ …………………………… 194
- 長期入院の実際（当院の例） …………………………………… 196
- 長期入院受け入れの流れ（当院における工夫） ……………… 198
- 多職種ケアチームによる介入 …………………………………… 199

短期入院・短期入所 …………………………………… 深川知栄　200
- 短期入院・短期入所とは ………………………………………… 200
- 短期入院（レスパイト）の実際 ………………………………… 200

Column 知ることにより、できること ……………… 中山優季　204

在宅療養 ………………………………………………… 西田美紀　205
- 在宅療養の実現に必要なこと …………………………………… 205
- 環境・支援体制の整備 …………………………………………… 206
- 介護負担の軽減 …………………………………………………… 209
- QOL向上に向けた支援の実際 …………………………………… 211

Topics 災害に備えることの大切さ ………………… 宮地隆史　215

施設療養 ………………………………………………… 俵谷美沙　218
- 施設療養の選択肢の概要 ………………………………………… 218
- 施設の受け入れの実際（PDハウスでの例） …………………… 220
- 施設療養を支える看護の特徴 …………………………………… 221
- 職員への教育・相談体制が重要 ………………………………… 222

- 本書に出てくる略語 ……………………………………………… 224
- 索引 ………………………………………………………………… 228

カバーデザイン：関原直子
本文デザイン：林 慎悟
カバー・本文イラスト：ササキサキコ
本文DTP：明昌堂

執筆者一覧

●編集・執筆

中山優季	東京都医学総合研究所 社会健康医学研究センター 難病ケア看護ユニット／難病看護師
原口道子	東京都医学総合研究所 社会健康医学研究センター 難病ケア看護ユニット／難病看護師
松田千春	東京都医学総合研究所 社会健康医学研究センター 難病ケア看護ユニット／難病看護師

●医学監修

髙橋一司	東京都立神経病院 院長

●執筆 （五十音順）

新井明子	高崎健康福祉大学 訪問看護ステーション／難病看護師
新井玉南	東京都立神経病院 看護部 副看護師長
飯田苗恵	群馬県立県民健康科学大学 看護学部 教授
江口　尚	産業医科大学 産業生態科学研究所 産業精神保健学 教授
大窪真弓	東京都立神経病院 患者・地域サポートセンター 主任／難病看護師
大山宗徳	慶應義塾大学医学部 神経内科 助教
尾方克久	国立病院機構東埼玉病院 副院長
小野﨑香苗	東京都立神経病院 看護部 主任／難病看護師
狩野　修	東邦大学医学部内科学講座神経内科学分野 教授
鎌田依里	東京福祉大学 心理学研究科 専任講師
川村佐和子	東京都医学総合研究所 社会健康医学研究センター難病ケア看護ユニット／難病看護師
喜多川幸絵	東京都立神経病院 看護部 副看護師長／認知症看護認定看護師、難病看護師
駒井清暢	国立病院機構医王病院 名誉院長
柊中智恵子	熊本大学大学院 生命科学研究部 環境社会医学部門看護学分野 准教授／難病看護師
鈴木重明	慶應義塾大学医学部 神経内科 准教授・診療科副部長
髙野　元	創発計画株式会社代表取締役、ALS療養者
俵谷美沙	株式会社サンウェルズ／難病看護師
中井三智子	鈴鹿医療科学大学 看護学部 教授／難病看護師

中村記久子	元・練馬区医師会訪問看護ステーション
成田有吾	三重大学大学院医学系研究科 神経病態内科学 リサーチアソシエイト
西田美紀	京都光華女子大学 看護学科 在宅看護学領域 講師／難病看護師
野正佳余	大阪急性期・総合医療センター 大阪難病医療情報センター／難病看護師
花井亜紀子	国立精神・神経医療研究センター 医療連携福祉相談部 入退院支援係長／緩和ケア認定看護師、難病看護師
原田さをり	大正通りクリニック 訪問看護責任者／難病看護師
深川知栄	福岡看護大学 基礎看護学分野 助教／難病看護師
増田利恵	東京都立神経病院 看護部 主任／難病看護師
宮地隆史	国立病院機構柳井医療センター 院長
村上未来	東京都立神経病院 看護師長／摂食嚥下障害看護認定看護師、難病看護師
村田奈津代	東京都立神経病院 患者・地域サポートセンター地域連携支援グループ主任 保健師／難病看護師
望月葉子	東京都立北療育医療センター脳神経内科
谷内好美	国立病院機構医王病院 看護部 副看護師長／難病看護師
柳橋　優	東邦大学医学部内科学講座 神経内科学分野
矢吹みゆき	東京都立神経病院 看護部 専門外来主任／難病看護師
山本澄子	福岡大学病院 福岡パーキンソン病診療センター／難病看護師
和久井美紀	アイザックス症候群りんごの会 代表

（2024年7月現在）

Introduction

神経難病看護とは

神経難病看護で重要な2つの特徴をおさえる

　神経難病看護では多職種ケア（制度活用、創出を含めて）により、<u>社会全体で支援を行っていくことが大切</u>です。なぜなら、神経難病には次の2点のような特徴があるからです。

- 個別性が大きい
- 社会や制度と密接にかかわり合う

特徴① 個別性が大きい

　神経難病の場合、疾患や病型により似た経過はあっても、まったく同じ経過をたどる人はいません。

　疾患のタイプや特徴だけでなく、その人の生活歴や価値観もかけ合わさって、その人ごとに経過が変わってくるといえます。

特徴② 社会や制度と密接にかかわり合う

　難病は希少であるため、1972年の「難病対策要綱」から対策が始まりました。それにより、社会からの判官贔屓（ほうがんびいき）を得たともいえましょう。

　誰か1人が困っていること（課題）は、似た状態にある人たちにとっての共通課題であると考えられます。それを克服するために、さまざまなシステムや制度が考案されてきました。

　例えば、難病によって通院困難な人に対して巡回検診や診療班を結成し、訪問診療を行うなどといった難病の地域ケアシステムは、1960年ごろより実践されています→P.170。これは、現在の地域包括ケアシステムの礎（いしずえ）ともいえるでしょう。

＊1　難病患者の生活実態調査：2015年に施行された「難病の患者に対する医療等に関する法律（難病法）」による影響について調べるため、2017年に実施された。

❖ 疾患だけでなく生活障害と経過を理解することが重要

この2つの特徴をふまえ、私たち看護職には、

❶疾患と、その症状を知ること

❷上記❶から生じる生活への支障（生活障害）を知ること

❸上記❶❷に加え、その人の価値観にも影響を受けた軌跡ともいうべき、経過（療養行程）を知ること

が求められているといえます。

そのために、本書では、

`Part 1` 神経難病を知る

`Part 2` 症状を理解して看護を展開する

`Part 3` 経過に合わせて支援する

そして

`Part 4`「難病と生きる」をともにつくる

という順に学びを深めていく構成としました。

難病の「分類」を理解する

指定難病は、2024年現在、341疾患あります。

以前は、神経系、膠原系、消化器系の3つでとらえられてきましたが、指定された疾患が増えたなかでは、現実的ではありませんで

した。そのため現在では、14疾患群に大別されています[1]。

疾患名をすべて覚える必要はありません。ここでは、看護に必要な視点として、おおまかに難病の特徴をとらえていきましょう。

❖ 難病を疾患でとらえると、看護問題がつかみづらくなる

看護の対象としてとらえる場合は、疾患によらず、共通した生活障害に注目したほうが、支援に結びつけやすくなります。

そこでおさえておきたいのが、「難病の類型化」[*1]です。

【生活障害は支援が必要な課題】

全国10,513名の難病患者を対象にした調査[1]によると、ADL（activities of daily living：日常生活動作）の自立度、病状の安定性、社会参加、外出についての特徴から、以下の3つの類型に分けられています（図1→ x頁）[2]。

● 類型1：「ADL要介助、症状悪化、就労・就学なし、外出頻度はほぼなし」で構成され、神経・筋疾患が6割を占める。

● 類型2：「ADL自立、症状不変〜悪化、就

労・就学なし、外出頻度はほぼ毎日」で構成され、代謝・視覚系疾患が多くを占める。

● 類型3：「ADL自立・症状不変〜改善、就労・就学あり、外出頻度はほぼ毎日」で構成され、消化器系疾患や免疫性疾患が多くを占める。

このように、一言で「難病」といっても、非常に幅が広いことがわかるでしょう。

【必要な支援は経過によって変化する】

本書では主に神経難病（指定難病のうち、神経・筋疾患）について述べます。図1をみると「神経・筋疾患＝類型1」と思ってしまいがちですが、類型1ではないものもありえます。

そのため本書では、病状の経過に着目し、

- 経過とともに進行が避けられない**神経変性疾患**
- 緩解と再燃を繰り返す**神経免疫疾患**
- ある程度進行すると症状が固定する**筋疾患**

の3つに分けて、それぞれ解説をしていくことにします。

図1 指定難病の類型化

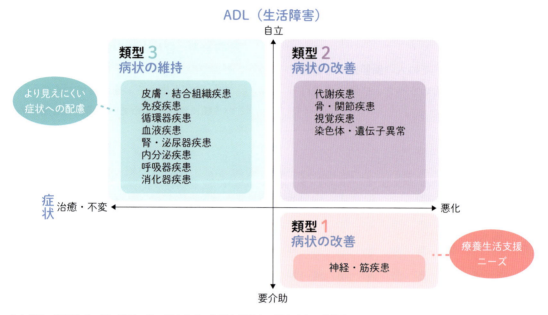

中山優季, 板垣ゆみ, 原口道子, 他：難病患者の生活実態調査〜難病患者の状態像の類型化と経過措置終了後の難病患者の状況〜. https://mhlw-grants.niph.go.jp/system/files/2018/182051/201811098A_upload/201811098A0016.pdf（2024.7.31アクセス）. より引用

ワンポイント　治療法に着目すると、「進行は、ある程度コントロールが可能か」という視点でとらえることもできます。
神経難病のなかでも、治療法や症状コントロールに関する支援を必要とする**類型2**や、社会生活との両立支援が求められる**類型3**があるといえます。

症状を理解すると、看護の展開がみえてくる

難病看護は「難病によって生じる生活障害に対して、医療・保健・福祉の支援とともに介入し、生活・人生設計の再構築を支援するアプローチ」[3]です。

つまり、**生活障害をきたす症状について理解する**ことで、支援のニーズが導かれ、看護としての方策を検討することにつながるのです。

❖ 神経難病の症状は多彩で個人差がある

【神経の支配領域=症状の違い】

神経難病による症状は、侵される神経系の支配領域が障害を受けることによって生じます。身体には、神経が張りめぐらされたネットワークが構築されているため、身体の至る部分が障害を受ける可能性があります。

神経難病の代表的な症状として、

- 運動障害→P.36
- 感覚障害→P.44
- 呼吸障害→P.54
- 自律神経障害→P.68
- 排泄障害→P.74
- 摂食嚥下障害→P.86

- コミュニケーション機能障害→P.93
- 認知機能障害→P.101

などが挙げられますが、これらは疾患によって生じるものと生じないものがあります。

【生活障害=症状と「生きかた」がかかわる】

また、症状の発生機序が同じであっても、その感じ方や起こりうる生活障害は、個人差が大きいです。

だからこそ、当事者1人ひとりから学び、それを経験として蓄積して、相違点から「どう対応するか」のヒントを導き出す必要があります。

経過に合わせた支援のためにチームで協働する

難病看護の最大の魅力であり、もっとも難しい点は「一時点でのかかわりではない」ということではないでしょうか。

【療養行程と経過は対応している】

難病看護では、図2→xii頁に示した「療養行程」という考え方を大切にしています。それぞれの時期の概要と支援課題については、Part 3 で詳しく解説します。

当然ながら、療養行程ごとの支援者は、所属や役割によって異なります。

例えば、医療処置が必要となって訪問看護の利用が始まると、それぞれの担当者が、療養行程の途中からチームに加わってきます。このように、各支援者が療養行程のなかで分担しつつ、つながりをもって伴走することが求められるのが、難病看護の難しい点です。

そのため支援者には、自らが担う療養行程はどこで、それまでどのような経過をたどってきたのか、いわば、患者さんの「人となり」を理解することが求められます。

また、チームメンバーが交代するなかでも、チーム全体の方向性をそろえることが重要です。そのヒントは、経過に合わせた支援のなかでみつかります。

本書では、療養行程における「よくある当事者の発言や症状」から、状況を把握し、アセスメントの視点を提供したうえで、「どう対応するか」につなげることをめざして解説します。

Introduction

神経難病看護とは

図2 難病の療養行程

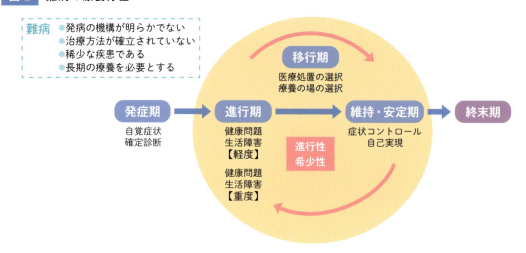

「難病と生きる」をともにつくるための制度を知る

　難病看護の2つめの特徴は「みんなで支える・制度と密接にかかわり合う」ことと述べました。

　国民皆保険制度のなかでは、すべての人が、社会制度抜きには生活できません。しかし難病の人の場合、その希少性と症状の変動性から、**制度の谷間**に陥りやすいことが指摘されています。だからこそ「難病対策要綱」から「難病法」が成立し、「難病特別対策推進事業」ができたといえます。

　また、近年では介護保険や「障害者総合支援法」でも、難病患者への配慮が必要ということが盛り込まれるようになりました。

【制度の谷間を「つなぐ」視点をもつ】

　1つひとつの制度は、とるに足らないものだと思うかもしれません。

　例えば、医療機器を装着した患者さんの在宅療養を支える家族の介護負担を目前にして「1回4時間の在宅レスパイト事業で、いったい何ができるだろうか」と感じることもあるでしょう。しかし、少なくとも、**国が責任をもって看護にレスパイトを担う役割を与えた**、ということの証にはなります。

　例えば、在宅レスパイト事業を実施する訪問看護ステーションのリストができたら、難病の人工呼吸器装着者への看護経験をもつ事業所がすぐにわかります。新たに在宅人工呼吸器を導入する際、やみくもに探さなくてもよくなるだけでなく、リストに掲載してある事業所どうしの連絡・連携にもつながります。希少性により経験が蓄積されにくかった難病看護において、相談しあったり、アドバイスをもらったりする機会は、とても貴重なものです。

　こうしたことの具現化をめざすものとして、**日本難病看護学会による難病看護師制度**があります。

ワンポイント 難病看護に関する認定資格として、わが国では、日本難病看護学会による「難病看護師」のほか、日本パーキンソン病・運動疾患学会（MRSJ）による「パーキンソン病療養指導士」があります。パーキンソン病療養指導士は、海外で活躍しているPDナース（PD nurse specialist）をもとにつくられた研修制度です。

❖ 難病看護師を中心とした多職種連携がカギ

　難病看護師は「難病看護の専門的知識を有して、難病患者への直接的ケアと、患者さんの家族への長期に安全な療養環境を提供でき、保健医療福祉の支援ネットワークの核となって患者さんと家族への医療サービス提供に包括性と連続性をもたせることができる看護師」を目的として日本難病看護学会によって創設されました。

　2023年現在、全国で500名を超える難病看護師が活動しています。学会内で顔の見える関係を構築し、難病看護について自信をもったうえで、1人ひとりが難病についての情報拠点（地域での相談役）として、難病患者の伴走者として研鑽し合っています[4]。

　このような難病看護師をはじめとした看護師どうしのつながりはもちろん、難病ケアでは、多職種でのチームアプローチが醍醐味であり、Part 4 で詳しく解説します。

（中山優季）

〈引用文献〉
1）難病情報センター：病気の解説・診断基準・臨床調査個人票の一覧　疾患群別索引（神経・筋疾患）．
https://www.nanbyou.or.jp/entry/5347（2024.7.30.アクセス）．
2）中山優季，板垣ゆみ，原口道子，他：難病患者の生活実態による新たな指定難病の類型化とその特徴～平成29年難病患者の生活実態全国調査から～．日難病看会誌 2021；26（2）：173-184．
3）中山優季，原口道子，川村佐和子：難病看護の専門性と特徴～難病看護の定義に向けて～．日難病看会誌2016；21：54．
4）中山優季：難病看護師制度の構築に向けた取り組み．一般社団法人日本難病看護学会認定・難病看護師制度のこれまでの歩みと活動．日難病看会誌 2022；27（1）：37-41．

Introduction

神経難病の全体像

本書では、「神経難病」について、以下の位置づけで取り扱います。

【難病（難病法第1条）】
- 発病の機構が明らかでない
- 希少な疾病である
- 治療法が確立していない
- 長期にわたり療養を必要とする

【指定難病（難病法第5条）】　　　※　以下の14疾患群がある
- 患者数が本邦において一定の人数に達しない
- 客観的な診断基準が確立している

神経・筋疾患	代謝疾患	染色体・遺伝子異常	免疫疾患	循環器疾患
消化器疾患	内分泌疾患	呼吸器疾患	血液疾患	腎・泌尿器疾患
皮膚・結合組織疾患	骨・関節疾患	聴覚・平衡機能疾患	視覚疾患	

指定難病の「神経・筋疾患群」には85疾患があります。本書では下記のような「神経難病」として主に赤字の疾患を取り扱っています。

【本書で取り扱っている主な神経難病】（カッコ内は指定難病告示番号）

神経変性疾患
- **運動ニューロンが侵される疾患**：筋萎縮性側索硬化症（2）、球脊髄性筋萎縮症（1）、脊髄性筋萎縮症（3）、原発性側索硬化症（4）
- **パーキンソン病とその類似の疾患**：パーキンソン病（6）、進行性核上性麻痺（5）、大脳皮質基底核変性症（7）
- **舞踏運動を示す疾患**：ハンチントン病（8）、神経有棘赤血球症（9）
- 脊髄空洞症（117）
- 認知症*を示す疾患（前頭側頭葉変性症［127］など）　　　　　　　　　　　　　　　　　　など

神経免疫疾患（免疫性神経疾患）
- 多発性硬化症／視神経脊髄炎（13）　● 重症筋無力症（11）　● クロウ・深瀬症候群（16）
- 慢性炎症性脱髄性多発神経炎／多巣性運動ニューロパチー（14）　● HTLV-1関連脊髄症（26）
- アイザックス症候群（119）　　　　　　　　　　　　　　　　　　　　　　　　　　　　など

筋疾患
- **自己免疫性**：皮膚筋炎／多発性筋炎（50）、封入体筋炎（15）
- **筋細胞膜の興奮性障害**：非ジストロフィー性ミオトニー症候群（114）
- **筋細胞の構造にかかわるタンパク質の異常**：先天性ミオパチー（111）、筋ジストロフィー（113）　　など

＊認知症：神経変性疾患の理解に欠かせない疾患として掲載

（原口道子）

Part 1 神経難病を知る

神経難病にはさまざまな種類があり、
疾患ごとに経過や起こりうる症状が異なります。
また、経過が長く、
患者さん個々の生活歴や価値観などの影響を受け、
個別性が高いため、
その患者さんにとって最善のケアを考えていくことが
求められます。
ここでは、神経難病看護の実践に必要となる
「疾患の概要」についてみていきます。

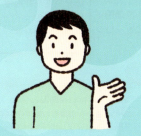
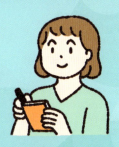

Part 1　神経難病を知る

神経変性疾患

　運動神経は大脳皮質の一次運動野から前角細胞までの**上位運動ニューロン**、脊髄前角細胞から末梢にわたる**下位運動ニューロン**により構成され、さらに大脳基底核、小脳と連携し機能を調節しています。

　神経変性疾患は、この経路を担う**ニューロン、神経細胞が変性する疾患の総称**です（図1）。生理的には存在しない異常物質が沈着することや、生理的に存在する物質でも、本来存在していない部位に存在する、あるいは存在する量が異常となることによって、徐々に障害をきたします。

　ここではそのなかでも、昨今の超高齢化社会を反映して非常に発症頻度が高くなってきている**パーキンソン病**（Parkinson's disease：PD）や、**アルツハイマー型認知症**[*1]、**筋萎縮性側索硬化症**（amyotrophic lateral sclerosis：ALS）に焦点を当てて概説します。

図1　主な神経変性疾患と発症機序の関連

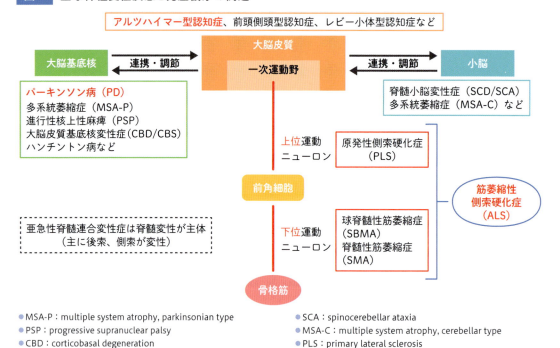

- MSA-P：multiple system atrophy, parkinsonian type
- PSP：progressive supranuclear palsy
- CBD：corticobasal degeneration
- CBS：corticobasal syndrome
- SCD：spinocerebellar degeneration
- SCA：spinocerebellar ataxia
- MSA-C：multiple system atrophy, cerebellar type
- PLS：primary lateral sclerosis
- SBMA：spinal and bulbar muscular atrophy
- SMA：spinal muscular atrophy

＊1　認知症は「希少な疾患」ではないため、指定難病にはなっていない。ただし、神経変性疾患の理解に欠かせない疾患であるため、本項で取り上げている。

パーキンソン病（PD）

指定難病 告示番号6

　PDの罹患率は1年で約14〜19人/10万人、有病率は約100〜300人/10万人と推定されています[1]。50〜60歳代での発症が多いですが、**年齢とともに罹患者数は増加する**といわれ、65歳以上に限定すると罹患率は1年で約160人/10万人、有病率も約950人/10万人と高くなっています。

　一方で40歳未満での罹患率は低く、1年で約1人/10万人未満と推計され[1]、一部は遺伝性もみられる疾患です。

　性差に関しては、罹患率は男性が高いとする報告が多いですが、有病率については性差がないとする報告が多くなっています[1]。

病態と経過・症状

　PDの原因は、α-シヌクレインというタンパク質が異常に蓄積することです。その結果、中脳黒質の神経細胞が徐々に減少して機能が失われていき、黒質とつながっている線条体のドパミンが欠乏することによって症状が現れます。

　PDの経過は、前駆期（prodromal期）、早期、進行期/後期に分けられます（図2）。

　前駆期は、運動症状が認められる前の時期で、非運動症状（図3 P.4）が多くみられます。特に、**便秘、レム睡眠行動障害**（REM sleep behavior disorder：RBD）[*2]、**嗅覚障害、うつ、アパシー**[*3]を認めます。

図2　PDの経過と症状

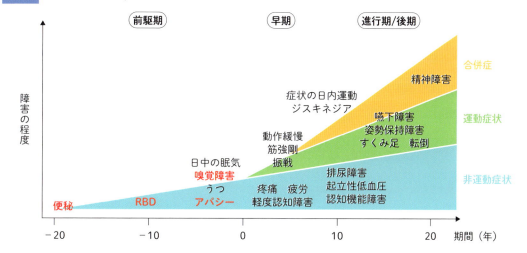

Kalia LV, Lang AE. Parkinson's disease. *Lancet* 2015; 386: 896-912.

---

*2　レム睡眠行動障害：夢のなかでの行動が、そのまま寝言や体動として現れる状態。
*3　アパシー：身の回りのことへの関心が希薄になり、洗顔、着衣といった日常生活動作への気力が消失する状態。

【症状】

特徴的な運動症状として、**典型的な左右差のある安静（静止）時振戦（4～6 Hz）、歯車様（筋）強剛、動作（運動）緩慢、姿勢保持障害**があります。

検査・診断

運動症状や非運動症状からPDが疑われた場合、血液検査、尿検査、画像検査を行い、これらの結果をPDの診断基準と照らし合わせて診断します。

治療

PDは、黒質とつながっている線条体の**ドパミンが欠乏**することで症状が現れるため、治療薬によって、このドパミンを体内に担保することがポイントです（図4）。

ノルアドレナリン、ドパミン、GABA、コリン作動性神経が関与していることを理解することが重要となります。

図3 PDの非運動症状

赤文字はよくみられる症状

睡眠障害	不眠症、日中の眠気、**レム睡眠行動障害（RBD）**、レストレスレッグス症候群（RLS）
認知・精神障害	認知機能（判断力・記憶力）障害、気分障害（**うつ**、不安）、**アパシー**、幻覚・妄想 行動異常（買いあさり、無茶食い、病的賭博など）
自律神経症状	**便秘**、排尿障害　　起立性低血圧 発汗過多・低下
感覚障害その他	痛み：筋・骨格関連、末梢神経性、神経根症状、ジストニア・アカシジア関連、中枢性 **嗅覚障害**

運動症状

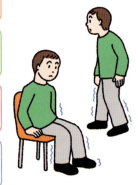

ワンポイント

PDの進行度は、以下に示す「ホーエン・ヤールの重症度分類」で評価されます。

0度	パーキンソニズムなし
1度	一側性パーキンソニズム
2度	両側性パーキンソニズム
3度	軽～中等度パーキンソニズム。姿勢反射障害あり。日常生活に介助不要
4度	高度障害を示すが、歩行は介助なしにどうにか可能
5度	介助なしにはベッドまたは車椅子生活

図4　パーキンソン病（PD）の治療薬の作用機序

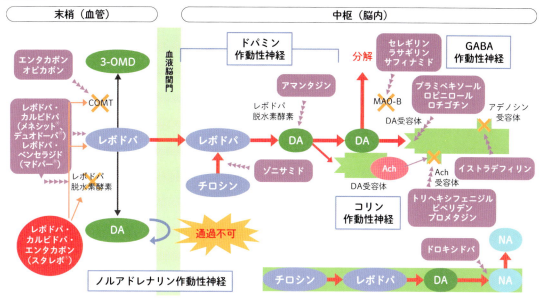

- 3-OMD（代謝物）
- DA（dopamine：ドパミン）
- NA（noradrenaline：ノルアドレナリン）
- COMT（カテコール-O-メチル基転移酵素）

ケアのポイント

　PDの患者さんは、その進行の程度によりさまざまな運動症状や非運動症状が重なり、ADL（activities of daily living：日常生活動作）やQOL（quality of life：生活の質）の低下を招くことがあります。

　また、自己服薬管理ができなくなり、自己調節して服用してしまうことや、その症状を円滑に言語化できないこともあるため、日々のケアのなかで、患者さんの生活状態や動き、しぐさや表情、家族も含めた解釈モデルなどにも配慮する必要性があります。

ワンポイント

解釈モデルの例として、
- 「薬が増えたから具合が悪くなった」あるいは「薬が増えても効いていない」と感じ、薬の自己調節をしてしまう
- あらゆる症状がPDと関連していると思ってしまう

などが挙げられます。

認知症

病態

　認知症は、脳疾患、全身疾患、その他の外因といった後天性要因により、社会生活や職業の遂行が困難なレベルにまで多領域の認知機能が障害された状態のことをさします。

　わが国では<mark>アルツハイマー型認知症、血管性認知症、レビー小体型認知症</mark>で約90％を占めるといわれています[2]。

　アルツハイマー型認知症は、認知機能障害を主体とし、認知症のなかで最多です。65歳以上の有病率は1〜3％で、年齢とともに増加し、女性のほうが多くなっています。

　側頭葉・頭頂葉を中心とした大脳皮質の萎縮、脳溝・脳室の拡大を認めます。組織学的には、老人斑や神経原線維変化がみられます。

検査・診断

　診断までの流れは、図5のようになります。

症状と経過

　中核症状と行動・心理症状（図6）に分けられます。大まかな経過を、表1に示します。

　加齢性の変化との違い（表2）もおさえておきましょう。

図5　認知症の診断までの流れ

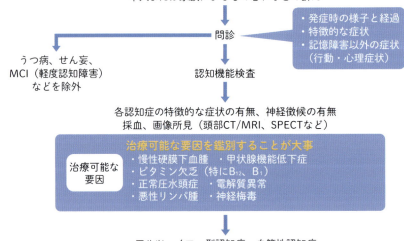

- MCI：mild cognitive impairment
- CT：computed tomography
- MRI：magnetic resonance imaging
- SPECT：single photon emission computed tomography

図6　認知症の中核症状と周辺症状

行動・心理症状（BPSD）
中核症状に付随して生じる症状

不眠、幻覚、妄想、うつ、不安・焦燥、興奮、暴力、徘徊、不潔行為、異食症、自発性・意欲の低下

中核症状（認知機能障害）

記憶障害、遂行機能障害、注意障害、失行、失語、視空間認知障害など

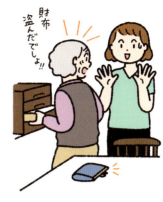

● BPSD：behavioral and psychological symptoms of dementia

表1　認知症の経過

	初期（1〜3年）	中期（2〜10年）	後期（8〜12年）
脳萎縮の部位	海馬、側頭葉 ──────────────→	頭頂葉 ──────────→	前頭葉 ──→
主症状	● 記銘力障害：新しいことが覚えられない ● 物の名前を思い出せない	● 遠隔記憶も障害される	● 記憶はほぼ失う ● 意思疎通も不可能
その他の症状	● 時間の見当識障害　● 被害妄想 ● もの盗られ妄想 ● 自発性は低下するが身の回りのことは自分でできる	● 場所の見当識障害　● 徘徊 ● 失語、失認、失行、失算 ● 季節に合った服が選べない ● 多幸感 ● 日常生活に介助が必要	● 人の見当識障害　● 異食症 ● 尿・便失禁 ● 無動、無言 ● 日常生活も全介助

表2　加齢性の変化と認知症の症状の違い

	加齢性の変化	認知症
忘れ方	体験したことの**一部**を忘れる （例：食事で食べた物を忘れる）	体験したことの**全体**を忘れる （例：食事をしたこと自体を忘れる）
自覚	あり	なし
日常生活	支障はない	支障がある
進行するかどうか	変化はみられない	悪化していく
その他の症状	なし	いつも**同じ服**を着ている **段取りよく**物事を行えない **見当識**（時間・場所・人）障害がある

Part 1　神経変性疾患

治療

治療薬として、コリンエステラーゼ阻害薬であるドネペジル、ガランタミン、リバスチグミンやNMDA受容体アゴニストであるメマンチンを用います。

また、リハビリテーションなどの非薬物療法も提供されます。

筋萎縮性側索硬化症（ALS）

指定難病
告示番号2

病態

ALSは上位運動ニューロンと下位運動ニューロンが選択的かつ進行性に変性していく原因不明の難病です。

わが国におけるALSの発症率（10万人あたり）は、1年で約1.1〜2.5人、有病率は約7〜11人と推計されています。50歳未満での発症は比較的少なく、50歳代から発症率が上昇し、60〜70歳代にかけて最大となり、80歳代では減少傾向となります[3]。

症状・経過

進行に伴い、四肢の筋肉が萎縮し、筋力低下をきたし、歩行障害が生じます。

また、舌や咽頭の筋力低下により構音障害や嚥下障害が生じるほか、呼吸する筋力の低下を認めると、呼吸障害が生じます。呼吸機能低下に伴い、呼吸回数の上昇や呼吸困難、早朝の頭痛、不眠などが生じます。

一方で、眼球運動障害や膀胱直腸障害などは生じにくいとされています。

四肢の筋力低下などが有意に認められるタイプと、構音障害や嚥下障害といった球麻痺が主体となるタイプがあります。

病状の進行は患者さんごとに大きく異なりますが、球麻痺が主体となるタイプでは、短期間で急速に進行します。

図7に、代表的な進行経過を示します。

治療

主に、呼吸管理、栄養管理、コミュニケーション対策、薬物療法、リハビリテーションに分けられます。

【呼吸管理→P.54】

①気管切開人工呼吸療法（TIV）

TIV（tacheostomy invasive ventilation：気管切開人工呼吸療法）は、気管切開により施行します。比較的長期の生存が可能となりますが、いったん施行すると、自分の意思で外すことが困難です。

病状の進行とともに、四肢や顔面筋が動かなくなるため、導入する前に本人、家族、介護スタッフと情報共有して実施について決定

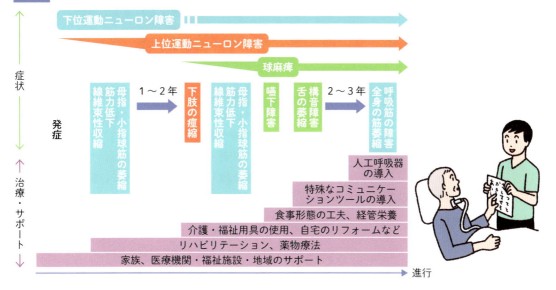

図7 筋萎縮性側索硬化症（ALS）の進行と症状：上肢発症の例

する必要があります。

②非侵襲的換気療法（NIV）

NIV（noninvasive ventilation：非侵襲的換気療法）は、マスクを使用して陽圧換気を施行します。

使用中は胃管の併用が困難です。

また、マスクにより額部および鼻根周辺部に接触圧力が加わるため、皮膚障害が生じやすくなります。

③器械的咳介助（MAC）

MAC（mechanically assisted coughing：器械的咳介助）は、気道粘液を除去して気道クリアランスを維持する方法です。カフアシストなどの装置を使用して排痰を補助します。

【栄養管理→P.86】

①胃瘻

胃内にボタン型（またはバルーン型）の管を連結し、そこから胃内へ栄養剤を投与する方法です。

着衣をすれば他からはわかりません。閉塞することはまれですが、定期的な交換が必要です。

②経鼻胃管

投与する栄養剤は胃瘻と同様です。

鼻腔から管を入れるため、**NIVとの併用は困難**です。また、鼻粘膜や皮膚の障害、咽頭部の違和感が閉塞をきたすこともあり、定期的な交換が必要です。

【コミュニケーション対策→P.93】

①文字盤

四肢が動かせる場合には、自ら指し示すことにより、コミュニケーションを図ります。

②センサー使用視線入力

視線などからの情報をもとに、言語化する方法です。

発声ができる時期にアプリなどを使用して声を録音しておくと、本人の声で再生することも可能です。

【薬物療法】

①リルゾール

ALSの原因として、グルタミン酸が過剰であることが考えられています。

リルゾールにはグルタミン酸を抑制する作

用があるため、神経保護が期待できます。

②エダラボン

エダラボン（フリーラジカルスカベンジャー）点滴静注は、もともと急性期脳梗塞の治療薬ですが、細胞を障害するフリーラジカルを除去する作用があるため、ALSの治療にも用いられています。

【リハビリテーション】

筋力の維持や、可動域訓練を目的に、リハビリテーションを行います。

①機能回復ロボットの活用

歩行機能改善をもたらす医療機器として、サイボーグ治療であるHAL®（hybrid assistive limb、図8）が、2016年4月に保険適用となりました。HAL®は、皮膚表面に出現する生体電位から装着者の運動意図を解析し、センサー情報と運動パターンを参考に随意運動を増強するロボットです。

装着者の運動意図に基づいて正確な歩行運動を繰り返すことによって、脳神経・筋の可塑性を促し、取り外した後の歩行改善が得られると考えられています。

（狩野　修、柳橋　優）

図8 HAL®（hybrid assistive limb）

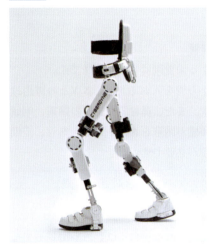

画像提供：サイバーダイン

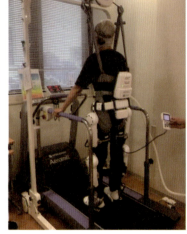

装着して歩行運動を繰り返す

〈引用文献〉
1) Wirdefeldt K, Adami HO, Cole P et al. Epidemiology and etiology of Parkinson's disease: a review of the evidence. *Eur J Epidemiol* 2011; 26 Suppl 1:S1-58.
2) 健康保険医療情報総合研究所：医療介護連携事業の推進における認知症のある方の入院受け入れと退院支援の現状と課題に関する調査研究．https://www.mhlw.go.jp/content/001234897.pdf（2024.7.31アクセス）．
3) 横山徹爾，土井由利子編：平成20年患者調査による難病の受療状況データブック．国立保健医療科学院，埼玉，2011．

〈参考文献〉
1) Suzuki K, Miyamoto M, Miyamoto T et al. Parkinson's disease and sleep/wake disturbances. *Curr Neurol Neurosci Rep* 2015; 15(3): 8.
2) Aarsland D, Creese B, Politis M et al. Cognitive decline in Parkinson disease. *Nat Rev Neurol* 2017; 13(4): 217-231.
3) Inoue T, Kitagawa M, Tanaka T et al. Depression and major depressive disorder in patients with Parkinson's disease. *Mov Disord* 2010; 15; 25: 44-49.
4) Ha AD, Jankovic J. Pain in Parkinson's disease. *Mov Disord* 2012; 27(4): 485-491.
5) 竹田篤編：パーキンソン病実践診療マニュアル第2版．中外医学社，東京，2016．
6) 医療情報科学研究所編：病気がみえるVol.7 脳・神経第2版．メディックメディア，東京，2017．

Part 1　神経難病を知る

神経免疫疾患

　免疫の異常が原因で発症する神経や筋肉の疾患を、神経免疫疾患と呼びます。本項では、代表的な重症筋無力症（myasthenia gravis：MG）、多発性硬化症（multiple sclerosis：MS）、視神経脊髄炎（neuromyelitis optica：NMO）、慢性炎症性脱髄性多発根ニューロパチー（chronic inflammatory demyelinating polyradiculoneuropathy：CIDP）について解説します。

重症筋無力症（MG）

指定難病 告示番号11

　MGは、神経筋接合部で筋肉側の受容体が自己抗体により破壊される自己免疫疾患です。
　わが国のMG患者さんは約3万人であると推定され[1]、約80%がアセチルコリンレセプター（acetylcholine receptor：AChR）抗体陽性で、約5％が筋特異的受容体型チロシンキナーゼ（muscle-specific receptor tyrosine kinase：MuSK）抗体陽性です。残りの15%がdouble seronegative（自己抗体陽性）MGと分類されます[2]。

症状・経過

　運動の反復・持続に伴い筋力が低下する**易疲労性**がみられますが、休息により改善します。また、夕方に症状が悪化する**日内変動**、日によって症状が変動する**日差変動**といった特徴を示す表1 →P.12 のような症状がみられます。
　初発症状としては、眼瞼下垂や眼球運動障害による複視などの**眼症状**が多くみられま す。次いで頻度の高い罹患筋は**四肢の骨格筋**で、さらに**球症状**、**顔面筋力低下**の順となります。ただし、経過には個人差があります。
　また、感染症、手術侵襲、免疫抑制薬の減薬、精神的ストレスなどにより急激に呼吸不全が生じて気管挿管が必要になることがあります。これを**クリーゼ**といいます。

表1	重症筋無力症（MG）の症状	
眼症状（眼瞼下垂、複視）	● 目を使うと瞼が下がってくる	● 物が二重に見える
四肢体幹の筋力低下	● 両腕や両脚、手指に力が入らない	● 頭や背中の重さを支えていられない
嚥下障害、咀嚼障害	● 食事のときに顎が疲れてしまう ● むせやすくなる	● 食べ物を嚙みづらい
構音障害	● 話すほどに不明瞭な鼻声になり、呂律が回らなくなる ● 声量を保てない	

❖ 検査・診断

　変動を伴うMGの症状があり、自己抗体が証明されれば、MGと診断されます。

　自己抗体が陰性である場合は、筋電図などの神経筋接合部障害を評価する検査が陽性であり、さらに他疾患を否定できる場合に診断が可能です。

❖ 治療

　治療の中心はステロイド、免疫抑制薬、抗コリン薬です。その他、近年は分子標的薬も承認され始め、治療の選択肢は広がっています。

【ステロイド】

　標準的な治療薬として広く受け入れられており、通常早期から開始され、長期にわたって継続されます。

　ただし、高容量のステロイド治療はMG症状の改善には有効であるものの、完全寛解をめざせる患者さんはごく一部です。

　ステロイドには、**表2**のようなQOL（quality of life：生活の質）低下の原因となる副作用があります。そのため、MG治療の最初の治療目標は「経口プレドニゾロン5mg/日以下で生活、仕事に支障がない軽微症状レベル」となります。

表2	ステロイドの副作用	
● 糖尿病	● 骨粗鬆症	● 易感染
● 緑内障、白内障	● 不眠	● 気分障害
● ムーンフェイス	● 中心性肥満	

　早期にこの目標を達成するには、免疫抑制薬の早期からの併用と、**早期速効性治療戦略**[*1]を施行します。

【分子標的薬】

　近年、新たにエクリズマブ、エフガルチギモドといった分子標的薬がMGの治療に承認されました。これらは難治性のMGに対する症状コントロール効果が期待されます。

　このような免疫療法の普及により、MGの長期予後は改善し、MGに関連する死亡はほぼ消失しています。特に、クリーゼによる死亡が大きく減少したことが影響しています。

[*1]　早期速効性治療戦略：血液浄化療法、免疫グロブリン静注療法、メチルプレドニゾロン静脈投与を組み合わせた治療を積極的に行い、症状の改善とステロイド量抑制の両立を図る治療。

多発性硬化症（MS）

指定難病
告示番号13

MSはもともと、空間的多発性、時間的多発性を満たす中枢神経系脱髄疾患のうち、原因不明のものとして定義されました。

自己免疫応答が中心であると考えられていますが、免疫応答の引き金となる自己抗原は同定されていません。複数の遺伝因子と環境因子が関与して発症する多因子疾患と考えられています。

MSの平均発症年齢は30歳で、男女比は1：2.9と女性に多い傾向があります[3]。

症状・経過

脳、視神経、脊髄といった中枢神経系に広く病変が認められ、1つの局所病変では説明困難な、多彩な神経症状が出現します。

初発症状としては、感覚障害、筋力低下、視力低下、複視、失調が多くみられます。

症状が進行するにつれ、認知症状、うつ、易疲労感などの症状も出現します（**表3**）。

【経過】

予後は、平均寿命と同程度か、10年ほど短いといわれています[4]。

特に、RRMS（relapsing-remitting MS：再発寛解型多発性硬化症）からSPMS（secondary progressive MS：二次性進行型多発性硬化

表3 多発性硬化症（MS）の主な症状

視覚障害	● 視界がぼやける　　　　● 色がわからない ● 視野が欠ける　　　　　● ものが二重に見える（複視）
感覚障害	● 痛みや温度がわからない　● 触覚が鈍くなる ● しびれ　　　　　　　　● 痛み
レルミット兆候	● 首を曲げると腰から足にかけて感電したようなしびれ感や痛みが走ることがある （感覚障害の陽性症状）
有痛性強直性けいれん	● 痛みを伴って筋がつっぱり、一定時間動かせなくなることがある
運動障害	● 手や足に力が入らない　● つっぱりのためスムーズに動けない ● 呂律が回らない　　　　● 飲み込みが難しくなる
性機能障害	● 性感覚の低下　　　　　● 勃起不全　　　　　精神的なストレスから起こることもある ● 射精不十分
平衡障害・失調・ふるえ（振戦）	● ふらふらしてまっすぐ歩けない　● 力はあるが上手に動かせない ● 動作が遅い　　● 手足がふるえる
認知機能・感情の障害	● 思考速度の低下　　　　● 記憶力・集中力・判断力の低下 ● 急に泣いたり笑ったりする　　　● 抑うつ　　● 常に機嫌がよすぎる
排尿障害	● 急にトイレに行きたくなる　　　● 排尿を我慢できずに漏らしてしまう ● トイレの回数が増える、尿が出にくい、時間がかかる
疲労・疲労感	● 動くとすぐ疲れる　　　　　● 動かなくても疲労感が常にある

part
1
神経免疫疾患

13

症）に進行した場合、最終的には車椅子やベッド上での生活を余儀なくされることが多いことがわかっています[5]。

SPMSに対して、症状を十分に改善させる薬剤はまだ存在しないため、治療についての課題はまだ数多く残っています。

❖ 検査・診断

MSは、MRIと臨床経過により、脱髄が経過中に繰り返しかつ脳や脊髄の異なる場所にできること（時間的・空間的多発性）の証明によって診断されます。

また、脳脊髄液検査を行い、中枢神経系の炎症の有無を間接的に評価します。

病型は、**再発寛解型MS**（RRMS）、**一次性進行型MS**（primary progressive MS：PPMS）に分けられます。

【RRMS（再発寛解型）】

RRMSは、明らかな急性増悪と寛解を繰り返すタイプです。急性増悪後完全に回復する場合も、ある程度後遺症が残る場合もあります。

約80％の患者さんがRRMSとして発症しますが、そのうち半数程度は15〜20年の経過のなかで、再発がなくともしだいに症状が進行するようになります。この状態は**二次性進行型MS**（SPMS）といわれています。

【PPMS（一次性進行型）】

PPMSでは基本的に再発はなく、徐々に症状が進行します。ただし、再発が重なる場合や、一度だけ再発した後は進行性の経過をたどる中間的な病型も存在します。

❖ 治療

MSの治療は、**急性増悪期**の治療と、**再発予防（進行抑制）**の治療に分かれます。

【急性増悪期の治療】

メチルプレドニゾロンの静脈投与を行います。効果不十分の場合、血液浄化療法も併用されることがあります。

【再発予防の治療】

現在わが国ではインターフェロンβ、フィンゴリモド、ナタリズマブ、グラチラマー、フマル酸ジメチル、オファツムマブ、シポニモドが使用可能で、今後もさらに増えることが予想されます。投与方法、効果の程度、副作用などに違いがあり、どの薬剤をどのように使用するかがポイントです。

ワンポイント

近年は、発症早期から強力な再発抑制効果を発揮する薬剤（ナタリズマブ、オファツムマブ）を使用することが多いです。ナタリズマブは進行性多巣性白質脳症の発症リスクが高い患者さんには期間限定でしか使用できませんが、妊娠中にも投与可能です。一方、オファツムマブは、進行性多巣性白質脳症の発症リスクに関係なく使用できますが、妊娠中は使用できません。
なお、インターフェロンβやグラチラマーは効果が弱いこと、フィンゴリモドは日本人で進行性多巣性白質脳症の副作用がわかってきたことから使用頻度が減っています。

視神経脊髄炎（NMO）

指定難病
告示番号13

NMOは、視神経炎と脊髄炎を中心とする中枢神経の自己免疫性炎症疾患です。

血清中の抗アクアポリン4（aquaporin-4：AQP4）抗体が関与する自己免疫疾患で、中枢神経のまわりにある細胞（アストロサイト）がターゲットであり、補体という免疫の異常が主体と考えられています。

検査・診断

NMOはもともと再発を繰り返すこともあり、診断の際にMSとの鑑別が問題になっていました。しかし、2004年に診断マーカーとして高い特異性をもつAQP4抗体が発見されたことをきっかけに、診断精度が飛躍的に向上しました[6]。

AQP4抗体が発見されてから、NMOは当初の想定よりも臨床像が多彩であることがわかりました。そのため、近年では、「AQP4抗体という特異な自己抗体を生じる共通の病態を背景とする一群」として広く包括するNMOスペクトラム（NMO spectrum disorders：NMOSD）と呼ぶことが提案されています。それに伴い、以下の2つに分類する新たな国際診断基準が提案されました。

❶AQP4抗体陽性NMOSD
❷AQP4抗体陰性もしくは未測定NMOSD

NMOSDの有病率は、世界では10万人あたり0.5〜5人程度と考えられています。約90%が女性であり、好発年齢は40歳前後です[7]。多くは単相性もしくは再発性で、慢性進行性は少なくなっています。

症状・経過

二大中核症状は、視神経炎と脊髄炎です。両症状ともMSより重篤になりやすく、高度の脊髄の障害や、失明に至ることもあります。

また、脊髄病変は3椎体以上の長い病変が特徴的です。

その他、難治性吃逆、難治性嘔吐が主要な徴候とされています（図1 → P.16）。

【経過】

NMOは、再発時に症状の改善が乏しいことが多く、再発のたびに急激にADLが低下することがあります。一度の再発で失明や意識障害になることもあります。コントロール不良で再発を繰り返す場合、歩行不能になる患者さんも多いです。

治療を行っても、約半数の患者さんにおいて、10年で歩行に補助具が必要となります。さらなる治療の進歩が期待されます[8]。

Part 1

神経免疫疾患

図1　視神経脊髄炎（NMO）の主な症状

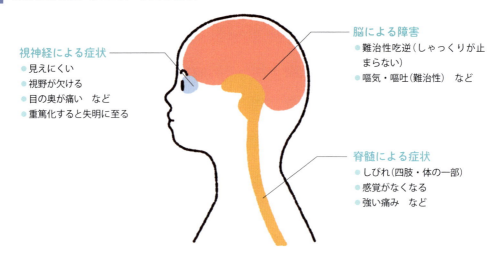

視神経による症状
- 見えにくい
- 視野が欠ける
- 目の奥が痛い　など
- 重篤化すると失明に至る

脳による障害
- 難治性吃逆（しゃっくりが止まらない）
- 嘔気・嘔吐（難治性）　など

脊髄による症状
- しびれ（四肢・体の一部）
- 感覚がなくなる
- 強い痛み　など

❖ 治療

【急性増悪期の治療】

MSと同様、**ステロイドパルス療法**と、**血液浄化療法**です。

【再発予防の治療】

再発予防薬として、エクリズマブ、サトラリズマブ、イネビリズマブ、リツキシマブ、ラブリズマブの5種類が承認されています。こちらもMSの治療薬と同様、投与方法、効果の程度、副作用などに違いがあり、どの薬剤をどのように使用するかは、個々の患者さんによって決定します。

ワンポイント

現在複数ある新規薬剤のなかで、第一選択薬に関する明確な見解はまだありません。ラブリズマブは、髄膜炎菌感染対策を入念に行うべき点、遺伝子多型がある患者さんには無効である点に注意が必要です。そのため、感染症に関して本人の理解力/行動力が及ばない場合や、遺伝子多型がみつかった場合には、イネビリズマブ、サトラリズマブが選択肢になります。
なお、リツキシマブはNMOSD不応例の報告もあるため、現状あまり使用されていません。

慢性炎症性脱髄性多発根ニューロパチー（CIDP）

指定難病
告示番号14

CIDPは、2か月以上かけて緩徐に進行する**四肢筋力低下**と**感覚障害**を主徴とした、原因不明の後天性脱髄性末梢神経障害です（**図2**）。

発症には自己免疫機序がかかわっていると推定されていますが、特異的自己抗体や疾患誘発抗原はみつかっていません。

わが国における典型的CIDPの有病率は、10万人あたり1〜2人です。男女比は1.6〜3.3：1で、発症年齢は30〜50歳代が多いですが、1〜75歳まで広く分布します[9]。

図2　慢性炎症性脱髄性多発根ニューロパチー（CIDP）の主な症状

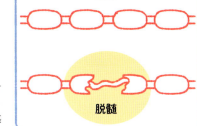

筋が障害されると
- **運動障害**
  - 左右非対称性の筋力低下（力が入らない）
  - 歩行障害（転びやすい）
  - 起立障害（悪化時）

末梢が障害されると
- **感覚障害**
  - しびれ（ジンジンする、ビリビリする）
  - 熱さや冷たさを感じない

検査・診断

CIDPの診断は、末梢神経障害としての臨床症状、脱髄を示唆する電気生理学的所見、および除外診断によってなされます。

【病型】

CIDPは臨床像により病型分類がなされ、特徴的な古典的CIDPと、それ以外のもの（非典型的CIDP）とに分かれています。

古典的CIDPの臨床像として、以下の3つが挙げられています。

❶対称性の運動感覚障害多発ニューロパチー
❷四肢の近位筋と遠位筋が左右対称性に同程度に障害されること
❸四肢の腱反射消失

非典型的CIDPには、以下の4つがあります。

❶多発単神経型の病型
❷左右非対称性がめだつ病型
❸遠位障害がめだつ病型
❹純粋な運動型・感覚型

治療

第1選択として、免疫グロブリン静注療法、ステロイド療法、血漿浄化療法があります。この3つの間に優劣はなく、簡便性や副作用などを考慮して選択されます。

左右非対称性が目立つ病型では免疫グロブリン静注療法の効果が乏しいなど、治療効果に差が出るため、治療効果がなければ適宜ほかの治療法を試すことも重要です[10]。

【免疫グロブリン静注療法】

寛解導入療法としては、5日間連日で点滴を行います。

寛解後は維持療法として静脈注射を3週間おきに施行します。なお、現在は維持療法として、皮下注射を毎週皮下投与する選択肢もあります。

【ステロイド療法】

ステロイド療法では、連日投与にするか隔日投与にするか、どのステロイド薬が最も適切かなどについての十分なエビデンス・コンセンサスはありません。

なお、左右非対称性が目立つ病型は、古典的なCIDPと同程度、ステロイド治療の効果があると考えられています。

【血漿浄化療法】

血漿浄化療法も有効であることがわかっており、特に、急速な臨床症状の改善が求められる場合は有効性が期待できます。

長期的には、約3分の1の患者さんが、中止後も持続的な寛解を維持できますが、残りは継続的な治療を要します[11]。

（鈴木重明、大山宗徳）

〈引用文献〉

1）吉川弘明，荻野美恵子，和泉唯信，他．重症筋無力症並びにランバート・イートン筋無力症候群の全国疫学調査— 一次調査による患者数推計．厚生労働省神経免疫疾患のエビデンスによる診断基準・重症度分類・ガイドラインの妥当性と患者QOLの検証班 平成30年度研究報告書.

2）Utsugisawa K, Nagane Y, Akaishi T, et al. Early fast-acting treatment strategy against generalize myasthenia gravis. *Muscle Nerve* 2017; 55: 794-801.

3）吉良潤一：多発性硬化症と視神経脊髄炎．中山書店，東京，2012：2-8.

4）Bronnum-Hansen H, Stenager E, Hansen T, et al. Survival and mortality rates among Danes with MS. *Int MS J* 2006; 13: 66-71.

5）Tremlett H, Zhao Y, Devonshire V, et al. Natural history of secondary-progressive multiple sclerosis. *Mult Scler* 2008; 14; 314-324.

6）Lennon VA, Wingerchuk DM, Kryzer TJ, et al. A serum autoantibody marker of neuromyelitis optica: distinction from multiple sclerosis. *Lancet* 2004; 364: 2106-2012.

7）Nagaishi A, Takagi M, Umemura A, et al. Clinical features of neuromyelitis optica in a large Japanese cohort: comparison between phenotypes. *J Neurol Neurosurg Psychiatry* 2011; 82: 1360-1364.

8）Drulovic J, Martinovic V, Basuroski ID, et al. Long-term outcome and prognosis in patients with neuromyelitis optica spectrum disorder from Serbia. *Mult Scler Relat Disord* 2019; 36: 101413.

9）馬場正之，小川雅也，尾崎勇，他．CIDPの臨床—北奥羽地区56症例の解析から—．神経内科1999; 50; 248-54.

10）Kuwabara S, Isose S, Mori M, et al. Different electrophysiological profiles and treatment response in 'typical' and 'atypical' chronic inflammatory demyelinating poly neuropathy. *J Neurol Neurosurg Psychiatry* 2015; 86: 1054-9.

11）Gorson KC, Van Schail IN, Merkies IS, et al. Chronic inflammatory demyelinating polyneuropathy disease activity status: recommendations for clinical research standards and use in clinical practice. *J Peripher Nerv Syst* 2010; 15: 326-333.

Topics　知っておきたいキーワード

遺伝/ゲノム新時代

神経難病のなかの遺伝性疾患

　2014年、「難病の患者に対する医療等に関する法律（難病法）」が制定され、指定難病は、2024年現在、341疾病となっています。

　2019年の段階では、単一遺伝性疾患のみの疾患は155疾病とされており、そのうち130疾病は、遺伝学的検査が指定難病の診断基準の構成要件[1]となっています。

遺伝学的検査・診断の増加

　単一遺伝性疾患とは、常染色体顕性（優性）遺伝、常染色体潜性（劣性）遺伝、X連鎖性遺伝の遺伝形式をとる疾患のことをいい、次世代に受け継がれる可能性がある疾患です。難病法に基づく基本方針においても、遺伝子診断等の特殊な検査について倫理的な観点もふまえつつ、幅広く実施できる体制づくり[2]に努めるとされています。

　近年、厚生労働省は、遺伝学的検査体制を含む難病の医療提供体制の構築を進めるとともに、難病の病態解明、診断・治療法などの開発につながるゲノム解析研究を推進[3]しています。併せて、診断をつけて治療につなげられる疾病を増やすという方針のもと、保険診療で可能な遺伝学的検査を年々増やしています。2024年度の診療報酬改定では、保険適用疾患数は191疾患[4]となりました。

　また、非保険による遺伝学的検査が可能な疾患も増えており、疾患が遺伝学的に診断される機会は、今後ますます増加する可能性があります。

　難病のなかでも特に、神経難病には遺伝性疾患が多く存在します。代表的な疾患例を以下に示します。

- 脊髄性筋萎縮症
- 筋強直性ジストロフィー
- 副腎白質ジストロフィー
- デュシェンヌ型／ベッカー型筋ジストロフィー
- ハンチントン病　など

　脊髄小脳性症やパーキンソン病、筋萎縮性側索硬化症、全身性アミロイドーシスの一部にも、遺伝性のものがあります。神経難病にかかわる看護職であれば、医療機関、居宅、保健所・保健センター、難病相談支援センター、特別支援学校など、保

健・医療・福祉のさまざまな機関でかかわったことがあるのではないでしょうか。

遺伝性神経難病の患者さん・家族へのケアを行ううえでは、**当事者の遺伝的課題は何か、当事者のニーズを把握する**という遺伝看護の視点が重要になります。

遺伝カウンセリング体制と看護の役割

遺伝性神経難病にかかわる際には、遺伝情報の特性を知ることが大切です。

遺伝学的検査は、血液検査によって行います。検査でわかる遺伝情報は、貧血の有無や肝機能などの状況を調べる通常の血液検査と異なり、不変性・共有性・予測性・曖昧性といった特性をもっています（**表1**）[5]。

私たち看護師はこれまで、発症した患者さんを「看護の対象」とし、家族は「患者さんの介護者やキーパーソン」としての立場で看護する対象とみてきました。しかし、遺伝性家系の場合には、家族のなかに将来発症する可能性がある人が存在しており、**家族が否応なしに病気や遺伝の問題に巻き込まれる可能性**があります。そのため、患者さんが遺伝学的検査を受ける際には、遺伝カウンセリングが重要になります。

遺伝カウンセリングは、疾患の遺伝学的関与について、その医学的影響、心理的影

表1 遺伝情報の特性

不変性	●人の生殖細胞系列の遺伝子情報は受精のときに決定され生涯変化しない
共有性	●血縁者で一部共有している ●血縁者の早期診断・早期治療・発症予防の可能性がある ●健康に問題を感じていなかった家族が否応なしに病気や遺伝の問題に巻き込まれる可能性がある
予測性	●発症する前に将来の発症の可能性についてほぼ確実に予測できる場合がある ●出生前遺伝学的検査や着床前遺伝学的検査に利用できる場合がある
曖昧性	●結果の病的意義の判断が変わる可能性がある ●病的バリアント（変異）から予測される発症の有無・発症時期や症状・重症度に個人差がありうる ●医学・医療の進歩とともに臨床的有用性が変わりうる

響および家族への影響を人々が理解し適応していくことを助けるプロセスです。この
プロセスは、以下の3つに集約されます。

❶疾患の発生および再発の可能性を評価するための家族歴および病歴の解釈
❷遺伝現象、検査、管理、予防、資源および研究についての教育
❸十分な情報に基づいた自律的選択（インフォームドチョイス）、およびリスクや状況への適応を
　促進するためのカウンセリング[6]

　遺伝医療では、1次遺伝医療、1.5次遺伝医療、2次遺伝医療、3次遺伝医療といっ
た体制のなかで遺伝カウンセリングを受けることができます（表2）[7]。
　3次遺伝医療体制については、全国遺伝子医療部門連絡会議のホームページに検索
できる「遺伝子医療実施施設検索システム」[8] があるので、必要時はぜひ活用してく
ださい。遺伝カウンセリングの内容によっては自費診療となる場合もあります。料金
は医療機関によって設定され、時間は30〜60分で行われます。
　患者さん・家族は、遺伝カウンセリングを受けることで思考や感情が整理され、今
後のことについて考えられるようになります。しかし、1回の遺伝カウンセリング
で、課題がすべて解決するわけではありません。そのため、**2次、1.5次、1次遺伝
医療における遺伝カウンセリングに関する看護の視点**が重要になります（図1→ P.22 ）。

遺伝/ゲノム医療の進歩と難病看護に求められていること

　現代の医療は、早期診断・早期治療が重要になってきました。そのため、将来発症
する可能性がある人のなかには「発症前に遺伝学的検査（発症前診断）を受けたい」
と考える人もいます。

表2　遺伝カウンセリングの体制

1次遺伝医療	保健所における相談窓口や医療施設の一般外来などで、主に担当医、看護師、保健師などに寄せられる遺伝に関する質問へ対応する
1.5次遺伝医療	通常の診療行為のなかで、鑑別診断・除外診断あるいは確定診断を目的として遺伝学的検査を行う
2次遺伝医療	遺伝カウンセリングのトレーニングを受けた医師が、外来で遺伝カウンセリングを行う
3次遺伝医療	大学病院や総合病院の遺伝外来で、臨床遺伝専門医、認定遺伝カウンセラー®、遺伝看護専門看護師が遺伝カウンセリングを行い、必要であれば、その他関連職種が連携して対応する

＊ 表2に示した遺伝カウンセリングの体制の詳細は、引用文献7）を参照のこと。

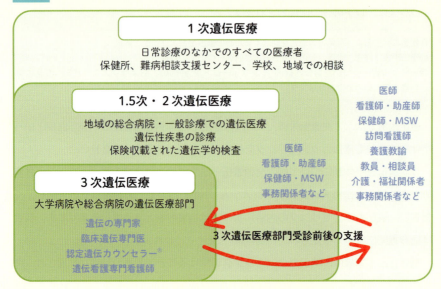

図1 遺伝的課題をもつ人々へのフォローアップ体制・連携体制

**着目すべきは「難病患者さんと家族の困りごと」
つなぐ・つなげる難病・遺伝医療**

　新生児マススクリーニングの対象疾患も増え、未発症の時期に発見して早期治療を開始する疾患も出てきました。また、**未診断疾患イニシアチブ**（initiative on rare and undiagnosed diseases：IRUD）により、これまで複雑な症状があっても診断がついていなかった疾患が、一部、診断確定されるようになり、治療につながった人もいます。

　新たな治療法として、**核酸医薬治療**や**遺伝子治療**も始まっています。発症早期に治療を開始することで、生命予後が左右される場合もあり、早期診断と早期治療開始が、より一層重要になっています。

　一方、小児期から闘病していた人が成人期に移行する際の移行支援→P.116 の問題も大きくなっています。遺伝性疾患は、小児科から複数の診療科に移行する場合もあり、小児科と成人診療科の連携が重要です。

　また、成人期では、疾患の遺伝子を受け継ぐ子どもの出産を避けたいと考える人は、体外受精を行い、疾患の遺伝子を受け継がない受精卵だけを子宮に戻すという**着床前診断**を考える場合もあります。

　このように、遺伝/ゲノム医療の進歩によって、難病医療の現場は大きな変革を迎

表3	遺伝性神経難病の看護に求められていること
遺伝学的診断時の初期対応に積極的にかかわる	● 指定難病の申請時に保健所の窓口で声をかける ● 患者さん・家族に、必要に応じて遺伝外来の情報を提供する ● 遺伝カウンセリングを受けたあとのフォローアップを行う ● 訪問看護で家族の発症に気づいた場合、家族の誰かと相談し、医師と連携をとる
当事者が抱えている課題を理解する	● 患者さんと家族の関係性を十分アセスメントする ● 遺伝情報について家族内でどのように共有しているのか、相談を受けた場合は確認する ● 最初は目前の身体的ケアによって日常生活を整えることが主眼となるが、生活が落ち着くと遺伝の課題が表面化することがある。就職、結婚、出産などのライフステージの変化に着目して相談を受け止める ● 将来発症する可能性がある人が介護を担っていることもあり、立場によって抱えている課題が異なることがあるため、心情を理解してかかわる ● 症状マネジメントを十分行い、相手の話をしっかり聴いて心理的支援を行う
長期在宅療養における社会資源の活用と多職種連携を行う	● 在宅では生活支援が重要であり、社会資源を十分活用できているかどうか、行政との連携、レスパイト入院、経済的問題など、多角的な視点から確認する ● 多職種の協働によるチーム医療を提供する
遺伝看護学の基礎知識を向上する	● 現段階では、基礎看護学教育では遺伝看護の教育がないため、基礎知識を確認する ● 臨床遺伝学の知識修得も大切だが、目前の患者さん・家族にとってどのようなことが課題であるのかを知る ● 相談を受けたときに連携する先として、遺伝外来も念頭に置く必要がある

えつつあります。そのようななかにおいて、難病看護に求められていることを**表3**に整理しました。

　みなさんがふだん行っている看護に「遺伝的課題に向き合う」という課題を1つ追加してかかわってみることには勇気が必要かもしれません。そのときは、いろいろな遺伝カウンセリング体制があることを思い出し、1人で抱え込まずに、連携を考えてみてください。

（柊中智恵子）

〈引用文献〉
1) 厚生労働省：第3回 難病に関するゲノム医療の推進に関する検討会 2019年12月3日 資料1 難病におけるゲノム医療の推進についてのこれまでの議論の経過：3．https://www.mhlw.go.jp/stf/newpage_08201.html（2024.7.31.アクセス）.
2) 厚生労働省：難病等の医療提供体制の目指すべき方向 2016年10月21日厚生科学審議会疾病対策部会難病対策委員会「難病の医療提供体制の在り方について（報告書）」：1．https://www.mhlw.go.jp/stf/shingi2/0000140787.html（2024.7.31.アクセス）.
3) 厚生労働省：第3回 難病に関するゲノム医療の推進に関する検討会 2019年12月3日 資料1 難病におけるゲノム医療の推進についてのこれまでの議論の経過：1．https://www.mhlw.go.jp/stf/newpage_08201.html（2024.7.31.アクセス）.
4) 厚生労働省：令和4年度診療報酬改定について https://www.mhlw.go.jp/stf/seisakunitsuite/bunya/0000188411_00037.html（2024.7.31.アクセス）.
5) 日本医学会：医療における遺伝学的検査・診断に関するガイドライン 2022年3月改定. https://jams.med.or.jp/guideline/genetics-diagnosis_2022.pdf（2024.7.31.アクセス）.
6) National Society of Genetic Counselors' Definition Task Force, Resta R, Biesecker BB, et al. : A new definition of Genetic Counseling: National Society of Genetic Counselors' Task Force report. *J Genet Counsel* 2006; 15（2）: 77-83.
7) 福嶋義光，山内泰子：遺伝カウンセリング概論. 遺伝カウンセリングハンドブック. 福嶋義光編，メディカルドゥ，大阪；2011：25-28.
8) 全国遺伝子医療部門連絡会議：遺伝子医療実施施設検索システム．http://www.idenshiiryoubumon.org（2024.7.31.アクセス）.

〈参考文献〉
1) 中込さと子，柊中智恵子，須坂洋子，他：神経難病領域における遺伝看護実践のための学習課題に関する質的研究. 日遺伝看学誌 2018；16（2）：68-78.
2) 日本遺伝看護学会遺伝看護専門職検討委員会：遺伝/ゲノム医療に関わる看護職に期待されること 2017年2月20日. https://www.idenkango.com/（2024.7.31.アクセス）.

Part 1　神経難病を知る

筋疾患

骨格筋のはたらきと筋疾患

　筋肉は、人体で最大の臓器です。筋肉は、組織学的に「骨格筋」「心筋」「平滑筋」の3種類に分類されますが、==「筋疾患」は、もっぱら骨格筋の病気==を指します。

　骨格筋は「収縮と弛緩によって身体を運動させる器官」であり、「身体のおもなエネルギー貯蔵臓器」でもあります（図1）。骨格筋を病変の主座とする筋疾患では、これらが損なわれるため、骨格筋の収縮や弛緩がうまくいかず、身体の運動に問題が生じます。

　しかし、骨格筋の収縮や弛緩が損なわれるのは筋疾患だけではありません。通常、骨格筋の収縮は、大脳からの指令によって起こりますから、その指令の元や通り道にあたる==中枢神経（脳、脊髄）や末梢神経の障害==でも、骨格筋がうまくはたらかなくなります。末梢神経から骨格筋に指令が伝わる場である==神経筋接合部の障害==でも同様です。

　さらに、骨格筋は、大きなエネルギー貯蔵臓器でもあり、同時にエネルギー消費臓器でもあります。そのため、全身の栄養状態と密接に関係していることから、==栄養障害や内分泌疾患==といった全身性の疾患でも骨格筋のはたらきに問題が生じます。

　つまり、筋疾患は「収縮や弛緩がうまくいかず、身体の運動に問題が生じるような疾患のうち、==筋肉そのものに原因があるもの==」といえます[1,2]。

図1　骨格筋のはたらき

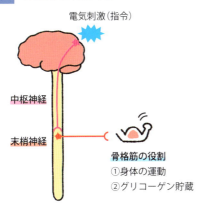

身体の運動
- 骨格筋は、**関節をまたいで骨に付着している**
- 骨格筋が収縮・弛緩する（長さが変わる）と、関節を介した骨の位置関係が変わり、身体の運動が生じる
- 骨格筋（興奮性細胞からなる）の収縮や弛緩は、細胞膜の電位変化によりもたらされる

エネルギー貯蔵
- 骨格筋は、肝臓とともに、細胞活動のエネルギー源となるブドウ糖をグリコーゲンとして貯蔵し、必要に応じて分解して全身へ供給する

❖ 共通してみられる症状

筋疾患では「やせた」「力が弱くなった」「疲れやすい」といった**骨格筋の機能低下による筋萎縮や筋力低下**をきたすことが多いです。具体的な症状は、力が低下した筋肉の分布によってさまざまですが、いずれも姿勢や日常動作の問題として現れます。そのため、普段の生活についての問診が重要です。患者さん本人が症状に気づいていないこともあるので、医療者が気づいた症状を、患者さんへ積極的に尋ねる必要があります。

また、**いつからその症状があるのか**を確認することも大切です。小児期から長年にわたって進行する筋疾患（筋ジストロフィーなど）は、脊柱側彎や関節拘縮といった骨格の変形をきたすことがあります。

筋疾患が進行すると、呼吸障害や心臓障害・嚥下障害をきたすことがあります（**図2**）。これらは生命を左右しかねないので、普段のケアの場面でも注意が必要です。

図2　進行した筋疾患でみられる症状

呼吸障害	心臓障害	嚥下障害
●肺活量減少による換気低下（低酸素血症、高炭酸ガス血症） ●痰喀出能低下による気道クリアランス低下	●心筋症による心不全 ●不整脈	●開口障害 ●咀嚼力低下 ●誤嚥

ワンポイント　筋力低下による症状だけでなく、「筋肉が痛い」「筋肉がよく攣る」「入れた力が抜けにくい」「筋肉が硬い、太い」といった症状を訴える患者さんもいます。

❖ 筋疾患の診療で重要な検査

大きく「筋疾患と診断するのに重要な検査」と「診断がついた筋疾患の患者さんの追跡に重要な検査」に大別できます（**表1**）。ここでは、診断に重要な検査についてまとめます。

【針筋電図】

末梢神経の問題による筋萎縮（神経原性筋萎縮）ではなく、筋疾患であることを確認・診断するために最も重要な検査は、**針筋電図**です。

なお、筋疾患と診断がついた後に針筋電図検査を繰り返し行うことは、通常ありません。しかし、神経筋接合部の障害をみるために行う「反復刺激誘発筋電図」は、症状が悪化したときに、繰り返し行われることがあります。

【画像検査】

病変の分布をみるためには、画像検査（X線、CT、MRI）が有用です。

X線とCTは、検査時間が短く、全身評価に適し、経過も追跡しやすいのですが、炎症性変化を検出するのは困難です。そのため、筋

表1	筋疾患診療で重要な検査	
診断時	針筋電図	●「筋疾患であること」を確定する
	筋生検（筋病理検査）	●病型（筋疾患のうち、どれか）を確定する →遺伝性筋疾患では、免疫染色を含む筋病理所見もみる
	遺伝学的検査	●原則、臨床症状・筋病理所見による絞り込み後に実施
	画像検査	●X線とCT、MRIで「病変の分布」をみる ●筋炎の病変を検出するにはMRIが必須
	血液検査	●筋逸脱酵素（CK）と筋炎関連抗体をみる ●筋疾患では「CK-MM高値」となる
追跡時	呼吸の評価	●呼吸機能検査　　●動脈血ガス分析 ●経皮血液ガスモニター／終夜パルスオキシメトリー
	心臓の評価	●12誘導心電図　　●ホルター心電図 ●心臓超音波検査　　●心臓シンチグラム
	臨床的に嚥下障害が疑われるとき	●嚥下造影　　●内視鏡検査

※ 画像検査・血液検査：病状に応じて追跡

炎の病変検出には**MRIが必須**となります。

【血液検査】

　血液検査で重要なのは、筋逸脱酵素と筋炎関連抗体です。

　筋逸脱酵素のうち、特に重要なのが**クレアチンキナーゼ（CK）**です。骨格筋が傷害されると、骨格筋に含まれる酵素（CK-MM[*1]）が血液中に逸脱して高値となります。ただし、CK-MMは、筋疾患だけでなく、過剰な運動の後や、運動ニューロン疾患、甲状腺機能低下症などでも高値となることがあるため注意が必要です。

　筋炎関連抗体は診断的意義が高く、抗体による臨床症状の違いが明らかになりつつあります。

【筋病理検査】

　病型診断するために重要な検査が、**筋生検**で得られた組織による筋病理検査です。

　筋炎やサルコイドーシス、血管炎は、病理学的変化が診断の決め手となります。

　筋ジストロフィーや先天性ミオパチーといった遺伝性筋疾患は、**免疫染色**を含む筋病理所見が病型診断をもたらします。

【遺伝学的検査】

　近年、遺伝学的検査の技術が飛躍的に進歩し、保険適用となる病型が増えました。しかし、臨床症状や筋病理所見による絞り込みをしないまま、やみくもに遺伝学的検査を行っても、診断効率が低く、また、得られた検査結果の解釈に難渋します。いきなり遺伝学的検査を行うのは、臨床的典型例に限られます。

　遺伝学的検査の実施にあたり、倫理的配慮や検査前後の説明・カウンセリングが必須です。 → P.19

＊1　CK（クレアチンキナーゼ）：CKは、2種類のアイソザイムの組み合わせによる二量体で、骨格筋はMM型（CK-MM）、心筋はMB型（CK-MB）、平滑筋はBB型（CK-BB）である。

筋疾患の分類

筋疾患は、以下の6種類に分けると理解しやすいです。
1. 外因性：外傷、感染、虚血、薬物など
2. 全身性疾患の一環：内分泌疾患、サルコイドーシス、アミロイドーシス、血管炎など
3. 自己免疫性（炎症性）筋疾患：皮膚筋炎、多発筋炎、免疫介在性壊死性ミオパチー、封入体筋炎。免疫チェックポイント阻害薬による筋炎もこのグループとしてとらえる
4. 筋細胞膜の興奮性障害：周期性四肢麻痺、筋強直（ミオトニー）症候群
5. エネルギー代謝障害：糖原病、脂質代謝異常症、ミトコンドリア病
6. 筋細胞の構造にかかわるタンパク質の異常：筋ジストロフィー、先天性ミオパチー

上記❶〜❸は後天性疾患で、数日〜数か月で進行します。一方、上記❹❺は遺伝性疾患で、年余にわたって進行します。

ここから、代表的な筋疾患について解説します。なお、重症筋無力症（myasthenia gravis：MG）については、神経免疫疾患→P.11を参照ください。

ワンポイント

神経筋接合部疾患は、運動神経終末から骨格筋へ刺激を伝える場である「神経筋接合部」が障害される疾患です。刺激伝達の担い手はアセチルコリン（ACh）なので、運動神経終末（シナプス前膜）からのACh放出障害も、骨格筋表面（シナプス後膜）でのACh受容障害も、神経筋接合部疾患の原因となり得ます。
自己免疫性神経筋接合部疾患のうち、シナプス前膜が侵されるのが**ランバート・イートン症候群**、シナプス後膜が侵されるのが重症筋無力症→P.11です。遺伝性神経筋接合部疾患である**先天性筋無力症候群**は、シナプス前膜・後膜いずれのタンパク質の欠損・変異でも生じます。**ボツリヌス中毒**は、シナプス前膜からのACh放出が障害されます。

皮膚筋炎（DM）、多発性筋炎（PM）

指定難病
告示番号50

代表的な自己免疫性の炎症性筋疾患で、おもに**四肢近位・体幹・頸部・咽頭などの筋力低下**をきたします[3]。

これまで、典型的な皮疹を伴うものを皮膚筋炎（dermatomyositis：DM）、伴わないものを多発性筋炎（polymyositis：PM）と呼んでいましたが、近年、病態解明が進み、異常を呈する免疫系の違いによる筋病理学的な診断分類が再編されつつあります[3]。

症状・経過

【起こりうる症状】

炎症の全身症状（発熱、全身倦怠感、易疲労感、食欲不振、体重減少など）と、骨格筋症状（数週から数か月で進行する四肢近位・体幹・頸部・咽頭の筋力低下）が生じます。

皮膚症状には、ヘリオトロープ疹（上眼瞼の浮腫性で紫紅色の紅斑）、ゴットロン丘疹

（手指関節背面の丘疹）、ゴットロン徴候（手指や四肢の関節背面に生じる紅斑）があります。

【経過】

急速進行性間質性肺炎や悪性腫瘍を合併した場合、生命予後が悪いとされます。

治療が奏効し、小康状態に至る患者さんは多いものの、筋力低下の残存・症状再燃がみられる患者さんも少なくありません。そのため、長期にわたって治療を維持しつつ、経過観察を要することが多いです。

心不全、不整脈、心筋炎といった心筋障害の合併があることも知られています。

診断・検査

【針筋電図】

筋原性パターンを呈します。また、安静時自発放電もよくみられます。

【血液検査】

自己免疫機序による筋線維壊死を反映し、CKをはじめとする**筋逸脱酵素が高値**となります。全身性の炎症機序に伴い、**赤沈の亢進・CRP高値**となることもあります。

筋炎特異的自己抗体として、抗アミノアシルtRNA合成酵素（ARS）抗体、抗MDA5抗体、抗TIF1-γ抗体、抗Mi-2抗体、抗ミトコンドリアM2抗体、抗NXP-2抗体、抗SAE抗体などが知られています。

近年、他と病態が異なる抗ARS抗体陽性の筋炎は、**抗ARS抗体症候群**として区別されるようになりました。

免疫介在性壊死性ミオパチー（筋線維の壊死・再生所見は豊富だが、筋組織への炎症細胞浸潤に乏しい）もDM・PMの一部として扱われるようになり、その自己抗体として抗SRP抗体と抗HMGCR抗体が知られています。

また、抗MDA5抗体や抗ARS抗体が陽性の場合は間質性肺炎、抗TIF1-γ抗体や抗NXP2抗体（成人の場合）が陽性の場合は悪性腫瘍の合併が多いことが報告されています。

【画像検査】

骨格筋の炎症性病変は、**MRIのT2強調／脂肪抑制画像で高信号**を呈します。病変の存在や分布の確認だけでなく、筋生検部位の決定に有用です。

【筋病理検査】

骨格筋組織に炎症性変化が生じていることを証明するため、筋生検による筋病理検査が重要です。

壊死線維とともに筋組織への炎症細胞浸潤や免疫染色での抗体沈着が認められれば筋炎と判断できます。しかし、採取した筋組織に炎症性変化がたまたま含まれなかった場合、診断に結びつかないことがあります。

なお、病態解明の進歩により、皮膚筋炎と多発筋炎[*2]では筋組織に動員されるリンパ球の種類が異なることが明らかとなりました。そのため、最近では、**免疫染色**による分析が重要視されています。

＊2 Polymyositisという病名の和訳として、日本神経学会は「多発筋炎」、他の学会や指定難病では「多発性筋炎」を使用している。本項では、筋病理学的な意味で用いた個所だけ「多発筋炎」を用いる。

治療・対処法

第1選択は**副腎皮質ステロイド**で、**免疫抑制薬**を併用することがあります。

難治例や再燃例では、免疫グロブリン静注や分子標的薬（リツキシマブなど）が検討されます。

周期性四肢麻痺（PP）

周期性四肢麻痺（periodic paralysis：PP）は、**弛緩性四肢麻痺発作を反復**する疾患です[4]。発作は反復しますが「周期的」というわけではありません。

遺伝性と症候性とに分けられ、遺伝性周期性四肢麻痺は指定難病です（告示番号115）。また、発作時の血清カリウム（K）値により、低K性・正K性・高K性に分類されます。

症状・経過

通常、麻痺の発作は数時間〜数日で回復します。不全麻痺（下肢など身体の一部に限局した麻痺）であることも、完全四肢麻痺に至ることもありますが、通常、**顔面筋・嚥下筋・呼吸筋に麻痺が生じることはありません**。

運動後の休息、寒冷刺激、暴飲暴食（低K性）、空腹（高K性）などが発作の誘発因子となることがあります。

【経過】

症候性で併発疾患が完治した場合はPPも治まることがありますが、通常は、程度の差こそあれ、弛緩性麻痺発作を繰り返すことが多いです。

診断・検査

発作時の血清K値が、治療方針決定に有用です。

症候性の場合、甲状腺機能亢進症や原発性アルドステロン症の併発が知られています。

遺伝性の場合、原因遺伝子として同定されているのは、いずれも骨格筋に発現する**イオンチャネルの遺伝子**です。

治療・対処法

低K性では、発作の頓挫や抑制のため**カリウム製剤**が投与されます。静注で投与するときは、投与速度に注意が必要です。

高K性では、血清K値の補正を図ります。

症候性の場合、併発疾患（甲状腺機能亢進症など）の治療を並行して行います。

発作の誘発因子を避けるよう、生活指導を行います。

デュシェンヌ型筋ジストロフィー（DMD）

指定難病
告示番号113

デュシェンヌ型筋ジストロフィー（Duchenne muscular dystrophy：DMD）は、*DMD遺伝子*の病的バリアント（病的変化）によって、ジストロフィンタンパクが欠損するために、骨格筋線維の壊死と変性が進行し、全身の骨格筋が萎縮する**遺伝性筋疾患**です[5]。

小児筋ジストロフィーのなかで、最も患者数が多い病型です。DMDはX染色体連鎖性なので、原則として男性に発症します（女性に発症するのはまれ）。

ワンポイント　最近は、不完全なジストロフィンタンパクが発現するベッカー型筋ジストロフィーや、女性症例と併せて、**ジストロフィン症**と呼ばれることがあります。

症状・経過

周生期（妊娠期〜乳児期）には必ずしも運動機能に異常があるとは限らず、歩行などの運動機能は幼児期までに獲得します。幼稚園に通うころ、周囲が「走るのが遅い」「つまずきやすい」「歩容がおかしい」といった**運動障害**に気づいたり、本人が激しい運動後に下肢（腓腹など）の痛みを訴えたりします。

多くの場合、小学生のころから階段を上るときに手すりを使うようになります。そして、階段を上れなくなり、立ち上がれなくなり、さらに立位を保てず歩けなくなります。その後、**脊柱側彎や関節拘縮**をきたし、自力での座位保持が難しくなります。

中学生〜高校生のころからは、身体的問題が、運動障害や骨格変形から**心肺機能低下**へと移ります。

【経過】

1990年ごろまでは平均20歳前後で亡くなっていましたが、人工呼吸療法と心筋保護療法の進歩により生命予後が伸び、現在の平均死亡年齢は約35歳となっています。周囲の支援を得て、大学進学や在宅就労する患者さんもいます。

なお、全身の著しい麻痺と骨格変形をきたした患者さんへのケアや、患者さんの高齢化に伴う新たな身体的問題（消化管運動障害や反復性気胸）への対応は、まだエビデンスが乏しく、模索が続けられています。

診断・検査

男児で、腓腹が硬く、血清CKが高値であればDMDが疑われます。最近は、乳児期の血清CK高値から、偶然に診断されることがあります。

DMDが疑われたら、まず、**MLPA法**による***DMD遺伝子解析***が行われます。約60％はMLPA法だけで診断が確定しますが、追加の遺伝子解析や染色体分析、生検筋の免疫染色の確認を行わないと確定診断に至らないこともあります。

経過を通じて、運動機能と骨格（特に脊柱側彎）の評価、呼吸の評価（肺活量・呼気流量測定、パルスオキシメトリー、経皮血液ガス分析、動脈血ガス分析）、心臓の評価（心臓超音波検査、心臓シンチグラム、BNP／NT-proBNP測定、12誘導心電図、ホルター心電図）は重要です。

ワンポイント
MLPA法による*DMD*遺伝子解析で診断が確定しない場合、塩基配列決定法による追加の遺伝子解析（1エクソンだけの欠失や、エクソンおよびその近傍のイントロンにある微小欠失の同定に必要）、染色体分析（女性ジストロフィン症など特殊な症例で実施）を行います。
まれに、これらの遺伝子解析では変異が同定できず、生検筋の免疫染色によるジストロフィンタンパク欠損の確認を要することもあります。

❖ 治療・対処法（図3）

プレドニゾロンはDMDの歩行可能期間を延長することが知られており、運動発達がピークを過ぎ、生ワクチン接種が終わった5歳ごろをめやすに投与開始を検討します。

運動機能維持と骨格変形予防のためのリハビリテーションは重要です。

心不全に対しては心筋保護療法（アンジオテンシン変換酵素阻害薬／アンジオテンシンⅡ受容体拮抗薬、β遮断薬）、夜間低酸素血症を呈したらNIV（noninvasive ventilation：非侵襲的換気療法）を検討します。NIVでは換気不十分なほど呼吸筋麻痺が進行したときや、肺炎や気胸の合併などを契機にTIV（気管切開人工呼吸）への移行が検討されるため、NIV実施中に関係者の支援を得て協働意思決定を図ることが望まれます。

核酸標的療法として、エクソン53スキッピング薬（ビルテプソ®）が条件付き薬事承認されましたが、治療適応となる*DMD*遺伝子のバリアントを有することが必須の条件です。

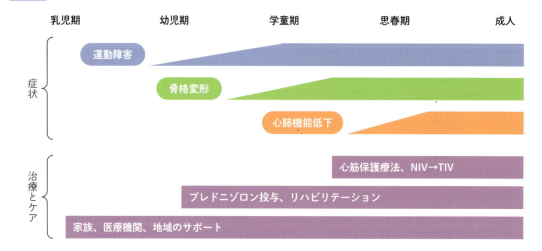

図3　デュシェンヌ型筋ジストロフィー（DMD）における症状の進行と対応

筋強直性ジストロフィー1型（DM1）

指定難病
告示番号113

筋強直性ジストロフィー1型（myotonic dystrophy type1：DM1）は、*DMPK*遺伝子3'側非翻訳領域にあるCTG反復配列の異常伸長により、さまざまな遺伝子のスプライシング異常が生じる**常染色体顕性（優性）形式の遺伝性筋疾患**です[6]。成人筋ジストロフィーのなかで最も患者数が多い病型です。**筋強直（ミオトニー）現象**と**骨格筋萎縮**が中核症状ですが、**多彩な筋外症状**を呈します。

❖ 症状・経過

筋強直現象は「収縮した筋の弛緩が遅延する」現象です。DM1では、手の**把握性筋強直**（手を強く握るとスムーズに手を開けない）と、母指球・小指球の**叩打性筋強直**（叩いた部分の指が立ってしまう）がみられます。筋強直現象がみられるのは早くても10歳代以降で、先天性DM1であっても乳幼児では生じません。

筋萎縮・筋力低下は、顔面・頸部・前腕・腰帯・下腿に目立ちます。その影響で、**斧様顔貌**（狭高口蓋を伴う細面で禿頭となる）と呼ばれる特徴的な顔貌を呈します。

筋外症状としてみられるのは、**白内障、耐糖能異常、子宮筋腫、精神・知的症状**などです。

横隔膜麻痺が目立つため、一般に、座位に比べ仰臥位での肺活量が減少します。また、肺活量に比して高二酸化炭素血症が目立ちます。

また、心不全や心伝導障害（徐脈や高度房室ブロック）を呈することがあり、**突然死**が多いという報告もあります[7]。

【経過】

わが国の筋ジストロフィー病棟における平均死亡年齢は約60歳です。呼吸器系関連死（Ⅱ型呼吸不全の進行や肺炎）が約50%、心臓関連死が約15%、原因不明の突然死が約10%を占めています。

❖ 診断・検査

*DMPK*遺伝子解析（保険適用）による**CTG反復配列の異常伸長の同定**が、診断確定には必要です。

診断確定後は、呼吸の評価（肺活量・呼気流量測定、パルスオキシメトリー、経皮血液ガス分析、動脈血ガス分析）、心臓の評価（心臓超音波検査、心臓シンチグラム、BNP／NT-proBNP測定、12誘導心電図、ホルター心電図）、嚥下の評価（嚥下造影など）で経過の追跡を行います。

❖ 治療・対処法

患者さんが困っていなければ、筋強直現象への治療は必要ありません。ただし、**生活指導やリハビリテーション**（運動機能維持、補装具利用、転倒防止）が望まれます。

呼吸筋麻痺による換気不全でⅡ型呼吸不全を呈したら、NIVの適応を検討します。病状

の進行に伴い、TIV（tracheostomy invasive ventilation：気管切開人工呼吸療法）への移行が検討されることがありますが、こだわりが強い性格から、機器装着を忌避する患者さんもいます。

洞不全症候群や高度徐脈により心臓ペースメーカ植込み術を要することがあります。

ワンポイント
物事へのこだわりが強いものの自分の症状に頓着しない患者さんには、定期的な専門医受診と病状評価の重要性を説明します。
睡眠リズムが整わず「朝が弱い」患者さんには、規則正しい生活を心がけるような生活指導も重要です。

（尾方克久）

〈引用文献〉
1）尾方克久：骨格筋疾患．レジデント2018；11（10）：6-13.
2）尾方克久：筋疾患，神経筋接合部疾患．Medical Practice 2021；38（12）：1865-1869.
3）厚生労働科学研究費補助金難治性疾患等政策研究事業 自己免疫疾患に関する調査研究班：多発性筋炎・皮膚筋炎診療ガイドライン（2020年暫定版）．http://www.aid.umin.jp/wp-aid/wp-content/uploads/2024/03/PMDMGL2020.pdf（2024.7.30アクセス）．
4）尾方克久：周期性四肢麻痺．福井次矢，髙木誠，小室一成編，今日の治療指針2017．医学書院，東京，2017：949.
5）デュシェンヌ型筋ジストロフィー診療ガイドライン作成委員会編：デュシェンヌ型筋ジストロフィー診療ガイドライン2014．南江堂，東京，2014：2-5.
6）筋強直性ジストロフィー診療ガイドライン作成委員会編：筋強直性ジストロフィー診療ガイドライン2020．南江堂，東京，2020：2-4.
7）McNally EM, Mann DL, Pinto Y, et al. Clinical Care Recommendations for Cardiologists Treating Adults With Myotonic Dystrophy. *J Am Heart Assoc* 2020; 9: e014006.

Part 2

「症状」を理解して看護を展開する

神経難病の患者さんは、
経過に応じて、さまざまな症状が現れます。
そのため、看護においては、「疾患別」の視点とともに、
「症状別」の視点が重要となります。
なぜなら神経難病看護では、
症状によって起こる生活障害（困りごと）に
適切に対応することが必要となるためです。
ここでは、代表的な症状について、その特徴や変化、
観察・アセスメントとケアの視点をみていきます。

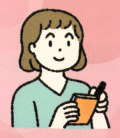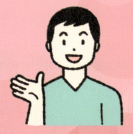

※Part 2以降は、読みやすさを優先し、指定難病告示番号を省略した形で掲載しています。

Part 2 「症状」を理解して看護を展開する

運動障害

　運動障害とは、**運動機能に何らかの永続的な障害が生じ、それが日常生活に不自由をもたらしている状態**です。随意運動が障害され、手や足に力が入りにくい、体の片側が動きにくい、ふらついて歩きにくい、手が震えるなどの症状を認め、歩行が困難となるなど、徐々に1人で活動することが難しくなっていきます。

「自分のことはできるだけ自分でしたい」と思っている患者さんが安全に生活できるよう、注意することは何かを一緒に考えていきます。自助具の活用や環境調整など、作業療法士（occupational therapist：OT）との情報共有が必要です。

　また、パソコン作業など仕事に支障が出てくることが予測される場合は、社会福祉士（medical social worker：MSW）とともに産業医や上司へ相談するなど、就労支援の視点も必要です。

　この項では、神経変性疾患のなかでも特に経過が長く、多彩な症状を認める**パーキンソン病**（Parkinson's disease：PD）による運動障害を中心に述べます。以下に、運動障害の経過について疾患別にまとめた図を示します。

運動障害の経過のイメージ

下図は一例（個人差が大きいことに注意）

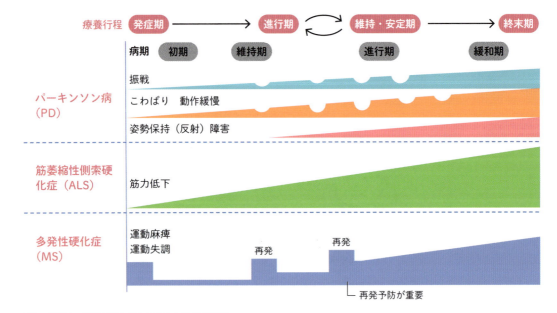

- PDの病期は、療養行程と異なることに注意が必要。

振戦

> PDでよくみられる

❖ 症状の特徴と変化

PDでは、**安静時振戦**（安静時に手が小刻みに震える）が初期から認められることが多いです（ホーエン・ヤールの重症度分類Ⅰ〜Ⅱ →P.4 ）。

安静時振戦とは、じっとしているときに震えが生じ、物を取るときなどには震えが止まる状態です。物を持ったまましばらく経つと再び震えだすので、コップの水をこぼしてしまうこともあります。

初期には自分では気づかないこともあり、人から指摘されることで、人目を気にしてしまうこともあります。振戦の程度は、人によって異なります。

❖ アセスメントと看護のポイント

PDの振戦は、内服薬により軽減が期待できます。そのため、医師の指示通りに内服ができているかを確認します。

しかし、内服を指示通り行っても、徐々に手の細かい動作は困難となります。患者さんが困っている動作は何かを確認し、例えば、内服薬をシートから取り出しにくい場合は**1包化**するなど、困りごとにあった対応を検討しましょう。

振戦だけの影響ではありませんが、歯磨きも難しくなるため、**電動歯ブラシの使用**を提案するとよいでしょう。

筋固縮・筋強剛

> PDでよくみられる

❖ 症状の特徴と変化

筋固縮・筋強剛とは、筋肉が固くこわばって関節の動きが悪くなった状態です。

肩や頸部の関節がうまく回せない、肘部や手関節、手指、膝、足関節の曲げ伸ばしがスムーズにできないなどの症状を認め、痛みを伴うこともあります。

進行に伴い、筋肉の異常な緊張によって、**腰曲がり**、**首下がり**、**斜め徴候**、**側彎**などの姿勢異常（図1→P.38 ）がみられることもあります。症状は人によって異なります。

ワンポイント

運動障害が出現するいずれの疾患も、初期は、一見ADLは自立しているように見えることがあります。しかし、ペットボトルのふたが開けられないなど、運動障害によって、ちょっとした動作ができなくて困っていることがあります。

直接観察できないこともあるので、「何かできなくて困っている動作はないですか？」「どんなときに困っていますか？」と声をかけてみるとよいでしょう。

❖ アセスメントと看護のポイント

　進行に伴い、薬効の切れた時間に動きの悪くなるウェアリングオフや、服薬時間に関係なく症状が突然よくなったり（オン）悪くなったり（オフ）するオン-オフにより筋固縮・筋強剛が生じます。また、患者さん自身で動ける場合は、ストレッチを勧めましょう。

　体が非常に固くなって起き上がりに介助が必要になり、介助の際に痛みが生じる場合は、**介助の前に、他動的に腕や足を 2～3 回動かす**と、少し体を動かしやすくなります。患者さんの痛みや好みに応じながら、準備運動を取り入れていきましょう（図2）。

　姿勢異常は、患者さん自身では気づかないこともあります。姿勢の修正が可能な時期には、正しい姿勢に修正できるように家族が声をかけたり、見えやすい位置に鏡を置いたりして、自分で姿勢を修正できるようにしましょう。

　起き上がっていると筋緊張が亢進するため、合間に臥床する時間を設けることも必要です。しかし、症状が進行すると頸部の周囲が固くなり、通常の枕では臥床しても休めないことがあります。枕やクッションの高さで体位を調整しましょう（図3）。

　自分で寝返りができなくなるため、**体位変換や除圧**を行い、褥瘡や肺炎の予防に努めることも大切です。

図1　姿勢異常

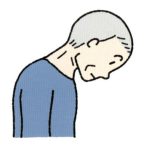

腰曲がり
骨あるいは脊柱筋には異常がみられないことが前提
（脊椎疾患と鑑別）

首下がり
頸部伸筋群の筋力低下
頸部屈筋群のジストニア

斜め徴候
体幹が軽度後方回旋を伴い、側屈を示す異常姿勢
パーキンソン症状の左右差との関係は、一定ではない

図2　移動介助前の準備運動

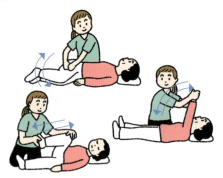

他動的に 2～3 回動かす

図3　体位の調整

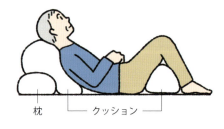

枕　　クッション

患者さんの筋固縮の状況に合わせて調整する

寡動・無動（動作緩慢）

> PDで
> よくみられる

症状の特徴と変化

PDでは、身体の動きが遅くなり、素早い動きがしにくくなります。動作を始めるのに時間がかかり、動作をはじめても小さな動きしかできず、動き全体が緩慢となり（**寡動**）、手の細かい動作がしにくくなります。PDの初期からみられ、受診のきっかけともなる症状です。

具体的にはペットボトルのふたが開けられない、ボタンを留めにくい、タオルが絞れない、野菜の皮がむけない、字がだんだん小さくなる（**小字症**）、パソコンのマウスクリックやキーボードタッチがしにくい、寝返りに時間がかかるなどが挙げられます。

進行に伴い、同じ姿勢でじっとしたまま身動きができなくなり（**無動**）、自分では体が動かすことが難しくなります。

アセスメントと看護のポイント

筋固縮・筋強剛と同様に、ウェアリングオフやオン-オフにより寡動・無動を認めます。医師の指示どおりに内服できているか、確認する必要があります。

体を動かさないと柔軟性が低下し、さらに動けなくなるため、ストレッチなどの運動を日常的に行うことも大切です。仕事や家事など、日々のことに追われて運動が行えない患者さんや、リハビリテーションのない日は何もしていない患者さんもいます。患者さんと家族に、**運動が治療の一環である**ことを理解してもらう必要があります。

また、運動の継続には、**精神的支援**も重要です。1人では難しいため、家族や友人に協力してもらったり、一緒に活動する仲間をつくったりできるよう促しましょう。

卓球やダンス、太極拳が有効ともいわれますが、患者さん自身が、好きな運動を楽しみながら継続できるような支援が大切です。

姿勢保持障害・すくみ足

> PDで
> よくみられる

症状の特徴と変化

【姿勢保持障害】

通常、立っているときに重心が揺らいだ場合には、姿勢保持にかかわる筋肉の緊張を調整して重心の位置を調整（姿勢反射）します。しかしPDが進行すると、重心が大きく揺らいで姿勢が傾いたときは、自力で座位が保てず後ろに倒れたり、立位や歩行時など重心を移動したときに、足を踏み出してバランスをとることができず、**転倒しやすくなった**りします（ホーエン・ヤールの重症度分類Ⅲ以上→ P.4 ）。

オンのときには座位を保てても、オフになると、背もたれがないと倒れてしまうことが

Part
2
運動障害

39

あります。進行すると、オンのときでもバランスがとりにくくなります。

【すくみ足】

バランスがとれないことで、重心がうまく移動できず、歩行時に1歩目が出なくなる**すくみ足**が生じます。特に、狭いところや目標に近づいたところで出やすくなります。

また、勢いがついて突進してしまう**突進歩行**も認めます。

さらに、進行や薬剤の影響によって**姿勢異常**（図4）が生じると、さらにバランスが悪くなり、転倒しやすくなります。

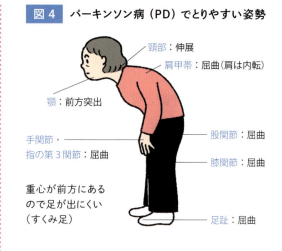

図4 パーキンソン病（PD）でとりやすい姿勢

頸部：伸展
肩甲帯：屈曲（肩は内転）
顎：前方突出
手関節・指の第3関節：屈曲
股関節：屈曲
膝関節：屈曲
足趾：屈曲

重心が前方にあるので足が出にくい（すくみ足）

ワンポイント　姿勢保持障害は、姿勢異常の結果、重心が安定せずバランスがとれなくなった状態だといえます。しかし、立ち直り反射も障害されるため、関連はありますが「別もの」です。姿勢保持障害は薬物療法やデバイス補助療法がうまくいっているときには改善するものの、進行とともに、再びバランスがとれなくなっていきます。

❖ アセスメントと看護のポイント

【姿勢保持障害】

転倒や、転倒による骨折や外傷などが生じていないか確認します。転倒が発生した場合は状況を確認し、予防行動がとれるよう、患者さんと家族に指導を行う必要があります。

自宅での転倒が多いこと、特に**両手に物を持って歩いたとき**や**方向転換したとき**などに危険が高まるのが特徴です。自宅内の環境整備や、移動時の注意点を指導する際は、訪問看護によるリハビリテーションを利用するのもよいでしょう。安全が確保できるよう、訪問看護報告書の内容を共有し、外来・訪問の多職種で連携する必要があります。

自宅での環境調整としては、**高いところに物を置かない**ようにしましょう。

【すくみ足】

すくみ足に対しては、聴覚や視覚など、外部からの刺激が有効です。1歩目が出ると歩き出せることが多いため、「いち・に」という声かけ、メトロノームのようなリズム刺激でタイミングを合わせる、床にテープで線を引く、杖や靴の先をレーザーポインターで示す、介助者の足をまたいで歩き出すよう促すなどもよいでしょう（図5）。

また、理学療法士（physical therapist：PT）に歩行評価を依頼し、患者さんや家族と日々の歩行時の注意点を共有しましょう。

図5 歩行介助の工夫

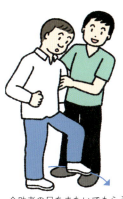
介助者の足をまたいでもらう

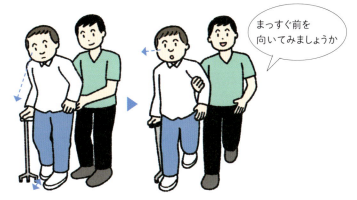
歩行介助も姿勢や視線など言葉で意識させると、歩幅が変化し歩きやすくなる

> **ワンポイント**
> 慣れや病状の進行により、以前は有効だった方法でも、効果がなくなっていきます。患者さん自身でもさまざまな工夫をしていることが多いため、普段どうしているのか患者さん自身に話してもらい、それをもとに介助しましょう。

ジスキネジア

PDでよくみられる

❖ 症状の特徴と変化

本人の意思に関係なく、**手関節や体幹など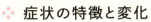がねじれるように動く、舌や口が動く、顔をしかめる**、といったジスキネジアの症状が出現します。若年者に強く現れやすく、症状が激しい場合は、ベッド柵に手足を打ちつけてベッドが揺れるほど動くこともあります。

ジスキネジアは、L-ドパの血中濃度が最大時に出現する場合のほか、効きはじめと切れかけに出現することもあります。

❖ アセスメントと看護のポイント

患者さんがジスキネジアで困っているかどうかを確認します。他覚的にジスキネジアを認めても、患者さん自身は気づいていないことや、動きやすいと感じていることもあります。ジスキネジアが激しいと運動量が増えて消費カロリーが増加することや、食事摂取時に飲み込むタイミングが合わなくなり、十分に摂取できず**体重減少**を引き起こすこともあります。そのため、定期的な体重評価や、食事摂取量の確認が必要です。

また、Lドパの内服時間との関連を確認するため、ウェアリング・オフやジスキネジアに対する患者さんの認識を確認して**症状日誌**をつけ、医師と共有して治療に活かせるようにしましょう。

筋力低下

ALSなどでよくみられる

症状の特徴と変化

　ALS（amyotrophic lateral sclerosis：筋萎縮性側索硬化症）など多くの疾患でみられる症状です。筋肉の萎縮と筋力低下により疲れやすくなり、上肢や下肢が上がりにくくなります。

　進行に伴い、食事動作、洗髪、歯みがきなど、腕を上下させる動作が難しくなっていきます→P.86。

　また、**腕が上がらない**ため、食事の際に皿に口を近づけて食べることや、袖に腕を通せないことがあります。また、**指先に力が入らない**ため、ボタンが留められなくなることもあります。

　肩関節の周囲の拘縮から可動域が狭まると、動かす際に痛みを生じます。

　下肢は突っ張って上がりにくくなり、歩きにくい、段差につまずきやすい、椅子から立ち上がりにくい、**膝折れ**により転倒するなどの症状を認めます。

　杖歩行から車椅子移動となり、やがて、移乗も1人では困難となって、全介助が必要となります。

　さらに進行すると、全く自分で体を動かせなくなるので、すべての動作に介助が必要となります。

アセスメントと看護のポイント

　残存機能の維持と、拘縮予防に努め、ADLの維持や拡大をめざします。現在できていることと、できないことを多職種で共有し、安全・安楽な環境調整や、自助具の選定を行います。

　自分で体を動かせなくなるため、同一体位による苦痛があり、**除圧**が必要です。筋萎縮や低栄養により、特に高齢者では**褥瘡**のリスクが高くなります。合併症を予防するためにも、患者さんとともに、安全で安楽な体位調整を心がけましょう。

　痛みが少なくなるよう、関節の動きを確認しながら他動訓練や体位調整を行います。

ワンポイント　ALSの場合、ベッド上での体位は、側臥位は疼痛を訴えることが多く、仰臥位を好む患者さんが多い印象です。
原因としては、筋萎縮による関節への負担や、皮膚の圧迫などが考えられます。

運動麻痺・運動失調

MSなどで
よくみられる

症状の特徴と変化

MS（multiple sclerosis：多発性硬化症）などでみられる症状です。運動麻痺（単麻痺、片麻痺、対麻痺）や運動失調を認めます。再発や進行により歩行が困難となり、補助具や車椅子が必要となります。

アセスメントと看護のポイント

日常生活で安全に移動できているかを確認します。症状により障害されている日常生活や、家庭内・職場での役割などを確認し、MSWと連携して、福祉サービスの提供や就労支援を行いましょう。

転倒やふらつきがあっても、車椅子の使用に抵抗を感じる患者さんもいます。患者さんは状態変化の受容過程にあると考え、気持ちを受け止めながら、現在の機能をできるかぎり維持し、一緒に安全な活動ができる方法を考えていきましょう。

（山本澄子）

Part 2 運動障害

〈参考文献〉
1）山永裕明，野尻晋一：第3章 パーキンソン病の主要症状のメカニズムとリハビリテーションの視点1．無動．図説 パーキンソン病の理解とリハビリテーション，三輪書店，東京；2010：43.
2）織茂智之監修：患者のための最新医学 パーキンソン病．高橋書店，東京；2013：26-28.
3）小髙桂子，藤田淳子，佐藤雄紀：筋萎縮性側索硬化症患者の難治性疼痛の軽減にフェンタニル貼付剤が有効であった1例．Palliative Care Research 2021；16（2）：179-184.
4）橋立博幸：第2章 神経筋疾患1．パーキンソン病．脳・神経系リハビリテーション：ビジュアル実践リハ：カラー写真でわかるリハの根拠と手技のコツ，潮見泰藏編，羊土社，東京；2012：166.

Part 2 「症状」を理解して看護を展開する

感覚障害

　感覚障害は、感覚受容器（皮膚、関節、筋肉など）やその神経伝達路が障害されて生じます。感覚が鈍くなると痛みに気づきにくく、外傷が生じやすくなります。また、感覚異常や感覚過敏になると苦痛が強まります。

　感覚障害は、他者にはわからないため、患者さん自身はとても困っていることが多くあります。そのため、症状について具体的に聞き、検査結果をもとに、どんな症状が出ているのか確認しながら、援助方法を検討することが必要となります。

　主症状として感覚障害が生じやすい疾患は、**多発性硬化症**（multiple sclerosis：MS）、**視神経脊髄炎**、**ギラン・バレー症候群***などです。

　MSでは病巣部位により症状が多彩なため、症状について詳しく聞く必要があります（**表1**）。ここでは、末梢神経障害（痛み、しびれ）、嗅覚障害についてまとめます。

表1　障害部位と症状

視神経	視力低下、視野の欠損、眼球運動時の痛み
大脳	運動障害、感覚障害、認知機能低下、精神症状（うつ、不安、多幸感）
小脳	運動失調、歩行障害、振戦
脊髄	運動障害、筋力低下、感覚障害（しびれ、感覚過敏、感覚鈍磨）、尿閉、便秘
末梢神経	運動障害、筋力低下、感覚障害（しびれ、感覚過敏、感覚鈍磨）

❖ 感覚障害の経過のイメージ ❖

下図は一例（特にMSは、型によって大きく異なる）

療養行程：発症期 → 進行期 ⇄ 維持・安定期 → 終末期

多発性硬化症（MS）
病期：発症期／寛解・回復／維持・安定期／再発・急性増悪／療養期
- 視覚障害
- しびれ・痛み
再発を繰り返すことで後遺症が増す
残存した障害の程度により後遺症が異なる

ギラン・バレー症候群
病期：発症期／回復／療養期
- しびれ
運動障害の程度により、痛みが強くみられる

パーキンソン病（PD）
病期：発症前／発症期／進行期／療養期
運動障害の発症より前に高頻度でみられる
- 嗅覚障害

44

感覚とは

感覚は、大きく**体性感覚、内臓感覚、特殊感覚**の3つに分けられます（図1）。

感覚について、「黒い油性ペンで、まっすぐな線を書く」を例にしてイメージしてみましょう。一見、簡単な動作ですが、複数の感覚を統合して行っています（図2）。

図1 感覚の種類

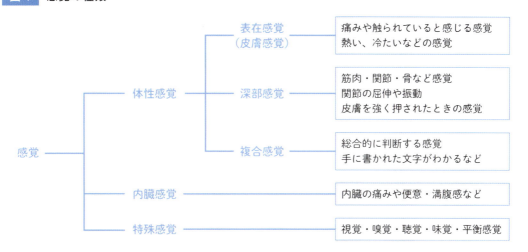

- 体性感覚
  - 表在感覚（皮膚感覚）：痛みや触られていると感じる感覚／熱い、冷たいなどの感覚
  - 深部感覚：筋肉・関節・骨など感覚／関節の屈伸や振動／皮膚を強く押されたときの感覚
  - 複合感覚：総合的に判断する感覚／手に書かれた文字がわかるなど
- 内臓感覚：内臓の痛みや便意・満腹感など
- 特殊感覚：視覚・嗅覚・聴覚・味覚・平衡感覚

図2 マジックペンでまっすぐな線を書くときにはたらく「感覚」

黒色とわかる
視覚：ペンに書かれた文字が読める
色覚：ペンの色から黒だとわかる

油性ペンとわかる
視覚：油性ペンが見える
複合感覚：目が見えなくても、今までの記憶、学習により手に持った感覚で油性ペンと認識できる
嗅覚：今までの記憶、学習によりふたを開け、においを嗅ぐことで油性ペンと認識できる

ペンを持って、ふたを開ける
表在感覚、深部感覚：適正な力でペンを持ち、適正な力でふたをひっぱる

線を書く
平衡感覚：まっすぐな線を書くために姿勢を保持する。まっすぐな線を書く
視覚：まっすぐだとわかる

ワンポイント
感覚障害については、「ピリピリする」「ジンジンする」など、患者さんによって表現が異なります。また、感覚鈍磨や感覚麻痺の場合、「裸足なのに靴下を履いているみたい」「ラップで足を巻かれた感じ」などと表現することもあります。どんな症状なのか、範囲はどこまでか、具体的に聞く必要があります。

＊ ギラン・バレー症候群は、急性期を過ぎると多くの患者さんが回復するため、指定難病ではない。

症状の特徴と変化

❖ 発症期～進行期

感覚障害が手に生じると「物がつかみにくい」「よく物を落とす」などの症状が生じます。

足に生じると、歩いているときに「ふらつく」「つまずきやすい」などで自覚する場合があります。

しびれが強い場合は、運動障害や不眠の原因にもなるため、注意が必要です。

【多発性硬化症（MS）の場合】

障害部位により、感覚障害、運動障害、構音障害、膀胱直腸障害、精神障害など、多彩な症状が出現します。視力の低下、視野の欠損、複視などの症状から発症することが多く、急激に発症することから、不安も強いです。

入院時は、慣れない環境により、転倒するリスクも高くなります。視力障害や感覚障害、運動障害の程度に合わせ、手すりを使って歩行する、転倒や外傷に注意するなどの指導を行います。合わせて、消灯後の歩行は付き添うか車椅子を使用する、シャワー浴は介助するなど、必要に応じた援助を行います。

症状は、発症から1週間程度で進行する可能性があるため、症状の変化を観察する必要があります。

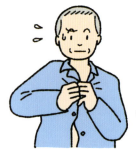

物をつかみにくくなると、ボタンの着脱が難しくなることもある

【ギラン・バレー症候群の場合】

足裏や四肢の末端からしびれを感じ、歩きにくさや、ふらつきを自覚して入院することが多くみられます。症状は急速に進行し、四肢末端のしびれ、全身の運動障害を起こします。

感覚障害は、しびれよりも痛みとして自覚されることがあります。また、症状は治療開始後も進行するため、「治療しているのに、なぜよくならないの？」と不安やいら立ちを感じることもあります。こうした苦痛により不眠を引き起こすこともあるため、状態に合わせて、鎮痛薬や抗不安薬、睡眠薬などの薬剤を使用します。

痛みは改善しにくく、運動麻痺により体動が困難となることで皮膚が圧迫され、さらに痛みが増強することもあります。

ワンポイント

ギラン・バレー症候群の場合、痛みは体位変換やROM（range of motion：関節可動域）運動、マッサージなどで一時的に緩和できますが、効果は持続しないことが多いです。患者さんは「どこまで進行するのだろう？」と不安を抱くこともあるため、症状のピークは4週間程度であることを説明するなど、不安を取り除くかかわりが重要となります。

維持・安定期

【多発性硬化症（MS）の場合】

　症状が残存してしまうことで、気分の落ち込みがみられます。不安や気分の落ち込みが強い場合は主治医に相談し、心理相談や精神科受診を検討してもらうようにします。

　残存してしまった症状を確認し、日常生活のなかで安全に過ごすためにはどのようなことに気をつけたらいいのか、患者さんと一緒に考えるようにします。PT（physical therapist：理学療法士）・OT（occupational therapist：作業療法士）と相談し、症状に合わせて補助具を導入して生活しやすくすることも重要です。

　ADLは自立していても、視力障害や部分的なしびれ、感覚鈍麻、疲労感などの症状を伴うことが多いため、症状について具体的に確認しましょう。

　患者さんは、しびれや痛み、視力障害などの症状のほか、再発の不安によるストレスも抱えています。こうした苦痛は他者に理解されにくいため、症状を理解して接することが大切です。

　体動により痛みを伴う場合は、体位変換などへの強い不安を抱いているため、痛みやしびれが起きにくい部位を聞き、患者さんのペースに合わせてケアを行いましょう。

　自助具の使用により、自立してできる動作もあるため、PT・OTとの連携も必要です。

【ギラン・バレー症候群の場合】

　症状は4週間程度でピークを迎え、その後は徐々に回復に向かいます。

　手指や下肢のしびれ、運動麻痺による筋力低下から、歩行が困難となる場合もあります。また、運動麻痺やしびれにより手指の細かな作業が困難となっていることがあります。

　PT・OTに相談して自助具の選定をしてもらい、できることを増やしていき、回復が実感できるようにしていくことが重要です。

ワンポイント

MSの場合、再発を自覚して入院する患者さんもいます。再発への不安、再発していなかったら申し訳ないという思いをもっている患者さんも少なくないため、検査後はすみやかに検査結果を知らせ、再発していた場合には、できるだけ早く治療を開始し、不安の軽減に努めましょう。

障害部位により症状が異なるため、MRI検査をふまえ、どんな症状が出現しやすいのか医師に確認し、観察する必要があります。

脳や脊髄が傷害された場合は、筋力低下、四肢のしびれや感覚過敏、感覚鈍麻などの症状が起こるため、症状の程度や範囲、変化を具体的に聞き、観察します。

アセスメントと看護のポイント

感覚障害の種類、程度、範囲、誘因

　感覚障害の種類（**表2**）を具体的に表現してもらいます。しびれや痛みの場合は「ビリビリする」「ピリピリ」「ジンジン」などと表現されます。

　また、感覚障害の程度は、1～5（または1～10）など**数値化して聞く**ことで症状の程度が把握しやすくなります。

　部位と範囲を確認することも大切です。下腿ではなく、全体なのか、足の甲だけなのか、足裏にもあるのか、などと**具体的な範囲**を聞きましょう。

　併せて、感覚障害がいつ強くなり、いつ弱く感じるのか、**どのようなときに症状が出や**すいのかも確認します。「温まったときや冷えたとき」「動かしたとき」など具体的に聞きましょう。

表2	感覚障害の種類
感覚鈍麻	● 感覚が鈍い ● 靴下を履いているみたい ● 冷たさ、熱さがわからない
感覚麻痺	● 感覚がない
感覚過敏	● 冷たさ、熱さが極端に感じる ● 触ると極端に感じる

ワンポイント
　PDでみられる感覚障害は、嗅覚障害、平衡感覚障害、疼痛です。嗅覚障害は、神経細胞内にあるα-シヌクレインというタンパク質が嗅球に蓄積し、においを感じにくくさせるため生じると考えられています。
　嗅覚障害はPDの発症前からみられます。「カレーのにおいがわかりにくい」などの訴えが聞かれますが、自覚されていないこともあります。

薬剤の効果、副作用

　薬剤の効果や持続時間について、入院時と比較する、または薬を使用する前と比較するなど、数値化して確認します。

　また、副作用の観察も重要です。しびれや痛みに対して使用する鎮痛薬や疼痛治療薬、抗不安薬、抗てんかん薬は、**眠気**を起こすことが少なくありません。

二次的に生じる障害

【運動障害の有無、程度】

　ADLの状態をよく観察し、必要な支援を検討します。

　症状は徐々に進行するため、進行に合わせて**転倒予防や外傷予防**への援助が必要です。

【睡眠状況】

しびれや痛み、不安から**不眠**となっている患者さんも多くいます。不眠によるストレスは症状を悪化させるため、睡眠が十分にとれるようにすることも重要となります。

【皮膚の状態】

感覚鈍磨、感覚麻痺により**熱傷や褥瘡発生のリスク**が高くなります。シャワーは適温に設定し、感覚障害のある部位で温度を確かめたりしないよう説明しましょう。また、褥瘡予防や、褥瘡好発部位の観察も必要です（図3）。

また、創傷が発生しても、患者さん自身では気づきにくくなります。**糖尿病**を合併している場合は創傷治癒も困難となるため、創傷を発生させないように予防することが重要となります。

【栄養状態】

しびれや痛み、不安により**食欲不振**がみられることもあるため、食事摂取量や栄養状態を観察します。

栄養状態が低下すると、るい痩や、骨の突出などになり**褥瘡発生リスク**も高まります。状態や嗜好に合わせて、栄養補助食品を検討しましょう。

【排泄】

脊髄が障害されると、**膀胱直腸障害**が生じます。その場合、膀胱留置カテーテルの挿入中にカテーテルが閉塞して尿がたまっていても、患者さん自身では気づけません。カテーテルの閉塞を防ぐため、**経時的な尿量の観察**が必要となります。

また、下剤や浣腸を使用し、**定期的に排便**ができるよう調節します。併せて、排便があっても自身では気づけないため、経時的におむつの中を確認し、皮膚の汚染を予防しましょう。

【肺塞栓、拘縮予防】

脊髄が障害された場合は運動障害により**体動が困難**となることがあるため、肺塞栓予防として、フットポンプや弾性ストッキングを着用します。着用中は、皮膚が圧迫されていても痛みが感じられないため、経時的に、**皮膚や循環状態**を確認しましょう。

併せてROM運動を行い、尖足や拘縮を予防します。

【精神状態】

抑うつやうつ症状、不安、イライラ感の有無や、睡眠状態について確認します。

MSでは、大脳の障害により精神症状が起こることがあります。

図3　褥瘡好発部位

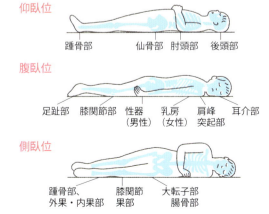
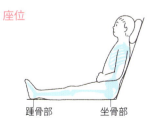

❖ 患者さん本人が困っていること

　感覚障害は他者にはわからないため、周囲からの理解が得られにくく、孤独感を抱く患者さんも少なくありません。また、疲労感や、薬の副作用により眠気が生じることから、職場で周囲から「さぼっている」と思われることもあります。

　MSでは、残存した障害は改善することが難しく、再発を繰り返しながら進行していきます。そうした再発や進行の不安からも、疲労感が増強しやすくなります。

　ADL（activities of daily living：日常生活動作）は自立していても、周囲から理解されないということに困っていることがあります。共感的姿勢で、患者さんの困りごとを聞くようにすることが重要です（**表3**）。「聞いてもらえた」「わかってもらえた」と感じることで、気持ちが軽くなることがあります。

表3 感覚障害による困りごとと対応の例

困りごと	対応
入院後、治療が開始されたが、しびれや痛みが一時的に強くなるときがあるため、悪くなっていないか心配	● 回復期に脊髄の障害が改善すると、運動や刺激により有痛性硬直性けいれんを起こし、しびれや痛みが生じる場合があることを説明する
体位変換やマッサージを依頼したり、症状を細かく伝えたり、頓用薬を頻繁に依頼したりするため、わがままだと思われないか心配	● 治療による効果をみるためにも、症状を伝えて欲しいこと説明する ● しびれや痛みはがまんせず、体位変換やマッサージの依頼をしていいことを伝える ● 頓用薬を使用できる間隔を伝え、使用しても症状が改善されない場合は教えてほしいことを説明する
病室や浴室の空調が個室でないと調整できないため、MSで特有のウートフ現象（体温の上昇により症状が一時的に悪化する現象）を起こしそうで心配	● 空調の温度調整が難しい場合は、氷枕や冷たい飲み物などを準備し、体温の上昇を防ぐようにする

〈参考文献〉
1）今川絢子，長谷川真美監修，髙島尚美，牧野典子，佐々木栄子，他編：機能障害からみる看護過程3．中央法規出版，東京，2019：121-210.
2）磯崎英治，上山勉：神経疾患 難病看護ガイド．ヴァンメディカル，東京，2020.

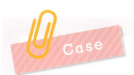

パーキンソン病（PD）による嗅覚障害を考慮したケアを行った例

　パーキンソン病（Parkinson's disease：PD）の70歳代後半の女性Aさん。50歳代に発症。夫と2人暮らしでしたが、夫の体調が悪くなり最近、娘と同居を開始。オン-オフ（L-ドパの長期間服用により、薬の服用に関係なく、体の動きがよくなったり、悪くなったりする現象）がみられ、日中は1人で買い物に行けるものの、オフになると、起き上がるのに介助が必要な状態であった。

　入院時、娘より「夜中、オンになるときがあって料理を始めるんです。鍋は何度も焦がすし、うるさくて近所迷惑にもなって大変です」と話があった。

【アセスメントのポイント】

　Aさんは高齢による手の巧緻性の低下も加わり、料理に時間がかかることが予想されます。

　また、嗅覚障害により、鍋の焦げつきやガス漏れに気づきにくく、料理中にオフになると、火災のリスクも考えられます。

【看護のポイント】

　Aさんに、夜間に料理をする理由を聞いたところ「夜遅くに帰ってくる娘のために、朝食を用意してあげたい」という思い、「動けない時間があるからこそ、動けるときは好きなことをしたい」という希望があることがわかりました。

　そのうえで、娘が心配していること、料理中でオフになったら火災の危険があることなどを説明し、家族がいないとき・寝ているときに料理するのはやめるようお願いしました。

　娘には、嗅覚障害のことや、患者さんの思いを説明しました。また、食欲旺盛なAさんのため、夜間に料理しなくても食べられるものを用意しておくこと、食品の腐敗に気づきにくいため、消費期限の切れた食品を置いておかないよう説明しました。

　そして、主治医に相談し、夜間はしっかり眠れるように睡眠薬の調整を依頼しました。

【Caseの振り返り】

　動けることはよいことではありますが、患者さんと暮らす家族のことも考え、安心・安全に生活できるように支援していくことが必要です。

　Aさんにはみられませんが、嗅覚障害による食欲低下が生じないよう、食事の盛りつけや彩りを工夫し、温度を調節するなど、食べたくなる雰囲気づくりも必要です。

　また、事例のように火災のリスクがある場合は、料理中は火の側から離れないようにする、ガス調理器からIH調理器に変更する、火災報知器を設置するなども必要です。嗅覚障害は見逃しがちですが、嗅覚はとても重要な感覚であることを忘れてはいけません。

（増田利恵）

> **Column** 患者さんからのメッセージ

感覚障害による痛みとの付き合いかた

痛みの感じかた

　私はアイザックス症候群という難病の患者です。アイザックス症候群では、末梢神経が興奮しやすい状態になるために、痛みを伴う持続性の筋けいれんや筋硬直が起こります。同じ病気であっても、皆がすべて同じ症状ではなく、痛みの感じかたも、人それぞれ違います。

　私の場合は、全身のあちこちがピクピク動く感覚や、鈍い痛みもあります。足がつる感覚と似ていますが、一度つり始めると、波が押し寄せるかのように左右交互に痛みを伴い、数十分悶え苦しみます。==薬を飲んでも痛みは落ち着かない==ため、ただひたすら、がまんです。

　患者会の会員とも話し合ったのですが「治まるまでがまんする」というのは、ほとんどの会員に共通していました。そして、その強い痛みが引いた後には、筋肉痛のような痛みが待っています。

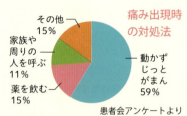

痛み出現時の対処法
動かずじっとがまん 59%
薬を飲む 15%
家族や周りの人を呼ぶ 11%
その他 15%
患者会アンケートより

痛みを伝えるのは難しい

　痛みやしびれの感じかたは人それぞれなのに、病院では、よく「1～10段階のどのくらいですか？」と聞かれます。この質問に答えるのは、非常に難しいです。

　10程度では、とても表せないような痛みを感じているときに聞かれると、==表情などから読み取ってほしい==、といつも思います。あるいは、「刺すような痛み？」とか、「耐え難いような激しい痛み？」とか、聞きかたを変えてもらえたら、自分の感じたままを伝えやすくなると思います。

　以前、「脳みそに鳥肌が立つような感覚」を感じたことがあり、信じてもらえないだろうと思いながらも、主治医に伝えたことがありました。すると、主治医に「それも症状の1つだと思うから、心配いらないよ」と言われて、ホッとしました。感じたままを受け止めてもらえると、安心につながります。

痛みがあるときに感じていること

　痛みは、いつ来るのか予測ができず、予防方法もわかりません。できるだけ冷やさ

ず、はりきって動きすぎないように努めています。それでも発作がやってきたときには、ひたすらがまんです。できることは何もありません。さすってもらうのも痛く、動くことも怖いのです。

発作時は、不安との闘いです。不安なので、誰かにそばにいてほしいと思います。**ただそばにいて声をかけてくれること**が、**一番の薬**になるような気がします。

看護師に期待すること

看護師に期待することは、たくさんあります。ですが、どれか1つといわれたら、やはり、**患者に寄り添ってほしい**、ということです。

忙しいのはわかりますが、バイタルサインをチェックし、トイレの回数・食事量だけを聞いたら、顔も見ずに部屋から出ていく看護師も数多くいます。これは、看護なのでしょうか？

「昔は……」という言いかたをすると、いつの時代の人間なのか？　と思われそうですが、昔は、入院しても安心できました。しかし今は、看護師はパソコンとにらめっこしていて、患者に目を向けてくれる人が少ないように感じます。「話しかけないで」というオーラが出ているかのようにも感じます。

患者は、無意識のうちに**痛みやしびれがある場所をさすったり**しています。ちょっとした会話のなかにも、患者からのサインがたくさん出ているはずです。それを感じとり、変化をみつけ、患者とかかわることこそ、看護ではないでしょうか。

ほとんどの患者は「看護師さんは忙しいから、**これくらいのことはがまんしよう**」と思っています。重症者にかかりきりになってしまう事情もわかりますが、軽症でも、患者はさまざまな悩みを抱えて、言えずにいます。

昔の看護師は、患者が言えないことを雑談のなかからくみ取る能力があったように感じます。忙しいなかでも、もう1歩患者に寄り添い声を聴いてもらえたら、患者の不安が少し解消されると思います。もう1歩、近づいてみてください。

＊

えらそうなことを書きましたが、私もその昔、看護師をしていました。

自分が看護師として、ちゃんと看護を提供できていたのかは、わかりません。ただ、自分が患者になってから、「看護ってこうだろうな」と思うことが、たくさん見えてきました。

忙しいとは思いますが、今よりも1歩でいいので、患者に寄り添ってくれる、素敵な看護師さんが増えていくことを期待しています。

（和久井美紀）

Part 2 「症状」を理解して看護を展開する

呼吸障害

　神経難病における呼吸障害は、肺実質の問題ではなく、**呼吸筋の筋力低下や麻痺**によって起こります。

　呼吸運動には、胸郭・横隔膜の可動性や柔軟性が必要となります。それに加え、咳嗽には、声門の開閉をコントロールして一気に呼出する機能が必要となります。（図1）。

　呼吸障害により胸郭の動きが縮小して硬くなり、肺活量が低下すると、強い咳嗽ができず気道分泌物を出せなくなり、**呼吸不全や呼吸器感染症**を発症します。同時に、声帯や咽頭の問題、嚥下の問題も発生し、これらも呼吸障害に大きくかかわってきます。

　発症から呼吸障害が顕著に現れるまでの期間は、疾患によって異なります。

　筋ジストロフィーなどでは、幼少期から長期間にわたって緩徐に進行しますが、筋萎縮性側索硬化症（amyotrophic lateral sclerosis：ALS）などでは、成人期の発症時から数年の間に、比較的早く進行します。

　いずれの場合も、生命維持のためには呼吸障害への対応が必要です。

図1　呼吸運動と咳嗽のしくみ

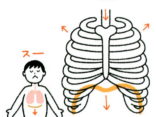

呼吸運動

吸気　外肋間筋が収縮し、胸郭が上方・外側に拡大する

呼気　外肋間筋が弛緩し、胸郭が元の位置に戻る

呼吸障害はこれらの機能が阻害されること

咳嗽

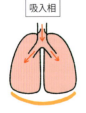

吸入相
目一杯に息を吸い込む。胸郭は広がり、横隔膜が下がっている。呼吸筋力が弱く、肺活量が少なくなると十分に吸えない

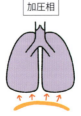

加圧相
声門を閉じて、空気をためたまま出す直前まで圧を高める。声門を閉鎖できないと空気は漏れてしまい、圧が上がらない

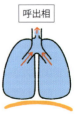

呼出相
声門を開放して、早いスピードで空気を一気に出す

呼吸障害の経過と対応のイメージ

下図は一例

＊呼吸障害はNIV・TIVの導入状況によって経過が大きく異なる

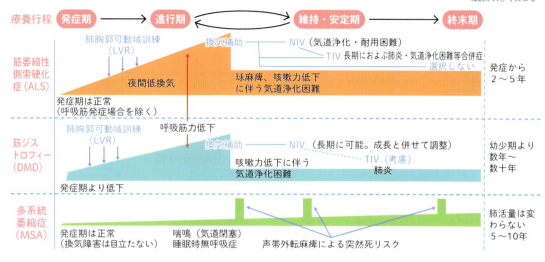

発症期：呼吸機能が保たれている時期

症状の特徴や変化

医師からは、まだ医療的対応を要する呼吸障害が指摘されていない段階です。

しかし、進行に伴い、呼吸機能は徐々に低下していきます。進行が緩徐であるほど自覚症状に乏しいため、本人が気づいていないことも多いのが特徴です。

また、運動機能障害を伴う場合は、<mark>動作時や歩行時の息切れ</mark>を、運動機能障害のためと認識していることもあります。

<mark>強い不安</mark>（呼吸障害を認めるのが怖い）という患者さんもいます。そうした思いを理解し、生活上の工夫や、呼吸機能の維持につながるケア→P.56について、前向きなアドバイスをしていきましょう。

アセスメントのポイント

低換気症状（表1）を観察します。特に、<mark>夜間の睡眠中に起こる高二酸化炭素血症</mark>には注意が必要です。

また、医療者が見逃がしやすい変化に、同居している家族や介護者が気づいている場合もあります。患者さんの症状や様子を尋ねるときは、情報を得ることだけを目的とせず、患者さんが少しでも安楽に、安心して過ごすことができるような工夫や対処法を提供しましょう。また、患者さんや家族が「話してよかった」と思えるような会話に努めることも大切です。この時期に自分の体調を知り、病態を結びつけて正確に理解することが、今後のセルフコントロールにつながります。

表1　低換気症状

- 歩行時に肩で息をする
- 大声が出ない
- 長い息が続かない
- 呼吸回数が多い
- 夜間にたびたび目が覚める
- 熟睡できない
- 朝の目覚めが悪い
- 昼間の集中力がなく眠い

ワンポイント 患者さんが呼吸障害の症状としてとらえていなくても、日常生活において「以前はしていたけれどしなくなった」「習慣や方法を変えた」といった変化から、情報を得ることもできます。
「最近もよく外出していますか？」「お風呂は1人で楽に入れていますか？」などと尋ねるとよいでしょう。会話中の滑舌や声量・息つぎ・姿勢なども合わせて観察します。

看護のポイント

この時期に行うとよい呼吸ケアを表2に示します。

また、生活上の工夫として、上肢をクッションで支持する、腹部を圧迫しないように腰枕を入れて骨盤を立てるなど、呼吸しやすい姿勢を整えることも重要です（図2）。転倒防止に努め、安楽な方法で活動できるように環境調整を行います。

表2 病初期に行うとよい呼吸ケアの例

健康維持のための体操やストレッチ	・背伸び、頸部や肩の運動、体幹の捻転運動、ラジオ体操 ・姿勢が不安定であれば座位または臥床で行うとよい
呼吸訓練	・深呼吸や深吸気での息溜め、発声、口腔訓練、舌ストレッチ

図2 呼吸しやすい姿勢の例

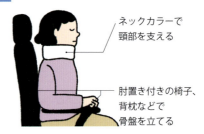

- ネックカラーで頸部を支える
- 肘置き付きの椅子、背枕などで骨盤を立てる

進行期：呼吸不全症状が出現する時期

症状の特徴や変化

疾患により進行の速さは異なりますが、呼吸不全症状がより強くなると、医療的介入が必要になります。明確な基準は疾患によりますが、めやすは<u>肺活量50％</u>とされています。

呼吸を助けるための補助換気療法として、非侵襲的換気療法（noninvasive ventilation：<u>NIV</u>）と、気管切開人工呼吸療法（tracheostomy invasive ventilation：<u>TIV</u>）、咳の力を助ける排痰補助装置（mechanical insfflation-exsufflation：<u>MI-E</u>）などがあります。

医療機器の取り扱いについて苦手意識をもっている看護師もいますが、個々の患者さんに合った方法で継続できるよう、一緒に慣れていきましょう。

これらの医療的介入は本人の意思に基づいて行うため、選択しない患者さんもいます。そのため、呼吸状態だけでなく、精神状態に配慮し、寄り添ったケア介入が必要となります。患者さんの身体状況や生活状況を確認し、医療に対する希望や不安などを聞きましょう。

アセスメントのポイント

【呼吸不全症状】

補助換気療法の開始基準については各疾患のガイドラインがありますが、それ以外にも、**日中や夜間睡眠時などの自覚症状**を注意深く読み取ることが大切です（**表3**）。

また、食事は、嚥下や痰の喀出に必要な咽頭機能とも密接にかかわるため、呼吸機能を考慮しながら胃瘻造設も検討します（**図3**）。

【体重と栄養状態】

体重減少に注意し、食事の摂取量が少ない場合は、少量で栄養価が高い補助食品などを経口摂取してもらうか、胃瘻からの注入と併用しましょう。また、過度な運動は控える必要があります。

表3 進行した呼吸不全症状

主観的症状	客観的症状
●動くと息があがる ●トイレ、入浴、食事がきつい ●肩や首がこる ●疲れやすくてやる気が出ない ●動くと発汗や灼熱感がある ●寝つきが悪く、よく目が覚める ●朝の目覚めが悪い ●大声が出せない	●もたれかかって崩れた座位姿勢 ●会話が途切れ途切れで休憩が必要 ●活動時にSpO₂（経皮的動脈血酸素飽和度）低下、脈拍上昇がみられる ●声が小さく聞き取りにくい ●吸気に肩や頸部を使っている ●昼間に眠そうにしている ●体重が減少している ●イライラや不機嫌がみられる

図3 筋萎縮性側索硬化症（ALSにおける胃瘻造設とNIVのタイミング）

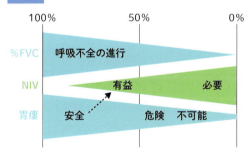

ALSにおける呼吸管理ガイドライン作成小委員会編：筋萎縮性側索硬化症の包括的呼吸ケア指針．https://www.nanbyou.or.jp/wp-content/uploads/pdf/2008als.pdf（2024.7.31アクセス）．より引用

看護のポイント

【非侵襲的換気療法（NIV）】

NIVを導入すると、呼吸による仕事量が軽減し、生活しやすくなるだけでなく、生命予後を改善する可能性があるといわれます。

導入は病院で行われることが多いですが、ALSなどでは在宅で行う場合もあります。

一般的な導入時のポイントを**表4** → P.58 に示します。入院中に導入した場合も、有効に装着できているかどうかは、訪問看護などで継続的に確認しましょう。

「息が苦しい」患者さんにとって、機械による加圧は、最初から楽に感じられるものではありません。安定して使用できるまでには、支援者の介入が重要です。

NIVの導入に成功すると自覚症状が緩和

し、生活は一時的に安定します。呼吸困難により活動に支障をきたしていたケースでも、安楽な呼吸を確保できることで、活動量が向上するケースもあります。

特に、幼少期から進行が緩徐な筋ジストロフィーでは、数年にわたり活動性が確保でき、TIVを回避することが可能です。

疾患や症状の進行に合わせて、機器設定や装着時間の延長、マスクの種類（**表5**）や使い方などの調整を繰り返し行い、安楽な呼吸を確保して、QOL（quality of life：生活の質）の維持向上に努めましょう。

表4 NIV導入の手順

① 低い設定圧にし、手や胸などに当てて体感してもらう
② ベルトは装着せず、マスクの圧を顔に当ててみる
③ 低い設定圧のまま、呼吸と合わせて動作を体感してもらう
④ マスクをベルトで固定し、締め具合を調整して数分間装着する
⑤ 慣れたら徐々に設定圧を上げる（後日でもよい）
⑥ 機器の使用手順を説明し、自分でも行えるか確認する

ALSでのNIV導入後の経過例を、**表6**に示します。

表5 NIVインターフェースの種類と特徴

名称と種類	鼻マスク	フルフェイスマスク		マウスピース
特徴	● 軽くて圧迫感が少ない ● 口を閉じて使用する必要がある	● 圧迫感が少ない ● ずれやすく、体位によってエア漏れしやすい	● しっかり固定でき漏れが少ない ● 顔全体が覆われるため圧迫感が大きい	● 間欠的に使用でき、会話が可能 ● 口唇を閉じる必要がある

表6 実際の使用例（ALS、50歳代、男性の場合）

■ ＝使用時間

	0:00	2:00	4:00	6:00	8:00	10:00	12:00	14:00	16:00	18:00	20:00	22:00	装着時間
導入月	夕方のゆっくりした時間にマスクを顔に当てるところから開始												1
2か月目	ベルトを装着して30分～1時間程度継続して装着												1
4か月目	装着後は楽であることを実感し、夕食後や入浴後など呼吸がつらいときに装着												3
6か月目	夕方～就寝前に装着しているとそのままうたた寝することもある												4
8か月目													4
10か月目	装着するとすぐに寝るようになったが、2時間ごとに覚醒する												6
1年後	睡眠中に無呼吸が発生して中途覚醒することがあった。設定圧変更により、起床時まで装着できるようになった												7

● 導入期の目標は「NIVの操作に慣れ、機器と同調した呼吸が恐怖感なく行えること」
● その後は「NIV装着により症状が緩和しQOLが向上すること」が目標となる
● 例：「仕事から帰ると疲れているので夕食前に装着すると楽」「入浴後は息切れするので装着すると楽」など
● 装着の時間帯や継続時間など、効果をモニタリングして調整していく必要がある
● 夜間睡眠の質により就寝時装着を検討する。夜間SpO₂モニタリングやポリソムノグラフィ検査などを考慮してもよい

【排痰補助装置（MI-E）】

呼吸機能や咽頭機能が低下すると、深呼吸や咳嗽がしにくくなります。MI-Eは、強制的に空気を送り込んだあと、陰圧をかけて勢いよく吐かせることにより、擬似的な咳嗽を生じさせる機器です**（図4）**。

【最大呼気流量の測定】

CPF（cough peak flow：**最大呼気流量**）は咳嗽の強さの値で、容易に測定できます**（図5）**。測定値の基準[1]と、「咳ができますか？」「唾を飛ばせますか？」などの質問から情報を得て、窒息や肺炎を予防できるタイミングで導入しましょう。

NIVを使用していると比較的スムーズに導入できます。MI-Eを気管切開部に接続し、継続的に使用することもできます。

【気管切開人工呼吸療法（TIV）】

24時間NIVを装着しても症状が改善しない、または、進行した球麻痺で分泌物が除去できない場合や、多系統萎縮症（multiple system atrophy：MSA）など疾患により声帯開大不全がみられる場合は、NIVの非適応と判断されます。

その場合、患者さんの希望に基づいて、気管切開やTIV（図6 → P.60）などの医療処置が行われます。

図4 排痰補助装置（MI-E）のしくみ

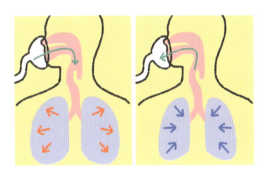

①送気して強制的に空気を送り込む　②陰圧をかけて一気に呼出させる

図5 CPF測定の様子と測定値の基準

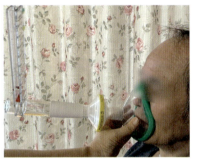

- 270L/分以下：硬い痰は出せないため、感染症のときは要注意（かぜをひいたときは常時痰を出せない）
- 160L/分以下：やわらかい痰でも出せない

ワンポイント

NIVは、まず、短時間から慣れていくようにしましょう。
使用の効果を体感できれば、動作後や夜間就寝時に使用することで「楽になった」と実感して、日中の体調も改善する可能性があります。

図6 気管切開

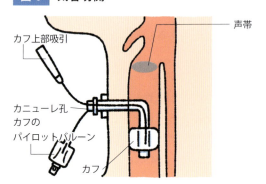

- 気道内分泌物が吸引しやすく、窒息を予防できる
- 唾液はカニューレのカフ上部に溜まり、吸引によって除去できる
- 誤嚥した際に吸引で除去しやすい
- 鼻から肺までの距離が短縮され、呼吸が楽になる
- TIVが実施できる
- 声帯の下に穴を開けるため、声が出なくなる（残存機能があればカニューレや方法を工夫して発声は可能）
- 気管吸引が必要となり、家族など限られた人のみ、研修を受ければ実施できる
- 1～2週間ごとに交換する必要がある

【最大強制吸気量訓練】

機械を使用しない深呼吸訓練として、バッグバルブマスクで加圧しながら息をため、肺を最大まで膨らませる最大強制吸気量（maximum insufflation capacity：MIC）訓練があります。MIC訓練は、肺活量の維持や、強い咳嗽をするために有効です。主に筋ジストロフィーの患者さんに導入されてきましたが、最近では、ALS患者にも用いられています。

進行とともに咽頭を閉鎖して息を溜めることが難しくなった場合は、**一方向弁付最大強制吸気量（lung insufflation capacity：LIC）訓練**に切り替えます（図7）。LIC訓練は気管切開後も継続して実施できます。医師の許可を得て導入時の指導を受ければ、多職種や家族も実施できるなど、在宅療養におけるメリットが大きいため、近年注目されています。

 ワンポイント　ALS患者に対しては、苦痛緩和目的での医療用麻薬の使用が認められています。医療用麻薬は、呼吸困難感に対して著効する場合があります（リラックスして呼吸を整えるために有効）。

図7 LIC訓練の実際

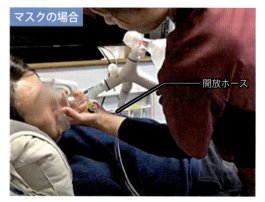

マスクを使用したLIC訓練では、患者さんが自分で開閉できるよう、開放ホースを接続する

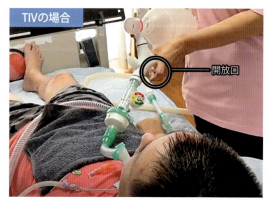

気管切開部に接続するときは、実施者が開放口を押さえて漏れないようにする

息切れによりストレッチが十分にできなくなった

安定した姿勢で、激しい動きを伴わないストレッチを中心に行い、体を柔らかく保ちましょう。

例）❶回転する椅子に座り、呼気に合わせて上半身をひねる
　　❷机の上で平泳ぎのように肩を回す
　　❸臥床して大の字に四肢を伸ばし、深呼吸を行う　など

片麻痺があり、NIVマスクを自分で装着することが難しい

マグネットタイプのマスクを用いるとよいでしょう。テーブルに麻痺側を載せ、マスクを押さえながら補助して装着します。

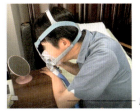
麻痺側

日常生活動作のなかで姿勢が保てず息が苦しくなる

肘置き付きの椅子を使用すると楽になります。

浴室やトイレ、洗面所でも肘置きの場所を確保できるように工夫しましょう。

浴室　　　　トイレ

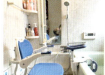 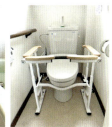

●写真右：肘置きが跳ね上げ式のフレーム
　（介護保険レンタル）

ベッド上で寝返りがしにくく、仰臥位が息苦しい

衣類やシーツは、ジャージやナイロンなどの滑りやすい素材にすると、動きやすくなります。反対に、フリースなどの滑りにくい素材は、動きにくくなります。

タオルケットや毛布などの体にまとわりつく掛け物は避け、軽くて暖かい羽毛や、サテンのカバーなどを使用するとよいでしょう。

また、安楽な体位をとれるよう、リクライニングベッドをレンタルして楽な角度まで挙上する、クッションを用いて体位を整えるなどの支援を行いましょう。

維持・安定期：医療機器装着で落ち着く時期

❖ 症状の特徴や変化

【多数の医療的機器を使用】

気管切開（気管切開術、喉頭気管分離術、声門閉鎖術、喉頭摘出術など）を行って分泌物が除去しやすくなり、気道が確保できている状態です。自発呼吸による換気が不十分な場合には、TIVにより安定した呼吸状態を維持します。

人工呼吸器装着により長期生存が可能ですが、疾患自体は**維持期にも進行する**ことを理解して観察しましょう。

また、装着する医療機器が増えて運動機能が低下すると、活動性の低下にも注意が必要です。人工呼吸器の装着が長期間に及ぶと、呼吸器感染症などの合併症の危険性が高まります。安静臥床が必要ないことを理解し、**離床と活動性の維持**を呼吸ケアととらえて支援しましょう。

また、日ごろからの医療機器管理や、**緊急時・災害時対策** P.215 も重要です。特に在宅療養の場合は、看護師がリーダーシップをとり、多職種チームを構築して、質・量とも充足したケアにより、QOLの向上をめざしましょう。

❖ アセスメントのポイント

【合併症の予防】

長期間の人工呼吸器装着による合併症を予防しましょう。呼吸器感染症予防のポイントは、以下の2点です。
❶肺炎や無気肺などのトラブルのないきれいな肺を保つこと
❷ADLが低下しても動きやすく柔らかい胸郭を維持すること

人工呼吸器の設定は、患者さんによって異なりますが、効果も、肺の状態によって変わります。

SpO_2（酸素飽和度）の値だけではなく、患者さんの訴えや体調と人工呼吸器の動作状況を、日ごろから注意深く観察する必要があります。

【肺の状態】

人工呼吸器の作動中は、グラフィックモニターに換気量、吸気圧や気道内圧、呼吸回数などが表示されています（**図8**）。これらの値の変化により、肺の状態が予測できます。よく観察して「いつもと違う」状況の早期発見に努めましょう。

呼吸器感染症による**急性呼吸不全**の徴候は、発熱、呼吸回数の増加、脈拍上昇、SpO_2の低下、排痰量や性状などと総合的に判断します。

また、維持期の長期的な変化について、人工呼吸器の動作状況を月単位、年単位の変化も観察し、必要時は設定変更やケア方法の変更などの対策を検討しましょう。

図8　グラフィックモニター（トリロジーEVO、目標一回換気量を設定した場合）

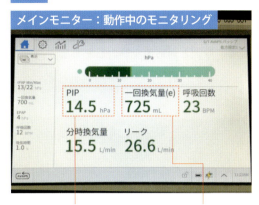

人工呼吸器の送気による最大圧力
分泌物が抵抗になると高値になる
回路や接続部からの漏れがあると低下することもある（目標量を設定していない場合）

人工呼吸器の1回当たりの呼気量
分泌物による抵抗や回路外れの場合、低下する

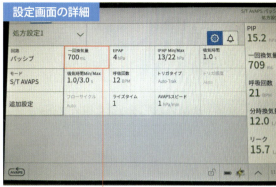

一回換気量の目標値

看護のポイント

【排痰を促す】

①深呼吸

人工呼吸器の通常換気は設定値内の一定換気ですが、深呼吸モードを設定することで深呼吸が可能になります。また、MI-EやLICトレーナーを気管切開孔に装着して使用することで、最大強制吸気量の維持に役立ちます。

②胸郭の柔軟性

これまで行ってきた胸郭や体幹のストレッチは、支援者がケアとして継続します。肋間ストレッチ→P.65、体幹の捻転、座位にもその効果が期待できます。

③活動性の維持

装着する医療機器が増えますが、同一姿勢、長期臥床は避け、こまめな体位変換や座位、離床、外出などの活動に努めましょう。

④吸引

口腔内吸引も気管吸引も、随時行う場合と、持続的に行う場合があります。

【カフの管理】

カフ圧は、基本的に<u>密閉できる最低圧</u>でよく、できるだけ気管内壁への負担を軽減する大容量低圧カフを選択します（図9）。カフで気道を塞ぐことで人工呼吸器の陽圧を逃さないようにしていますが、高いカフ圧で気道内壁を損傷することは、生命維持に直結する問題となります。

カフ圧は、カフ圧計によって管理するのが基本です。ただし、在宅療養では、個々の患者さんに適したカフ圧を維持するため、空気

図9　カフの種類と特徴

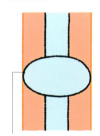

小容量高圧カフ　　大容量低圧カフ

損傷しやすく流れ込みが起こりやすい　　部分的に圧がかからず密着すれば流れ込みしにくい

Part 2　呼吸障害

量（例：シリンジで6mLなど）で管理するよう指導されていることが多いようです。

その場合、まずは設定の空気量でカフ圧が正常であることを確認し、その値に変化がないことを定期的に確認することが重要です。

家族や介護者のためにフローチャート（図10）などを作成し、決まった空気量でも漏れが生じる場合は、訪問看護師や医師に報告して、原因と対応策を検討しましょう。

図10 家族や介護者のための空気漏れフローチャートの例

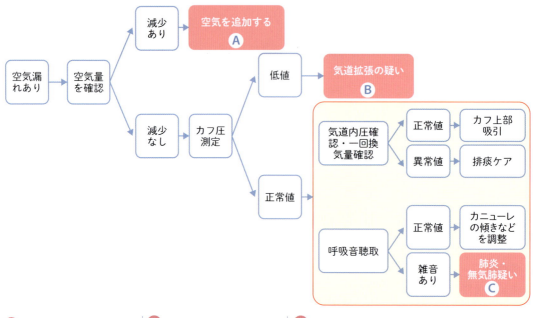

Ⓐ
- 繰り返す場合はカフの破損と考えて対応する

Ⓑ
- 換気量を維持するため、即時的な対応と長期的な対応を検討する

Ⓒ
- 抵抗がなくふくらみやすい肺
- 抵抗がありふくらみにくい
- 肺分離術の場合は、長期的な経過による気管切開孔の拡張およびカフの突出に注意が必要

【人工呼吸器回路のはずれ防止】

自発呼吸の有無により緊急性は変わりますが、人工呼吸器は生命を維持する機器であるため、回路のはずれを防ぐ必要があります（図11）。

また、異常時にはコールやアラームで周囲に知らせる方法も個々で検討しておく必要があります。

【緊急時、災害時対策 → P.215】

停電に備えて、医療機器のバッテリー駆動時間を把握し、災害時にはバッテリーによる動作可能時間が数日間は確保できるように備えが必要です。

また、停電が長期間に及ぶことも想定して、緊急避難場所や施設を検討し、そこまで移動して避難生活ができるように、マニュアルの作成や移動訓練など計画的に行いましょう。

また、停電だけでなく機器トラブルなどを想定し、手動で人工呼吸を行うために、バッグバルブマスクは必ず準備しておく必要があります。

図11 カニューレはずれ防止ベルト（例）

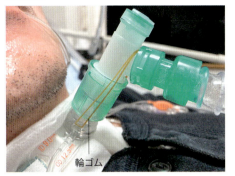

- 気管カニューレとカテーテルマウントに輪ゴムを装着

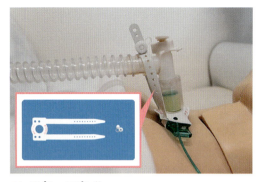

- レスピセーフバンド
（写真提供：トクソー技研株式会社）

こんなときどうする？

体を動かすとゴロゴロと痰の音がする

痰が貯留していると考えられます。気道分泌物は低い所に溜まるため、同じ側がいつも下にならないようにしましょう。

臥床時間が長い場合は、**ポストリフト**や**肋間ストレッチ**、胸郭捻転運動など、肺理学療法の手技や、側臥位、胸郭ストレッチなどにより、分泌物を移動させ、排出に努めましょう。

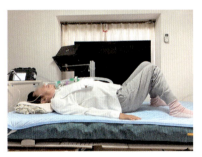

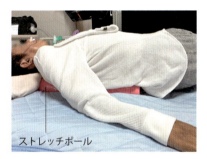

- ハーフカットのストレッチポールでのストレッチ

ポストリフト

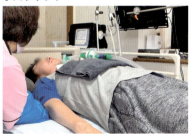

- 背中に手を入れて、吸気で押し上げる

肋間ストレッチ

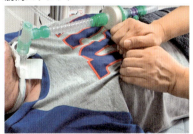

- 呼気で肋間を押し広げる

Part 2 呼吸障害

終末期
：それまで行ってきた呼吸管理の効果がみられなくなる時期

症状の特徴や変化

ALSでは、人工呼吸管理を行えば長期生存が可能ですが、希望しない患者さんもいます。

また、幼少期からの長期経過をたどってきた疾患では、他の機能障害や本人の苦痛を考慮し、人工呼吸管理を選択しないケースもあります。

ALSで、気管切開、人工呼吸器を装着しても呼吸不全の改善を認めない場合は終末期と判断し、苦痛が最小限になるよう緩和ケアに努めます。

終末期の期間は患者さんによって異なります。しかし、どのような患者さんでも、実際に終末期を迎えたときには、決定していた意思を変更する場合があります。そのため、医療処置の内容や看取りの場などについては、最期まで確認と対応に努めましょう。

患者さんはコミュニケーションも困難になるため、さまざまな発信を察知し、安楽な呼吸のための気道確保、誤嚥性肺炎や無気肺の予防に努めます。

また、ADLに全介助を要するため、苦痛を助長しないケアが、安楽な呼吸のためにも必要となります。特に在宅療養では、家族とともにケアや症状の観察を行い、強い苦痛がある場合は、医師と情報交換しながら、患者さんの意向に添った対応を検討しましょう。

アセスメントと看護のポイント

【酸素療法】

SpO_2が低下した場合は、酸素流量0.5～1.0L/分で投与を開始し、**高二酸化炭素血症**のリスクを考慮して、**2.0L/分まで**をめやすとします[2]。

ただし、苦痛が強い場合は、高二酸化炭素血症の予防よりも苦痛の緩和を優先して調整する必要があります。その際、不穏がみられる可能性がありますが、意識が混濁して苦しそうに見えても、本人は鮮明には体感していません。そのことを家族にあらかじめ説明し、手をさする、声をかけるなど、できることを伝えましょう。

【非侵襲的換気療法（NIV）】

患者さんが無意識にマスクを外すことがあるため、その場合は再度装着します。死が迫った時期には本人の安楽を最優先し、苦痛のない範囲で装着します。家族にも、装着による苦痛が強い場合は、装着しなくてもよいことを伝えておきましょう。

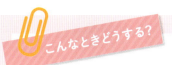

気管切開を実施しない場合の呼吸ケア

①気道確保

　気管切開を希望しない患者さんで、舌肥厚、舌根沈下、咽頭浮腫などがあっても、工夫により呼吸しやすくできる場合があります。

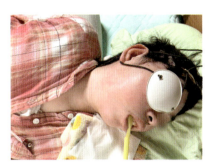

咽頭周囲の浮腫、舌根沈下による
狭窄呼吸への対応例（SCD）

密着した舌と口蓋に隙間ができるように、
ヘラをくわえて挟んでいる

②誤嚥防止

　特に唾液を誤嚥しやすいため、体位や角度を調整して誤嚥予防に努め、口腔内の保清を行って誤嚥性肺炎を予防します。

③吸引前の体位ドレナージと吸引

　気道内分泌物は、下方に向かって移動します。吸引による苦痛が強いときは、体位を工夫して口腔に向かってドレナージし、口腔内に貯留した分泌物を吸引できるようにしましょう。

④緩和ケア

　医療用麻薬の投与量を、自覚症状に合わせて増量し調整します。トイレや座位をとったとき（動作時）に、突然気道閉塞する可能性があることも、あらかじめ伝えておきましょう。

　苦痛が強い場合は、医師と相談して、できるだけ緩和に努めましょう。

（原田さをり）

〈引用文献〉
1) Bach JR. The Prevention of ventilatory Failure due to Inadequate Pump Function. *Respiratory Care* 1997; 42: 403-413.
2) 成田有吾，難波玲子，高橋貴美子他：神経難病在宅療養ハンドブック第2版．メディカルレビュー社，東京，2012：42, 76-77.

Part 2 「症状」を理解して看護を展開する

自律神経障害

自律神経とは

　自律神経とは、循環、呼吸、消化、分泌、排泄、体温調節など、基本的な生命活動（自律機能）維持にはたらく神経系です。

　自律神経系は内臓、心筋、平滑筋（血管、消化管、瞳孔括約筋など）、腺など、ほぼ全身に分布しています。

❖ 自律神経障害をきたす疾患

　自律神経障害をきたす疾患は多岐にわたります。全身性の自律神経障害をきたす神経・筋疾患は、多系統萎縮症（multiple system atrophy：MSA）、パーキンソン病（Parkinson's disease：PD）、ギラン・バレー症候群*、多発性硬化症（multiple sclerosis：MS）などです（表1）。

　さらに、加齢や他の疾患の合併、使用薬剤の影響で自律神経障害がみられることがあり

ます。起立性低血圧や排泄障害など疾患により特徴的な症状はありますが、症状の現れ方には個人差があり、個別性のある対応が求められます。

　ここでは、自律神経障害時にみられる症状のなかでも代表的な**起立性低血圧**、**発汗障害**について、アセスメントと看護のポイントを示します。排泄障害については、次項→P.74をご参照ください。

表1　全身性自律神経障害を起こしやすい主な神経難病と症状

疾患	自律神経障害時にみられる症状
多系統萎縮症（MSA）	●起立性低血圧　●食事性低血圧　●便秘・下痢 ●排泄障害（神経因性膀胱*1）　●発汗障害（汗をかきにくい） ●勃起障害　●瞳孔異常
パーキンソン病（PD）	●便秘　　●起立性低血圧　●食事性低血圧　●発汗 ●排泄障害（神経因性膀胱→過活動膀胱*2）　●脂漏性皮膚炎　●勃起障害
ギラン・バレー症候群	●脈拍の異常（徐脈、頻脈、不整脈など）　●高血圧　●起立性低血圧 ●排泄障害（神経因性膀胱）　●発汗障害　●瞳孔異常
多発性硬化症（MS）	●便秘・下痢　　●排泄障害（神経因性膀胱）

*1　神経因性膀胱：排尿、排尿困難、残尿などがみられる　　*2　過活動膀胱：尿意切迫感、頻尿、失禁などがみられる

自律神経障害の経過のイメージ

下図は一例

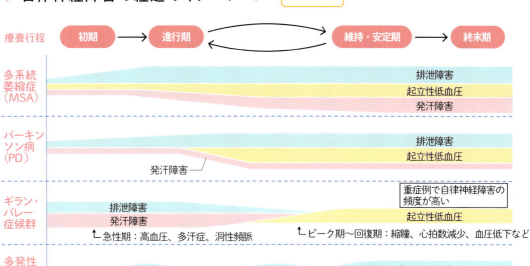

起立性低血圧

症状の特徴

起立性低血圧とは、立位時の血圧低下が代償できない場合に生じ、「**立位3分以内に収縮期圧が20mmHg以上または拡張期圧が10mmHg以上低下する場合**」[1]と定義されています。

主な原因は自律神経障害ですが、心疾患、薬剤（降圧薬、利尿薬など）、年齢、飲酒、出血、脱水が原因となることもあります。

起立性低血圧では**表2**のような症状が生じ、重度の場合は**意識消失**をきたすこともあります。どのようなときに、どの程度の症状があるのか情報収集して対応しましょう。

また、血圧を維持するために心拍数が上昇するため、血圧や脈拍の変動が激しくなることにも注意が必要です。

表2　起立性低血圧による自覚症状

- 立ちくらみ
- 意識が薄れる感じ
- めまい感
- 目の前が暗くなる
- 目の前が白くなる
- 目のかすみ
- 疲労感
- 易疲労性（長く歩けない）
- 息苦しさ
- 後頸部〜肩の痛み
- 頭痛
- 胸痛・胸部不快感
- 眠気
- 動悸

ワンポイント　症状の現れかたには個人差があります。自覚症状がない（訴えない）患者さんもいるため、意識消失をきたしてはじめて起立性低血圧に気づくこともあります。立ちくらみ、体を起こしたときにめまいやボーッとすることはないかなど、意識状態に注意して観察します。

---

* ギラン・バレー症候群は、急性期を過ぎると多くの患者さんが回復するため、指定難病ではない。

❖ アセスメントのポイント

臥位から座位や立位になるときの患者さんの訴えや、**顔色、口唇色、意識状態、末梢冷感**などを観察します。

自覚症状がないことも多いため、声をかけながら観察していきます。

❖ 看護のポイント

症状に対する薬物治療は大切ですが、生活場面で増悪因子を避けることが最も重要です（表3）。

血圧は**食後や急に立ち上がったとき、排便・排尿後に低下しやすい**ため、患者さん・家族に情報提供し、生活場面での指導を行う必要があります。

食事性低血圧については、血圧低下による意識障害を眠気と誤認したり、PDのオフ状態と間違えたりしないように注意します。

また、血圧低下をきたしたときの対応（表4）も確認しておきましょう。

そして、どのような状況で血圧が低下したか、血圧の回復にどのくらいかかったかなどを記録し、多職種・家族と共有しておくことも大切です。生活のなかで注意することを明らかにし、同じような状況に対応できるようにしましょう。

表3	起立性低血圧の増悪を防ぐ工夫
急な動きを避ける	●介助者は勢いに任せて起こすのではなく、ベッドの機能を利用して少しずつ頭部を上げ、下肢をベッドから下ろして立ち上がるなど、一動作ずつ症状を確認しながら数分かけて体を慣らしていく
弾性ストッキングの着用	●やせて合うサイズがない場合は弾性包帯を巻く ●弾性ストッキングや弾性包帯を使用する際は、血流障害や皮膚トラブルに注意する
足の運動	●起き上がる前や立ち上がる前に、足関節の曲げ伸ばし運動をする ●端座位で足踏み運動をしてから立ち上がる
車椅子の使用	●血圧低下が繰り返される場合は車椅子の使用も検討する ●座位でも血圧低下しやすい場合はリクライニング車椅子を選択する　など

表4	血圧低下時の対応
	●失神に至らなくてもボーっとしている、反応が鈍い、声かけに応答がないなどの症状を認めたら、まず、臥位にする ●トイレなど座位の体勢であれば下腿を持ち上げ、声をかけて反応をみる ●血圧を測定する。臥位で高血圧となる患者さんもいるため、臥位の直後以外にも血圧測定を実施し、測定値に応じて上半身挙上などの対応をする

ワンポイント　自律神経障害は、外見からはわかりにくい症状です。周囲に病気を理解してくれている人はいるか、相談できているか、援助を求められるかなど、困りごとはないか、患者さんと話をしていき、サポートが受けられる環境を整えることが大切です。

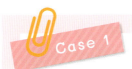

経過のなかで自律神経障害が疑われた例

【Aさん】ギラン・バレー症候群、20歳代、男性。

飲食店で焼肉を食べた2日後に腹痛・下痢がみられたが発熱はなく、2日後に症状は改善。しかし2週間後、足首から先にピリピリした冷たいような感覚が出現。その後、両手指にも同じ症状が出現し、四肢に強い脱力もみられ、室内の移動にも人の手が必要となったため医療機関を受診し、緊急入院となった。

症状と検査によりギラン・バレー症候群と診断され、免疫グロブリン静注療法を開始。2日後、排尿困難が生じ、膀胱留置カテーテルが留置された。同時に上半身挙上で発汗・血圧低下も出現。

その後、日ごとに症状は改善。1週間後には膀胱留置カテーテルが抜去され、リハビリテーションを開始。3週間が経過したが、軽度の四肢の筋力低下が残存、日常生活だけで疲労感もあった。リハビリテーションのため転院した。

急性期では、時間ごとに患者さんの容態が変化することもあります。重症例では呼吸不全の危険があるため、注意深い観察が必要です。急な症状の変化に対し、患者さん・家族ともに不安を感じるため、精神的な支援も必要です。

起立性低血圧などの血圧変動、頻脈、徐脈、神経因性膀胱、発汗障害、瞳孔異常などの自律神経症状は、重症になるほど合併しやすいといわれています。起こりうる症状を知り、症状の早期発見に努めましょう。

なお、ギラン・バレー症候群は、一般的に予後は良好といわれていますが、重篤な後遺症が残る場合もあります。症状を把握し、安全に配慮した援助を行います。症状によっては回復に数か月~数年かかることがあるため、長期的なリハビリテーションとともに精神的な支援も重要です。

part 2 自律神経障害

発汗障害

症状の特徴

ヒトの体温は、自律神経系によって随時調節されているため、さまざまな環境下でも36~37℃付近で一定に保たれます。

しかし、自律神経が障害されると、体温の調節ができなくなります。発汗が正常に行われず、体内に熱がこもる「うつ熱」となるた

めです。

PDでは、薬効が切れる時間に多量の発汗を認めることがあります。

また、MSや視神経脊髄炎（neuromyelitis optica spectrum disorders：NMOSD）では、**ウートフ現象**（体温上昇による一時的な症状の悪化）がみられることがあります。

❖ アセスメントのポイント

体温、体温が上昇した状況、発汗の状況（**表5**）を観察します。

表5　発汗障害の観察ポイント

発汗過多または低下
全身性または局所性の発汗
発汗低下による体温上昇

❖ 看護のポイント

外気温の変化に応じた体温調節がうまくできないため、過ごしやすい環境を整えます（**表6**）。

また、患者さんが経験した症状から予測して対応することも重要です。気温が高いときや入浴後などに経験した症状を、患者さん・家族と多職種で共有し、体温上昇や症状の悪化、多量の発汗などの**不快な症状が最小限となるよう対応**します。

例えば、気候に応じて早めにエアコンを使用したり、保冷剤を使用して体の一部を冷やしたり、入浴時は湯温を低めに設定するなどいろいろ試しながら、患者さんに合った対応を見つけていきます。

表6　環境調整の例

室温の調整	●エアコンをつける ●風を取り込む
衣類の調整	●心地よい素材の寝具や吸湿性のある衣類を着用する
掛け物の調整	●掛物から手足を出し、涼しさを感じられるようにする

〈引用文献〉
1）朝比奈正人：自律神経徴候の診かた．河村満編著，メディカルスタッフのための神経内科学．医歯薬出版，東京，2012：77.

〈参考文献〉
1）医療情報科学研究所編：病気がみえる vol.7 脳・神経 第2版，メディックメディア，東京，2017.
2）磯﨑英治監修，東京都立神経病院編：神経疾患 難病看護ガイド．ヴァンメディカル，東京，2020.
3）川村佐和子監修，中山優季編：ナーシング・アプローチ 難病看護の基礎と実践—すべての看護の原点として．桐書房，東京，2016.
4）東京都立神経病院：脊髄小脳変性症の理解のために—あなたとあなたのご家族へ—第2版，2009.
　　https://www.tmhp.jp/shinkei/guide/files/6007/006007/att_0000001.pdf（2024.7.31.アクセス）
5）出口一志：多系統萎縮症と自律神経．自律神経2021；58：79-83.
6）日本神経学会・厚生労働省「運動失調症の医療基盤に関する調査研究班」監修，「脊髄小脳変性症・多系統萎縮症診療ガイドライン」作成委員会編：脊髄小脳変性症・多系統萎縮症診療ガイドライン2018．南江堂，東京，2018.
7）野尻晋一，山永裕明：パーキンソン病の主要症状のメカニズムとリハビリテーションの視点—無動．地域リハ2007；2：926-929.
8）海田賢一：ギラン・バレー症候群における自律神経障害．自律神経2021；58：55-58.
9）日本神経学会監修，「多発性硬化症・視神経脊髄炎スペクトラム 障害診療ガイドライン」作成委員会編：多発性硬化症・視神経脊髄炎スペクトラム障害診療ガイドライン2023．医学書院，東京，2023.

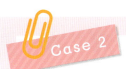

自律神経障害をはじめ、さまざまな症状が生じた例

【Bさん】パーキンソン病（PD）、70歳代、男性。椅子の肘掛けに置いた右手が震えていることに気づくが、日常生活に支障はなかったためそのままにしていた。

1年後、字を書くときに右手が滑らかに動かず、文字が小さくなることに気づき、専門病院を受診。右上下肢の振戦、歯車様筋強剛、顔面の脂っぽさを認め、PDが疑われ、内服治療を開始したところ効果がみられたため、PDと診断された。

4年後、歩行が遅くなり、通行人と肩が触れただけで転倒するなど、転びやすくなったことで、パーキンソン病薬が増量され、自宅でできるリハビリテーションを指導された。便秘もみられたため、下剤で排便コントロールした。

7年後、ときどき夜間の睡眠時に奇声を上げ、手をバタバタさせるようになった。

8年後、ベッドから1人で起き上がれなくなり、歩行が非常に遅くなり、転びやすさも増した。姿勢保持障害もみられ、安全のため車椅子を使用するようになった。

9年後、内服後3時間は身体を動かせるが、それを過ぎると動かせなくなるウェアリング・オフがみられたため、薬剤の1日量を、多くの回数に分けて内服するように調整した。

10年後、薬剤の効果時間がさらに短くなり、調整を試みるが効果がなく、手術治療を検討することになった。

　Bさんは現在、頻尿や排尿困難の症状は訴えていませんが、便秘を訴えているころには排尿障害も出現していると考えられます。トイレの回数や残尿感など、排尿障害の有無を確認し、日常生活のなかでの困りごとを聞き取り、対応方法を患者さんと一緒に考えます。

　経過が長くなると薬剤の効果を得にくくなります。そのころから起立性低血圧や食事性低血圧が出現する患者さんが多くみられます。今後起こりうる症状の1つとして、立ち上がるときにふらついてぼんやりすることがある、食後に居眠りをしているなど、具体的な症状を患者さん・家族に説明し、もし、そのような症状がみられたら臥床を促し、可能なら血圧を測るなどの対処方法を指導しておくことも必要です。

　意識消失をきたす前に、早めに受診することも指導しておきます。

（小野﨑香苗）

Part 2　「症状」を理解して看護を展開する

排泄障害

神経難病における排泄障害とは

　神経難病では、脳や神経の変性によって、手足の運動障害や感覚麻痺、ふらつき、呼吸筋麻痺、体温・血圧・排泄を調節する自律神経障害などの症状が出現してくると、排泄も不自由や困難になります。

　ここでは、代表的な神経難病である筋萎縮性側索硬化症（ALS）、パーキンソン病（PD）、脊髄小脳変性症（SCD）、多系統萎縮症（MSA）などを例に、排泄障害とその看護について考えます。

❖ 排泄行為と神経難病による影響

　排泄は、その人の暮らしの営みのなかで、目的に応じて意識的に行われています。
　図1に、排泄行為に影響を及ぼす要因を示します。神経難病患者の看護では、疾患の進行による「症状」が、これらの要因とともに排泄にどのように影響しているのか理解し、排泄動作や影響要因への対応を検討することが大切です。
　図2に神経難病特有の症状と排泄障害の関連と、主な神経難病の経過と観察ポイントの

図1　排泄行為と神経難病の影響

排泄行為への影響要因	トイレでの排泄動作	影響しやすい主な症状など
●個人特性（価値観、生活習慣）	1　排泄の意思がある	認知機能の低下および意思伝達の困難
●食事水分摂取量	2　尿意・便意を知覚する	自律神経障害
●服薬内容、状況	3　トイレへ移動する	運動障害、筋力低下　　2〜15全体にも影響
●心身機能、身体構造	4　ドアを開ける	上肢の運動障害・筋力低下
●出産による影響	5　トイレ内で回転する	運動障害、筋力低下、PDの運動症状
[障害/疾患]　神経難病の進行でどこが困難になるか	6　ドアを閉める	上肢の運動障害・筋力低下
	7　着衣を下げる	上肢の運動障害・筋力低下
●加齢による機能低下	8　便座に座る	運動障害、筋力低下
●環境	9　排尿・排便する（図3）	自律神経障害、呼吸障害
●居住地域の価値観	10　トイレットペーパーを巻き取りちぎる	上肢の運動障害・筋力低下
●住環境	11　ペーパーで局部を拭き取る	上肢の運動障害・筋力低下
●家族、介護者との関係	12　便座から立ち上がる	運動障害、筋力低下
	13　着衣を上げ、整える	上肢の運動障害・筋力低下
	14　排泄物を流す	上肢の運動障害・筋力低下
	15　洗面台で手を洗う	上肢の運動障害・筋力低下

図2 神経難病特有の症状と排泄障害の関連

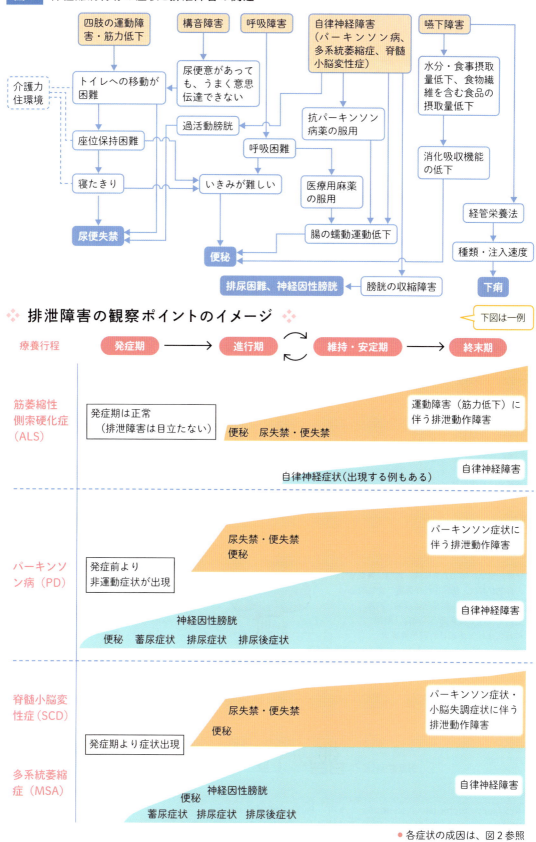

イメージを示しました。経過ごとの看護のアセスメントと症状の特徴の説明と合わせてごらんください。

❖ 排尿・排便を調節するしくみ

図3に排尿・排便を調節するしくみを示します。排尿・排便は、**自律神経**である交感神経、副交感神経と、**体性神経**である陰部神経によって調節されています。

神経難病の代表的な疾患であるPD、SCD、MSAでは、運動障害→P.36 に加え、自律神経障害→P.68 がみられます。そのため、排尿・排便の変調について、疾患による自律神経障害の「症状」なのか、その他の要因の影響であるのかを判断し、排泄行為、排泄動作と合わせて包括的に対応を検討することが大切です。

図3 排尿・排便の機序

排尿を調節するしくみ

神経	作用	排尿筋	内尿道括約筋	外尿道括約筋
下腹神経 (交感神経)	排尿抑制	弛緩	収縮	作用なし
骨盤内臓神経 (副交感神経)	排尿開始	収縮	弛緩	作用なし
陰部神経 (体性神経)	排尿	作用なし	作用なし	随意

排便を調節するしくみ

神経	作用	直腸	内肛門括約筋	外肛門括約筋
骨盤内臓神経 (副交感神経)	排便促進	収縮	弛緩	作用なし
陰部神経 (体性神経)	排便	作用なし	作用なし	随意

排尿の機序[1]
❶蓄尿により膀胱壁が伸展すると、その刺激が腰髄・仙髄に伝達される
❷排尿の意思がないときには、大脳皮質が排尿中枢を抑制、下腹神経を介して排尿筋が弛緩、内尿道括約筋が収縮すると同時に、陰部神経により外尿道括約筋が収縮している
❸排尿の意思があるときには、大脳皮質からの抑制が取れ、排尿中枢が興奮、骨盤内臓神経を介して、排尿筋は収縮、内尿道括約筋は弛緩すると同時に、陰部神経により外尿道括約筋が弛緩する

排便の機序[2]
❶大腸蠕動により便が直腸に送られ、直腸壁が伸展すると、その刺激が腰髄・仙髄に伝達され、便意が生じる
❷排便反射の中枢は仙髄にあり、排便の準備が整わないときは、大脳皮質が抑制、内肛門括約筋、外肛門括約筋が収縮している
❸排便の準備が整うと、骨盤内臓神経により直腸が収縮し、内肛門括約筋が弛緩する
❹排便が始まると外肛門括約筋は一時的に収縮するが、意思によって排便開始を決めると、陰部神経を介して弛緩する

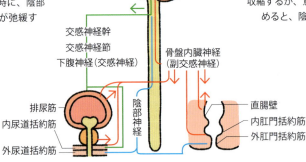

- ALS：amyotrophic lateral sclerosis
- SCD：spinocerebellar degeneration
- PD：Parkinson's disease
- MSA：multiple system atrophy

❖ 排尿障害と排便障害

【排尿障害】

神経難病にみられる排尿障害は、膀胱や尿道といった下部尿路の機能障害で、尿をうまくためられない**蓄尿症状**と、尿をうまく排出できない**排尿症状、排尿後症状**に分類されます（**表1**）。

【排便障害】

排便障害には、便秘、下痢、便失禁、残便感などの症状があります。

便秘は、大きく「機能性便秘」と「器質性便秘」に分けられます（**表2**）。**神経難病の患者さんにみられるのは機能性便秘**です。

また、経管や経口で栄養補助食品（ラコール®、イノラス®、エンシュア・H®など）を摂取すると、下痢が誘発される場合があります。下痢は、栄養補助食品の種類（半消化態栄養剤で、浸透圧が高く脂質含有量が多いもの）や注入速度（速すぎる場合）に生じやすい傾向があります。その他、尿路感染や誤嚥性肺炎に対する抗菌薬や抗生物質の投与によって腸内細菌のバランスが崩れた結果、下痢を生じる場合もあります。

表1 排尿障害の分類

蓄尿症状	排尿症状	排尿後症状
● 頻尿、尿意切迫感、尿失禁、腹圧性尿失禁、切迫性尿失禁、混合性尿失禁 ● MSA、PDに多い	● 尿勢低下、尿線途絶 ● MSA、PD、多発性硬化症に多い	● 残尿感、排尿後尿滴下

表2 便秘の種類

機能性便秘			器質性便秘
直腸性便秘	弛緩性便秘	けいれん性便秘	
● 便が直腸に達しても排便反射が起こらず、直腸に便が停滞してうまく排便できないタイプ ● 高齢者や寝たきりの人、痔や環境の変化（療養場所、介助者など）によって、排便を我慢する人に多い	● 腸管の緊張が緩んで蠕動運動が十分行われないため、大腸に便が長く停滞して水分が過剰に吸収され、便が硬くなるタイプ ● 運動不足、水分不足、食物繊維摂取不足、腹筋力の低下が原因となる	● 交感神経の過緊張により腸管が過緊張となって便がうまく運ばれず、水分が吸収されてウサギの糞状のコロコロとした硬い便になるタイプ ● 精神的ストレス、環境の変化、過敏性腸症候群の人に多い	● 疾患の影響で腸管が狭窄して便の通過障害が起こるタイプ ● イレウス、大腸がん、ポリープなどの疾患の人

Part 2 排泄障害

神経難病の患者さんにとっての排尿・排便障害は、下腹部の違和感・腹痛や食欲不振という身体的不快感だけではなく、介助者への気兼ねや申し訳なさなど、**精神的苦痛**にもつながります。

では、経過ごとの排泄障害の看護について、❶発症期、❷進行期、維持・安定期、❸終末期の3つに分けて説明します。

発症期：便秘や頻尿がみられはじめる時期

❖ 症状の特徴と変化

排尿障害や排便障害の出現が少ない時期です。

MSAでは、診断時あるいは診断前に、頻尿、尿意切迫感、切迫性尿失禁などの**蓄尿症**状が出現します[3]。

PDでは、運動障害の出現よりもかなり先行して**便秘**を認めます。

❖ アセスメントと看護のポイント

神経難病の患者さんに**頻尿、排尿困難**などが出現した場合、アセスメントが難しい場合もあります。自律神経障害、抗パーキンソン病薬の副作用のほか、壮年期男性では前立腺肥大も考えられるからです。

発症期には、外来受診時の問診で、排便状況も併せて症状の出現状況を積極的に聴取します。

進行期、維持・安定期：トイレでの排泄が難しくなる時期

❖ 症状の特徴と変化

【共通】

嚥下機能の低下により、水分摂取量が少なくなることや、食物繊維を含む食材の摂取が困難となることが便秘の要因になります。

一方で、食事摂取量の低下や栄養状態改善の対処として、栄養補助食品を摂取すると、種類や注入速度により、下痢が誘発される場合があります。

運動機能の低下によりトイレへの移動や排泄動作の障害が生じます。臥床生活が中心となり、さらに意思伝達の障害が加わるようになると、尿・便失禁が生じやすくなります。

【筋萎縮性側索硬化症（ALS）】

感覚が障害されないことから、尿意・便意はしっかり保たれていますが、病状の進行に伴い、**運動機能の低下や呼吸障害**が出現します。そのため、尿意・便意を自覚しても、トイレへの移動や便座への移動と座位保持が困難になることから、やむを得ずおむつを使用する場合があります。長期にわたって人工呼吸管理を行っている患者さんの非運動症状として排尿困難があり、50％以上の患者さんに

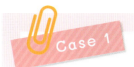

発症期のケアの例

【Aさん】70歳代、男性、PD（ホーエン・ヤールの重症度分類Ⅱ）、妻と2人暮らし。
PDの症状として、小刻み歩行、すくみ足がある。日中は、リビングの昇降座椅子で過ごし、リビングから約5mの場所にトイレがある。

PDのすくみ足には、床にテープで目印をつける**視覚刺激**や、「1、2」と声をかける**聴覚刺激**が効果的です。

トイレ内などの狭い空間での動きにくさがあるために**縦型の手すり**を取りつけると、背筋を伸ばして姿勢を整え、方向転換の軸として便座に移動しやすくなります。また、**置き型の手すり**を設置すると、立ち上がりやすくなることに加え、便座に座っているときの姿勢保持にもなります。

福祉用具の選択、住宅改修により手すりを設置する場合には、PT（理学療法士）やOT（作業療法士）の介入により動作の評価を行い、ケアマネジャー、福祉用具業者と連携します。

床にテープで目印をつけた例

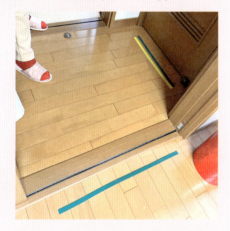

トイレの手すりの例

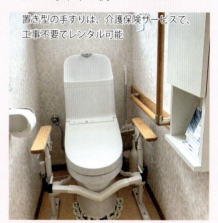

置き型の手すりは、介護保険サービスで、工事不要でレンタル可能

膀胱留置カテーテルが挿入されている[4]との報告があります。

【パーキンソン病（PD）】

自律神経障害による排尿障害や排便障害が生じます。また、**パーキンソン症状**（動作緩慢、小刻み歩行、筋固縮）により、トイレへの移動や着衣の上げ下げなどの排泄動作が難しくなります。排便障害は、自律神経障害による影響だけではなく、抗パーキンソン病薬の副作用など**薬剤性の影響**もあります。

【脊髄小脳変性症（SCD）】

パーキンソン症状が出現するタイプでは、PDと同様に**自律神経障害**による排尿障害や排便障害が生じます。**小脳失調症状**が出現す

るタイプでは、ふらつきや運動失調により、トイレへの移動や排泄動作が難しくなります。

【多系統萎縮症（MSA）】

疾患のタイプにより、**小脳運動失調症状、パーキンソン症状、自律神経障害**が出現します。病状が進行し、病変が橋から仙髄に及ぶと、排尿筋・括約筋協調不全により切迫性尿失禁、頻尿などの蓄尿症状が出現します。

一方で、尿勢低下、尿線途絶などの排尿症状が出現し、神経因性膀胱により排尿困難となり、残尿、尿閉が生じます。泌尿器科を受診しながら、残尿測定、導尿や膀胱留置カテーテルによる排尿管理になる時期として注意が必要です。

❖ アセスメントと看護のポイント

頻尿・排尿困難が生じている場合、1回排尿量や1日の排尿回数、時刻、排尿に要する時間、残尿感の有無を観察し、**排尿日誌**を記録するとよいでしょう。

定期的に泌尿器科を受診して排尿日誌を用いて排尿症状を伝え、残尿量の評価を行い、導尿や膀胱留置カテーテル挿入の必要性についてアセスメントする必要があります。

排便困難が生じている場合は、排便頻度、便の性状、腸蠕動音の聴取、食事や水分摂取状況、自律神経症状、呼吸機能、活動量、睡眠を観察します。いずれの時期も共通して、薬剤の検討、浣腸、座薬挿肛、摘便などの**排便ケア**を行います。

尿便失禁の場合は、患者さんの身体機能に加え、介護力、トイレまでの居住構造、福祉用具の活用、サービス利用状況などの環境面のアセスメントが必要です。

尿便失禁状態になった場合は、**失禁関連皮膚障害**の観察を行い、適切なおむつの使用方法になっているかアセスメントします。陰部洗浄の実施、撥水作用のある皮膚保護剤（プロペト®やセキューラPO®など）の塗布などのケアを行います。

進行期や維持・安定期では、頻尿、尿失禁、排尿困難、便秘や下痢の症状に対処するために、食事内容や水分摂取方法の工夫、使用薬剤の検討、排泄動作や介護方法・サービス利用の変更や福祉用具の活用が必要です（**図4**）。排泄方法の変更については、患者さんの心理面に配慮して患者さんの希望・考えを確認しながら行っていくこと、患者さんと介助者の安全に配慮した介護方法を工夫していくことが大切です。

図4　トイレや便座までの移動・移乗方法の工夫

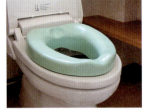

便座からの立ち上がりをサポート
- 補高便座によって「便座からの立ち上がり」をサポートする
- 補高便座は介護保険の特定福祉用具で購入可能。3cmと5cmの2種類ある

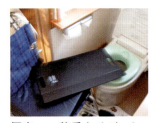

便座への移乗をサポート
- 跳ね上げ式アームレストの車椅子とスライディングボードで、便座の移乗をサポートする

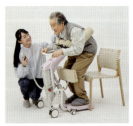

移乗や立ち座りをサポート
- 移乗サポートロボット Hug
- 車椅子から便座へ移乗する際の抱え上げの介助をサポートする
- 介護保険レンタルの対象

（画像提供：株式会社FUJI）

ワンポイント 1回排尿量は尿器で測定します。尿器がない場合には、100mLごとに目盛りを記入したペットボトルを使用すると測定できます。

Case 2

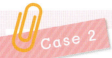

進行期の排泄ケアの例

【Bさん】70歳代、男性、PD（ホーエン・ヤールの重症度分類 Ⅳ）。

リビングで過ごすときは昇降椅子、移動は手引き歩行である。

D病院神経内科に通院中だが、もともと夜間頻尿の症状があり、E泌尿器科クリニックで前立腺肥大の指摘を受け、内服治療をしている。

微熱や下腹部の違和感が出現し、排尿困難により尿閉となって、大量の残尿と腎機能の低下を認め、膀胱留置カテーテル管理となった。

歩行時には蓄尿袋が気になってわずらわしさを感じ、通所サービスを休むようになった。また、入浴してはいけないと思い、シャワー浴をしている。

神経内科と泌尿器科で異なる医療機関を受診している場合、排尿に関する症状や服薬内容を把握しながら、神経内科医と泌尿器科医が連携して、検査による診断や、症状の改善が図れるよう相談・調整します。

Bさんの生活において活動が制限されないよう、支援が必要です。レッグバッグの使用や、入浴方法の工夫、カテーテル接触部位のスキントラブルの予防方法など、日常生活の工夫について、情報提供や助言をします。

また、夜間頻尿による睡眠の中断が改善されることもあるため、現状を確認し、膀胱留置カテーテル管理について肯定的に考えられるような説明も大切です。

レッグバッグ（大腿部に装着するタイプ）

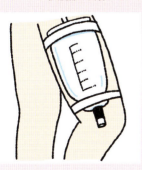

- 大腿部や下肢にベルトで固定して装着する蓄尿袋
- 衣服を着用すると外見上蓄尿袋が見えず、足の動きも妨げないので、外出時やリハビリ時に使用すると便利
- 生活動作に合わせて日中はレッグバッグ、夜間は通常の蓄尿袋と使い分けている患者さんもいる

終末期：皮膚トラブルなど二次的な苦痛の予防と苦痛緩和の方針に沿ったケアが必要になる時期

❖ 症状の特徴と変化

終末期では、進行期よりもさらに四肢の運動機能や食事・水分の摂取機能が低下し、排泄にも影響が及びます。また、呼吸機能、意思伝達方法、介護力が排泄に影響を及ぼす時期です。

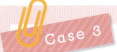

終末期の排泄ケアの例

【Cさん】70歳代、女性。ALS（球麻痺型）。夫と2人暮らし。構音障害、嚥下障害といった球症状が主で、手足の運動機能は比較的維持されており、車椅子や便座への移乗は見守りで可能である。

在宅酸素療法と非侵襲的換気療法を行っている。呼吸困難の緩和目的で医療用麻薬を開始した。

発症前から頻尿があり、呼吸困難もあるため、頻繁にトイレに行くことが身体的負担となっているが、夫にポータブルトイレを片づけてもらうことを申し訳なく思い、トイレでの排泄を希望している。

排尿回数など排泄状況に加え、トイレへの移動による呼吸困難出現や転倒のリスクなどをアセスメントし、患者さんの排泄に関する考えを把握します。

排泄の支援として、訪問看護事業所などで貸し出し用のポータブルトイレを見せ、使用方法のイメージを持ってもらうことや、主治医や本人と相談し、膀胱留置カテーテル管理を検討する、排便のみトイレで排泄する、おむつの使用、巡回型サービスの利用など、情報提供を行います。

なお、男性の膀胱留置カテーテルの交換は、訪問看護での対応が難しい場合があるため、訪問診療・往診に対応できる泌尿器科医と連携するとよいでしょう。

終末期には、意思の伝達が難しい場合もあります。そのため、本人の意向をくみ取る努力をしたうえで、家族や主治医、チームメンバーと協力して、できるだけ本人の意思を反映した排泄方法を選択します。

アセスメントと看護のポイント

　終末期では、痰の増量による苦痛や浮腫、水分摂取量の観察が大切です。食事や水分摂取量の減少により、尿量、排便回数や排便量も減少してきます。

　ALS患者が呼吸困難に対して医療用麻薬を使用している場合は、消化管の蠕動運動抑制、消化酵素の分泌抑制、水分吸収の促進などが便秘の要因になります。また、排泄時は、呼吸困難増強や、痰の絡まりに注意してケアを行うことが大切です。

　全身の運動機能の低下が進み、尿便意を伝える意思伝達が難しくなると、おむつ内排泄が多くなるため、失禁関連皮膚障害の観察も必要となります。

（新井明子、飯田苗恵）

〈引用文献〉
1）坂井建雄，岡田隆夫，宇賀貴紀：系統看護学講座 専門基礎分野 解剖生理学 人体の構造と機能1 第11版．医学書院，東京，2022：227-228．
2）坂井建雄，岡田隆夫，宇賀貴紀：系統看護学講座 専門基礎分野 解剖生理学 人体の構造と機能1 第11版．医学書院，東京，2022：84．
3）日本排尿機能学会，日本泌尿器科学会編：女性下部尿路症状診療ガイドライン第2版，リッチヒルメディカル，東京，2019：79-93．
4）日本神経学会監修，筋萎縮性側索硬化症診療ガイドライン作成委員会編：筋萎縮性側索硬化症（ALS）診療ガイドライン2023．南江堂，東京，2023：166-167．

〈参考文献〉
1）谷口珠実：排泄症状への看護，改訂版ナーシングアプローチ 難病看護の基礎と実際－すべての看護の原点として，川村佐和子監修・中山優季編，桐書房，東京，2016：117-123．
2）飛澤晋介：第1部神経・筋疾患の障害と看護の実際⑤排泄障害　A神経・筋疾患と排泄障害．神経疾患難病看護ガイド．磯﨑英治監修，東京都立神経病院編，ヴァンメディカル，東京，2020：100-105．
3）伊藤敬子：排泄障害患者の看護．神経疾患難病看護ガイド，磯﨑英治監修，東京都立神経病院編，ヴァンメディカル，東京，2020：106-110．
4）馬場元毅：絵でみる脳と神経 しくみと障害のメカニズム第4版．医学書院，東京，2017：195-200．
5）日本排尿機能学会，パーキンソン病における下部尿路機能障害診療ガイドライン作成委員会編：パーキンソン病における下部尿路機能障害診療ガイドライン．中外医学社．東京，2017：40-46．
6）日本神経学会監修，「パーキンソン病診療ガイドライン」作成委員会編：パーキンソン病診療ガイドライン2018．医学書院，東京，2018：132-136．
7）東京訪問看護ステーション協議会編：在宅看護ビジュアルナーシング．学研メディカル秀潤社，東京，2017：99．

| Column | 患者さんからのメッセージ |

信頼と挑戦〜看護師への期待

　私はALS患者です。2014年の秋、49歳のときにALSの告知を受け、2016年の春に胃瘻造設、2017年の春に誤嚥防止・気管切開手術を受けました。以後体調が安定し、さまざまな社会参加に取り組んでいますが、その道のりには、訪問看護師によるさまざまな支援がありました。

「手術する」とすぐに決断するのは難しい

　2015年、保険適用が認可されたばかりのラジカット®（エダラボン）の在宅投与から、訪問看護が始まりました。

　訪問看護師は、食事に時間がかかるようになり始めたことを気にして「早く胃瘻をつくりましょう」と勧めました。しかし、私は「体に人工物を入れるのは嫌だ」と抵抗し、結局、半年後に造設することとなりました。その後、すぐに食事に2時間かかるようになり、口からのミキサー食と経管栄養を併用するようになりました。

　数か月後、呼吸障害の徴候が出てきて、食事中の誤嚥も始まりました。私は内心「そろそろ気管切開手術の決心をしないといけない」と思っていましたが、それを指摘されるのは嫌でした。そんな私の気持ちを察してか、訪問看護師も、たまにしか言わないでおいてくれましたが、そのうちに決心がついて、手術を受けました。

　手術後、順調に回復して病院で在宅移行のカンファレンスが開催されたとき、主任訪問看護師が「私がしっかりしないといけない」という表情をしているのを見て、ようやく「この看護師さんの言うことは聞こう」という気持ちになりました。

信頼しているからこそ、要求を伝えることができる

　誤嚥防止・気管切開手術後、脳に酸素が十分にいきわたるようになり、やりたいことがたくさん出てきた私は、身体を維持するために、訪問看護師にいろいろなケアをしてほしい、と頼みました。

　まず、週2回の訪問リハビリテーション時のみに行っていたストレッチを、週5日に増やしてもらいました。これは訪問看護師が妻の負担を心配して長時間の訪問看護を組んでくれたことで、可能となりました。

　さらに、2016年末、発売されたばかりの呼吸リハビリテーション機器「LIC Trainer®」→P.60を在宅で使えるようにしてほしいと頼みました。当時、どこにも資

料がなかったので、訪問看護師が、事業所のリハビリテーションスタッフと協力し、試行錯誤をしながら取り組んでくれたことで、可能となりました。

　おそらく、日本で最初の在宅での利用事例だったと思います。

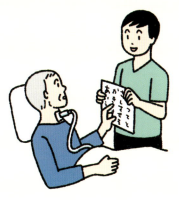

＊

　こうしたケアの甲斐あって、誤嚥防止・気管切開手術の後は、病状がほとんど進行していません。呼吸機能はむしろ改善し、その状態を維持できています。体調の安定が日常生活の安定につながり、それが、積極的な社会参加にもつながっています。

　「社会参加を続けたい」と思いをもち、訪問看護師の支援を受けて身体のケアを続けることが、好循環となっているのだと思います。

（髙野　元）

Part 2 「症状」を理解して看護を展開する

摂食嚥下障害

神経難病における摂食嚥下障害とは

　神経難病は摂食嚥下障害がみられることが多く、誤嚥、窒息、脱水に注意が必要です。

　口から食事を摂ることは、人間の基本的な欲求のひとつです。栄養を摂取するだけではなく、味や触感を楽しみ、満足感や充実感を得ることにもつながります。看護師は、患者さんの摂食嚥下障害を理解し、最大限「口から食べる」サポートを行うことが重要です。

　しかし、摂食嚥下障害が進行すると、経口からの栄養摂取量が不十分となり、経鼻胃管や胃瘻などの検討が必要になります。患者さんの思いを確認し、かかわっていくことが求められます。

　摂食嚥下障害の看護を行ううえでは「疾患の特徴」と「疾患の経過」という時間を考えてアセスメントすることが重要です。

　筋萎縮性側索硬化症（amyotrophic lateral sclerosis：ALS）の場合、**発症期から摂食嚥下障害がみられる**患者さんがいるため、症状の有無を観察していくことが重要です。また、**進行期には摂食嚥下障害の症状も進行している**可能性があるため、食事形態や食事時の姿勢などの検討が必要です。

　終末期にも、味を楽しむことや口腔ケアなど、必要とされる看護ケアがあります。疾患の経過に合わせ、必要な看護を提供することが求められます。

❖ 摂食嚥下障害のアセスメント

　摂食嚥下障害をアセスメントするためには、摂食嚥下の5期モデル（図1）を理解するとわかりやすくなります。

　摂食嚥下の過程は、①**先行期**、②**準備期**、③**口腔期**、④**咽頭期**、⑤**食道期**、の5つに区分されます。

　看護師は、アセスメントで「患者さんのできない部分」に注目しがちですが、同じくらい「できること」を把握することも重要です。摂食嚥下の5期モデルを用いて強みを把握し、摂食嚥下の力を最大限引き出すことにつなげましょう。

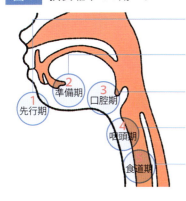

図1 摂食嚥下の5期モデル

食物の認知・捕食
食物を目でみて、鼻でにおいをかぎ、認識し、食具で口へ運び捕食するまで

咀嚼・食塊を形成
捕食した食物を咀嚼し食塊を形成して嚥下しやすい状態にするまで

咽頭に送り込む
食塊*を舌で咽頭へ送り込むまで

咽頭から食道に送り込む
咽頭へと到達した食塊を嚥下反射により食道へと送り込むまで

食道の通過
食塊が食道蠕動によって胃へと運ばれるまで

＊食塊…食べ物を噛み砕き、唾液と混ぜ合わせて飲み込みやすい形に整えた塊のこと

摂食嚥下障害の経過とアセスメントのポイントのイメージ

下図は一例

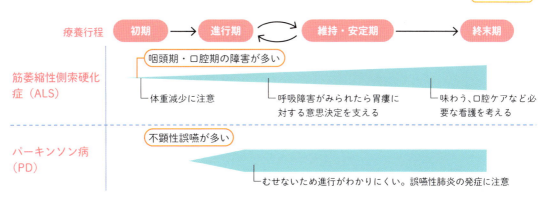

症状の特徴や変化

筋萎縮性側索硬化症（ALS）の場合

　ALSの摂食嚥下障害は、球麻痺により**咽頭期に出現することが多い**ですが、最初に出現する症状は、患者さんによって異なります。咽頭期の障害（**嚥下反射の減弱**）**が先行するタイプ**と、口腔期の障害（**舌の萎縮や舌の運動障害など**）**が先行するタイプ**があります。進行すると、咽頭期と口腔期がともに重度に障害されます。

　また、口腔期や咽頭期の症状より前に、先行期の障害として、上肢の筋力低下によって「口に食物を運べない」状態となることもあります。患者さんにどのような症状が出現し

ているかを観察し、ケアしていく必要があります。

　ALSで摂食嚥下障害がある場合、**栄養状態**を評価することも重要です。ALSは病初期に体重減少をきたすことが多く、体重減少が著しいほど予後が悪いと報告されています。

　体重減少を予防するためには、栄養補助食品の併用と、経鼻胃管や胃瘻を視野に入れた定期的な栄養状態の評価が必要です。栄養補助食品は、食べやすく、誤嚥のリスクが低い物性のものを選択しますが、患者さんの嗜好にも配慮し、継続して摂取できるものを、患

者さんと相談し選択していきます。
　胃瘻は努力肺活量（forced vital capacity：FVC）が50%以上のときに造設することが望ましいため、摂食嚥下障害や栄養状態の評価だけでなく、呼吸状態を把握して意思決定を支援することが求められます→P.54。

❖ パーキンソン病（PD）の場合

　PDは摂食嚥下障害の発症頻度が高く、**不顕性誤嚥**（誤嚥しても咳嗽反射が生じない誤嚥）が多いのが特徴です。比較的早期から摂食嚥下障害が出現することもあり、ホーエン・ヤールの重症度分類とは関連しません。

　PDの運動症状の進行に伴う日内変動が生じるようになると、内服治療を行うことが多くなります。しかし、摂食嚥下障害により薬を嚥下できず、症状が悪化する場合があります。そのため、食事摂取の状況だけでなく、内服薬が口腔内や咽頭に残留していないかを観察し、必要に応じて、医師や薬剤師に内服方法や剤形の変更を相談しましょう。

　また、非運動症状や、抗コリン薬の副作用である唾液の分泌低下や**ジスキネジア**→P.41が摂食嚥下障害に影響を及ぼしている場合もあります。PDの症状を把握し、対応することが求められます。

アセスメントと看護のポイント

❖ 筋萎縮性側索硬化症（ALS）の場合

【先行期の障害（図2）】

　上肢の筋力低下により、食具がうまく使えないことがあります。その場合は、少ない力で使用できる箸や、握りやすい**スポンジグリップ**をつけたスプーンやフォークだと、捕食しやすくなることがあります。

　また、上肢の挙上が難しい場合は、**ポータブルスプリングバランサー**や**肘をサポートする台**を使用するとよいでしょう。

　ただし、長時間食事動作を繰り返すと疲労することもあるため、食事の後半は、介助を行うことも重要です。疲労は誤嚥につながるため、注意して観察しましょう。

【準備期の障害（図3）】

　咀嚼筋の筋力低下や舌の萎縮などにより食塊形成が困難になります。いつまでも噛んでいるなど、食事時間が長くなっている場合は、食事形態を工夫しましょう。硬い固形物は避け、舌で容易に押しつぶせる食事形態にするなど配慮が必要です。

ワンポイント
準備期や口腔期の障害では、食事形態の検討が必要ですが、おかゆや、やわらかくした副菜にすると、水分が多く含まれるため、栄養摂取量も少なくなりがちです。患者さんの必要エネルギー量を把握し、低栄養にならないよう注意しましょう。
患者さんの現在の体重と、体重の変化を把握し、体重が減少していないか確認する必要があります。

図2　先行期の障害の原因と対応

捕食できない

食具がうまく使えない
- 上肢の筋力低下が原因

少ない力で使える箸の使用

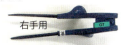
右手用

スポンジグリップの装着

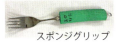
スポンジグリップ

上肢の拳上が難しい
- 上肢の筋力低下が原因

スプリングバランサーの使用

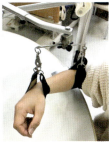

肘置台の使用

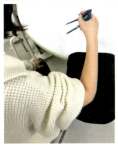

- 障害補装具で助成が受けられるため、理学療法士に相談して導入するとよい

食事姿勢が保てない
- 体幹、頸部の筋力低下が原因

リクライニング車椅子の使用、ベッド上で食事をするなど

図3　準備期の障害の原因と対応

食塊の形成ができない
- 咀嚼筋の筋力低下

いつまでも噛んでいる
- 舌萎縮、舌の運動障害

食事形態を工夫する(大きくて硬い固形物は避ける)

- 主食：やわらかいごはんに変更する(それでも困難な場合は粥にするとよい
- 食事をやわらかくすると栄養も低下するため、栄養補助食品を追加し、体重が低下しないようにするとよい

常菜

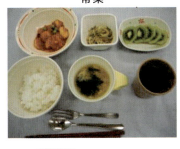

難易度：高

軟菜

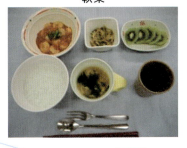

難易度：低

嚥下菜

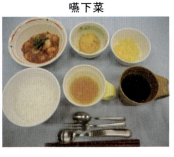

【口腔期の障害（図4）】

舌の萎縮や舌の運動障害により、食塊を咽頭に送り込めないことがあります。その場合、嚥下反射後、舌上や口蓋に食塊の付着が観察できます。

対応として、食事形態をゼリーなどの粘着性の低いものへ変更する、とろみをつけすぎない、送り込みやすい食事姿勢（**リクライニング位**）を検討します。

【咽頭期の障害（図5）】

咽頭期の嚥下反射時には、呼吸は停止します（**嚥下性無呼吸**）。呼吸障害がある場合、嚥下性無呼吸の影響で呼吸困難がさらに強くなることがあるため、その場合は、食事をいったん休止し、呼吸を整える必要があります。

咽頭に食物が残っていると誤嚥の原因となるため、食事終了後は咳払いや液体摂取を行って咽頭のクリアランスを保ちましょう。吸引器を準備するなど、リスクマネジメントも大切です。

咽頭期の障害がみられていても、経鼻胃管の使用や胃瘻造設の意思が確認できていない場合は、意思決定支援が必要です。

図4　口腔期の障害の原因と対応

食塊を咽頭へ移送できない

- 舌萎縮、舌の運動障害

食事形態を工夫
＊とろみのつけすぎに注意（付着性が強いと咽喉に送りこめないため）

- 舌萎縮、舌の運動障害

食事姿勢の工夫（リクライニング位にする）

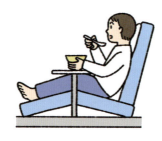

- 背もたれ調整が可能なリクライニング車椅子やベッドを利用して体幹を後方へ傾けることにより誤嚥を防ぐ
- 30度、45度、60度、90度と、病態に応じて角度を調整する
- 口腔内への送り込みを助ける作用があるため、水分は口腔内をすばやく通過して咽頭へ流れ込み、誤嚥を招くこともある

図5　咽頭期の障害の原因と対応

咽頭に食物が残る

- 舌萎縮、舌の運動障害、鼻咽腔閉鎖不全が原因

交互嚥下、咳払い、空嚥下
吸引器の準備

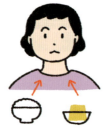

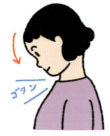

- 交互嚥下：固形物（残留しやすい食品）と流動物（ゼリーやとろみつきの水分）を交互に嚥下する
- 空嚥下：唾液を嚥下することで、食物の残留を除去

食事中の呼吸困難、弱い咳

- 呼吸障害が原因

休みながら食事をする
吸引器の準備

むせる、飲み込めない

- 嚥下反射の低下が原因
- ➡ 吸引器の準備
- 経鼻胃管、胃瘻の意思を確認する

❖ パーキンソン病（PD）の場合

【摂食嚥下障害に影響していること（表1）】

運動症状、非運動症状、抗パーキンソン病薬の副作用、内服ができているかなどをアセスメントします。

【日内変動と食事の時間】

日内変動表（**図6**）を記入して医師と共有し、内服の調整に役立てましょう。

オンの時間を把握し、食事の時間を考慮します。

表1 摂食嚥下障害に影響していること

運動症状	非運動症状	抗パーキンソン病薬の副作用	オン-オフとの関係
●無動　●筋固縮 ●不随意運動	●嗅覚障害 ●食事性低血圧 ●起立性低血圧 ●便秘　●嘔気 ●幻覚妄想	●ジスキネジア ●口腔乾燥 ●オフ症状	●内服ができているか

図6 日内変動表の記入例

時間	6:00	7:00	8:00	9:00	10:00	11:00	12:00	13:00	14:00	15:00	16:00	17:00	18:00	19:00	20:00	21:00	22:00
内服	○				○				○			○					
食事		○			○								○				
オン		○	○	○		○	○			○	○		○				
オフ	○				○			○	○			○		○	○	○	
ジスキネジア		○							○								
よく眠れたか							○			睡眠時間			21:00〜6:00				
そのほか気がついたこと						（身体の痛み、気分不快、かゆみ、発汗などがあれば記入）											

【不顕性誤嚥のリスク】

食事中にむせていないからといって、誤嚥していないと判断すべきではありません。不顕性誤嚥を発見するためには、**声質の変化**を観察します。

不顕性誤嚥では、むせがみられなくても、声質が湿性に変化することが多くみられます。そのため、湿性の声が聞かれたら咳嗽を促し、痰の喀出をしっかりと行います。

また、リスク管理として、吸引器を準備しておくことも重要です。

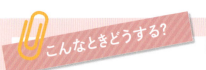

食事時間が非常に長くなる

　神経難病の患者さんは、摂食嚥下障害により食事時間が長くなってしまうことがあります。食事時間が長いと、集中力の低下や疲労により誤嚥のリスクが高まるため、40分以内をめやすとしましょう。

　食事摂取に時間がかかる場合、なぜ時間がかかるのか、食事の場面を観察し、原因を考える必要があります。先行期の問題で口まで食事を運べないのか、準備期の問題で咀嚼に時間がかかっているのか、口腔期の問題で食塊を送り込むのに時間がかかっているのか、それぞれ対応が異なるためです。

　また、食事時間が40分以内であっても、むせや湿性嗄声など誤嚥の所見があれば、食事時間の検討を行う必要があります。

（村上未来）

〈参考文献〉
1) 才藤栄一，植田耕一郎監修，出江紳一，鎌倉やよい，熊倉勇美，他編：摂食嚥下リハビリテーション第3版．東京，医歯薬出版，2016：286-290, 302-306.
2) 清水俊夫，小森哲夫：筋萎縮性側索硬化症における栄養障害に対する調査研究．神経内科2011；75（3）：245-258.
3) 青山寿：まるごと図解 摂食嚥下ケア．照林社，東京，2017：14-20.

Part 2　「症状」を理解して看護を展開する

コミュニケーション機能障害

神経難病におけるコミュニケーション機能障害

　日常生活や社会活動のなかで、必要な情報を取得・利用すること、意思表示をすることは、人々の基本的な権利の1つです。筋萎縮性側索硬化症（amyotrophic lateral sclerosis：ALS）や多系統萎縮症（multiple system atrophy：MSA）、脊髄小脳変性症（spinocerebellar degeneration：SCD）、パーキンソン病（Parkinson's disease：PD）などの神経難病では、随意運動機能障害から音声機能や書字機能などが障害され、言語的コミュニケーションによる意思伝達に支障をきたします。

　コミュニケーション機能障害は、生命維持に直結する問題ではないため、呼吸や栄養などに比べ優先順位が低くみられがちです。しかし、難病とともに生きる人が、周囲の人と対話し、自分の意見を表出できるように支援することは、その人らしく生き、社会の一員として在ることを保証し、自律性と尊厳を維持するために重要なことです。

　ここでは、難病患者のコミュニケーション機能障害の特徴と、障害された機能を代替するためのさまざまな**拡大・代替コミュニケーション（augmentative and alternative communication：AAC）の手段**と適用について述べます。

　AACを導入し、病状が進行してもコミュニケーション機能を維持するためには、福祉制度の活用や、他の専門職種との連携が欠かせません。コミュニケーション支援にかかわる福祉制度と専門職の役割にも言及します。

ワンポイント　思いを他者に伝えることは、その人らしく生きるうえで、重要な意味をもちます。患者さんが伝えようとしていることを時間をとって聴こうとし、受け止めることは、看護の基本です。しかし、臨床の場面では難しいこともあります。難病患者が「伝えられる」ことを維持継続するため、看護師の役割を改めて認識し、活動していきましょう。

症状の特徴や変化

言語コミュニケーションは、構音、呼吸、認知、運動など複数の機能が統合され、対象者との相互作用で成立するものです。神経難病では、構音、発声、書字、身体表現（ジェスチャー）などが段階的に障害され、言語コミュニケーションが阻害されます。進行性疾患であるため、意思表出ができなくなる前に対処法の選択肢を持てるよう、先をみすえた支援を行うことが重要です。

ALSの場合は構音器官（口唇、舌、軟口蓋、咽頭、喉頭など）の運動麻痺による**構音障害や呼吸機能の低下**から、発語が不明瞭になります。MSAやSCDなどの場合は運動失調性の構音障害が起こり、声の強さや間隔が不規則になります。

病態は異なっていても、神経難病におけるコミュニケーション機能障害の初期には「呂律が回らない」「聞き取りにくいと言われる」などの症状が出現します。

呼吸機能障害が進行すると、発声が難しくなってきます。人工呼吸器を装着し長期療養するALS患者の一部は、さまざまなAACを用いても意思疎通できなくなる状態（TLS〔totally locked-in state〕完全閉じ込め状態）になったという報告がありますが、長期間コミュニケーション機能が保たれる事例もあります。

呼吸・運動機能障害以外に、**認知機能障害**が理解や意思表出の困難につながる場合もあります。また、人工呼吸器装着に伴い、**中耳炎による聴力障害**が起こる場合もあるため、コミュニケーションが困難であることの背景までアセスメントする必要があります。

コミュニケーション機能の変化のイメージ

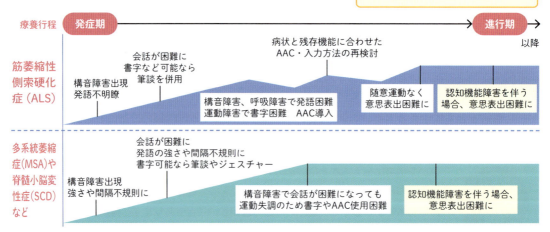

ALSもMSAも初発症状や進行がきわめて多様であることに留意

アセスメントのポイント

ALSの日常生活機能の評価として広く用いられているのは、ALSFRS-R（amyotrophic lateral sclerosis functional rating scale-revised：改訂ALS機能評価尺度）です。このうち、言

語機能と書字機能の2つが、コミュニケーション能力に関連した項目です（**表1**）。

また、病状が進行し何らかのAACを導入している場合は、意思伝達能力障害stage分類（**表2**）を用いてアセスメントできます[1]。

表1 ALSFRS-R（コミュニケーション機能障害にかかわる項目を一部抜粋）

評価点	言語	書字
4	会話は正常	正常
3	会話障害が認められる	遅い、または書きなぐる（判読は可能）
2	繰り返し聞くと意味がわかる	一部の単語が判読不可能
1	声以外の伝達手段と会話を併用	ペンは握れるが字を書けない
0	実用的会話の喪失	ペンが握れない

ALSFRS-Rは、①言語、②唾液分泌、③嚥下、④書字、⑤摂食動作、⑥着衣・身の回りの動作、⑦寝床での動作、⑧歩行、⑨階段をのぼる、⑩呼吸困難、⑪起座呼吸、⑫呼吸不全の12項目からなる

大橋靖雄，田代邦雄，糸山泰人，他：筋萎縮性側索硬化症（ALS）患者の日常活動における機能評価尺度 日本語版改訂ALS Functional Rating Scaleの検討．脳と神経2001；53（4）：349．より一部改変のうえ転載
Cedarbaum JM, Stambler N, Malta E, et al. The ALSFRS-R: a revised ALS functional rating scale that incorporates assessments of respiratory function. *J Neuro Sci* 1999; 169: 13-21.

表2 意思伝達能力障害stage分類

Stage I	Stage II	Stage III	Stage IV	Stage V
文章で意思表出可能	単語のみ表出可能	Yes / Noのみ表出可能	残存する随意運動はあるが、Yes / Noの確認が困難なことがある	すべての随意運動が消失して意思伝達不能な状態

看護のポイント

❖ 早期に支援を開始する

現在のコミュニケーション方法で十分に意思疎通ができるうちに、病状の進行を予測し、意思伝達手段を複数確保しておくことが、患者さんや家族の不安軽減につながります。

そのためには、患者さん自身が、複数の意思伝達手段を身につけることの必要性や目的を理解して取り組む必要があります。医師から疾患の告知や経過の説明をするとき、コミュニケーション機能障害と対処方法についても伝えることで、早期に支援が開始できます。

AACの早期導入は、疾患が進行した状況でのコミュニケーションスキルを向上させる機会を与え、ストレスやうつ状態を減少させ、患者さんと介護者のQOL（quality of life：生活の質）を改善する効果があるといわれています。

❖ コミュニケーションの目的を明確にする

さまざまなAACが開発されていますが、機器を導入することだけがコミュニケーション

支援ではありません。**使用者の意欲と機能が保たれている**ことや、**患者さん・家族にとって負担のない方法である**ことが重要です。

患者さんが日々の生活で「誰と」「何を」「どのような状況」でコミュニケーションをとっているか聞き、今後の生活でもそれが続けられるように考えていくことが、1人ひとりに合ったコミュニケーション支援につながります。

患者さん自身の目的（表3）を明確にすることで、新たなコミュニケーションの獲得に向け主体的に取り組むことにつながります。

また、AACを利用することで、ALS患者の自立性が高まり、うつ症状や心理的苦痛を軽減する効果や、患者さんの社会参加とQOL向上を可能にすることなどが、先行研究で明らかにされています。

表3	コミュニケーションの目的の例

- ケアしてくれる人に要望を伝えたい
- 家族や身近な人と会話を楽しみたい
- 遠方にいる家族や友人とメールでやり取りをしたい
- インターネットを閲覧したい
- 自分の考えや作品を発信したい

❖ 患者さんに合ったAACを選択・導入する

神経難病のコミュニケーション機能障害に対して、さまざまなAACがあります（表4）。

いずれの方法も、患者さんの随意運動が保たれている部位を活用し、合図や機器の入力操作を行うものです。

【IT機器を用いないAAC】

電子機器や複雑な道具を用いない方法として、口文字や文字盤があります。

いずれの方法も、発信者（患者さん）が伝えたい文字を選定して合図（まばたきなど）するのを、読み取る受信者（介助者）の存在

が必要です。そのため、発信者と受信者双方の技術習得が必要ですが、まずは使いはじめてみてください。

口文字や文字盤などの非エイドあるいはローテクノロジーエイドは、外出先や災害時など電源が確保できないときにも簡単に利用できます。

また口文字や文字盤を利用したコミュニケーション方法を理解しておくことで、病状が進行した際に利用が想定される意思伝達装置の操作方法の理解にもつながります。

表4	AACの分類と主な手段・機器の例

			物理的な道具を使わずに、介護者が母音や50音を読み上げる
IT機器を用いない方法	非エイド（道具を使わない）	● ジェスチャー　　● まばたき ● 筆談（空書）　　**● 口文字** など	
	ローテクノロジーエイド	● 筆談（ボード）　　**● 透明文字盤**（五十音、フリック式） ● コミュニケーションボード　など	透明板で作成された「透明文字盤」が多い
IT機器を活用する方法	ハイテクノロジーエイド	パソコン、タブレットの利用 （特別なソフトや装置を併用する） 専用機器 ● 携帯用会話補助装置など ● 文字等走査型（意思伝達装置など） ● 声帯現象型（脳波・脳血流量）など	文字の大きさや配置、文字盤に記載する内容など、患者さんの個別性を重視して作製できる

＊透明文字盤の作成方法や使い方のコツは「文字盤を使ったコミュニケーションのためのテキスト」(https://nanbyou.med.gunma-u.ac.jp>info_w/wp-content/uploads/2020/01/moziban.pdf)に掲載されています。

ワンポイント
文字盤を使用する場合は、コミュニケーションに十分な時間をかけ、必要に応じて内容を記録します。
MSAなどで小脳失調に伴う測定障害や振戦がある場合は、文字を囲う枠を少し高くして文字を特定しやすくするなどの工夫が必要です。

【IT機器を用いたAAC】

IT機器を用いたコミュニケーション手段として、パソコンやタブレット、専用機器としての携帯用会話補助装置などがあります。

これらのIT機器は、**随意的な身体活動があり、それを電気信号に変換させる**ことができれば、入力スイッチとしてパソコンや意思伝達装置に接続し、操作することができます。

図1に、入力スイッチの例を示します。なかでも、視線検出式のAACは、数秒間文字を凝視することで選択でき、文章作成に要する時間の短縮化が期待されています。ただし、長時間の使用で眼精疲労が起こる可能性もあります。

発声が可能な時期に自分の言葉やフレーズを録音しておき、パソコンなどで作成した文章を読み上げるようにする技術もあります。

図1　ITスイッチの入力装置の例

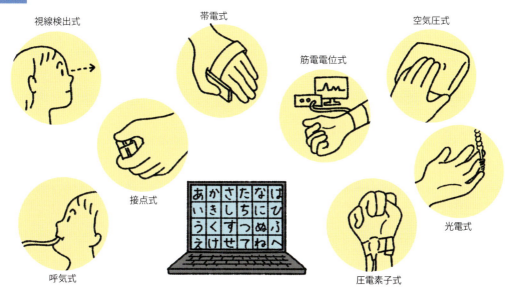

【AAC導入のための機能評価】

個々の病態や経過によって、障害の状況は異なります。難病患者のコミュニケーションを確保するためには、認知機能、視覚や聴覚などの感覚機能、随意運動が可能な部位(表情筋や瞬き、眼球運動なども含む)の残存機能などを総合的に評価する必要があります。そのうえで、随意運動を入力動作に変換できるスイッチの適合を行います。

振戦などの不随意運動が強いと、入力操作が困難になり、AACの利用が難しい場合もあります。

❖ AACの選択と留意点

IT機器の選択には、本人の身体機能のみならず、家族介護者の支援の状況や、必要なコミュニケーション場面・相手を含めた生活環境でのニーズとの整合も必要です。

また目的に合わせた方法を選択することはもちろんですが、患者さんの負担が少なく、安定的に操作できる部位を特定するのも、支援者に必要な技術の1つです。

例えば、選択のポイントとして、以下のような点が挙げられます。

- 患者さんのこれまでのパソコンやスマートフォンの使用経験を生かす
- 使用時の姿勢保持や環境調整、機器の設定に負担が少ない

コミュニケーション支援に関連する公的支援制度

コミュニケーション支援には、AAC機器の入手などの**物的支援**と、コミュニケーション方法の指導や調整などの**人的支援**（**表5**）が必要です。このような支援に関連する公的制度について述べます。

表5 人的な支援に関する制度
● 障害者ITサポートセンター ● 難病相談・支援センター ● 入院コミュニケーション支援事業：難病などで意思疎通に支障がある人の一時入院の際にヘルパーが病室でコミュニケーション支援を行う

❖ 物的な支援に関する制度

重度意思伝達装置などのハイテクノロジーエイドの多くは、**障害者総合支援法**に基づく公費支給の対象です。政令で定める特殊な疾病（指定難病とほぼ同一）の場合は、診断書で対象疾患であることが確認できれば、身体障害者手帳を持っていなくても利用申請が可能です。

制度では、音声による意思疎通困難および運動機能障害により機器操作が困難な状況にある人を対象に、**重度障害者用意思伝達装置の購入や、借り受け**の補助が受けられます。機器本体に加えて、身体機能に合わせた入力スイッチや、負担のない姿勢で使用できるための架台など、個々の療養環境に合わせた準備が必要です。

ALSなど病状の進行が予測される場合は、早期支給を申請することもできます[2-3]。

支援事業の実施主体は市町村で、地域独自の制度を実施しているところもあります。病院のMSWや保健所の保健師に相談し、地域で利用可能な福祉制度を適切に活用しましょう。

難病患者の機能評価やAAC適合、導入時の使用指導、利用維持を目的とした調整などは、医療機関や地域の専門家の協力を得ましょう[3]。

❖ コミュニケーション支援における多職種との連携

難病患者の残存機能評価に合わせたコミュ　　ニケーション方法の検討、環境整備、AACの

導入とコミュニケーション機能の維持継続に向けた調整や指導などを行うには、医療・保健・福祉の多面的な支援が必要です。

コミュニケーション支援においては、さまざまな専門職が関わるだけではなく、一貫した支援方針をとるために、専門職種間で情報共有と相互補完などの連携も求められます。

関連する主な職種と役割を図2に示します。

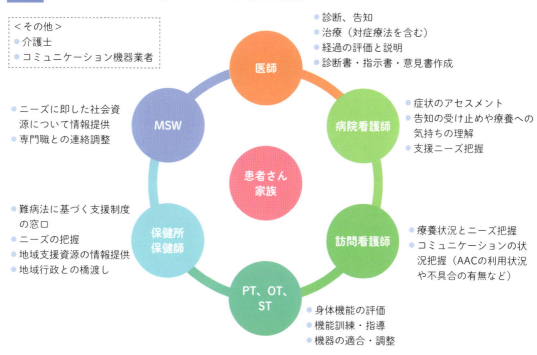

図2 コミュニケーション支援にかかわる多職種と役割

経過に応じたコミュニケーション支援の実際

ALS患者の経過をコミュニケーション機能の視点で、**準備期、利用期、困難期**の3つの時期に分け、それぞれの支援について述べます[4]（図3→P.100）。

❖ AAC準備期

障害が軽く、言語的コミュニケーションが可能な時期です。コミュニケーション機能障害に対する支援は**現在と先を見すえた早期からの対応**が重要です。

病状が進行してAACが必要となることに備え、予測できる**経過や予後を見越した説明**を行います。さらに、**パソコン操作などの習得や操作性の改善**を行い、AACとしての利用を想定した支援も視野に入れます。

図3　身体機能の低下に応じたコミュニケーション支援の内容

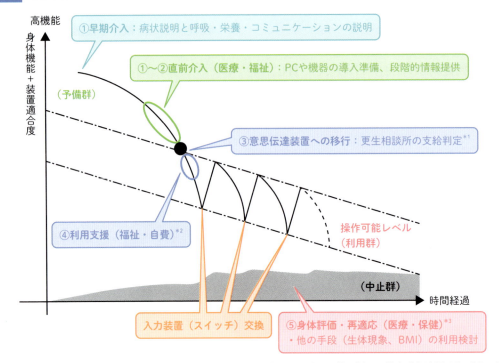

井村保：ALS患者におけるコミュニケーション機器の利用状況と支援に関する現状分析．日難病看会誌2015；20：125-138．より一部改変のうえ転載
＊1　医学モデル・社会モデル　　＊2　設定の微調整（適合）とアプリケーション利用指導
＊3　療養生活での継続的見守り、定期的な状況確認、OTなどによる身体機能評価

❖ AAC利用期

　何らかのAACを使用する時期です。残存機能や随意的な身体活動を評価し、AACの導入や、入力方法の検討を行います。
　病状の進行によって、利用している機器や入力装置（スイッチ）の不適合が生じ、AACの使用時間や頻度が低下する場合があります。そのため、**おおむね半年ごとに身体機能を再評価**し、入力方法の見直しや調整を行い、コミュニケーションを維持・継続させる支援が求められます。療養にかかわる多職種で情報の共有を行い、必要な支援につなぎましょう。

❖ AAC困難期

　随意的な機器操作が困難になります。そのため、患者さんの微細な表情の変化や生体信号などにより意思確認を行う場合があります。

（中井三智子、成田有吾）

〈引用文献〉
1）林健太郎, 望月葉子, 中山優季, 他：侵襲的陽圧補助換気導入後の筋萎縮性側索硬化症における意思伝達能力障害 ―Stage分類の提唱と予後予測因子の検討―．臨床神経2013；53(2)：98-103．
2）日本リハビリテーション工学協会編：「重度障害者用意思伝達装置」導入ガイドライン2019年度改定版．www.resja.or.jp/com-gl/gl/pdf/isiden_2020-1of2.pdf（2024.7.31アクセス）．
3）井村保編：神経疾患患者に対するコミュニケーション機器導入支援ガイドブック．https://rel.chubu-gu.ac.jp/files/2016-rep/guidebook-all.pdf（2024.7.31アクセス）

〈参考文献〉
1）永坂充：筋萎縮性側索硬化症患者とのコミュニケーション．脳神経内科2020；93(3)：356-361．

Part 2 「症状」を理解して看護を展開する

認知機能障害

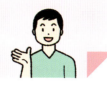

認知機能障害を示す神経難病

認知機能とは、得られた情報を正しく理解し、適切に行動するための機能です。

神経難病というと運動症状が注目されがちですが、認知機能障害を示す神経難病には、パーキンソン病（Parkinson's disease：PD）、進行性核上性麻痺（progressive supranuclear palsy：PSP）、大脳皮質基底核変性症（corticobasal degeneration：CBD）などがあります。

❖ 認知機能のアセスメントのポイント ❖　あくまで一例

療養行程　発症期 → 進行期 ⇌ 維持・安定期 → 終末期

パーキンソン病（PD）	● 初期から認知機能障害がみられる ● レビー小体型認知症（DLB）との判別が難しい ● 視覚に関する障害が多い ● パーキンソニズムが加わると、転倒しやすくなることに注意
進行性核上性麻痺（PSP）	● 認知機能障害の出現時期は明確になっていない ● 前頭側頭型認知症の症状がみられることもある ● 記憶障害、注意障害がみられる ● 転倒しやすくなるが、予防行動をとりづらい
大脳皮質基底核変性症（CBD）	● 認知機能障害の出現時期は明確になっていない ● 行動・人格の変化、視空間認知障害、失語、失行がみられる
その他	● 多系統萎縮症（MSA）や筋萎縮性側索硬化症（ALS）などでも認知機能障害がみられることがあるが、すべての患者さんに出現するわけではない

● MSA：multiple system atrophy　　● ALS：amyotrophic lateral sclerosis
● DLB：dementia with Lewy bodies

❖ パーキンソン病（PD）とレビー小体型認知症（DLB）

PDの非運動症状の1つに、認知機能障害があります。認知機能障害を伴うPDは、レビー小体型認知症との区別が難しいですが、PD発症より先に認知機能障害が出現した場合、レビー小体型認知症と診断されます。

レビー小体型認知症の場合は、初期の段階から認知機能障害が出現し、全般性注意障害、遂行機能障害、視空間認知障害がみられます。後頭葉の血流の低下を認め、視覚に関する認知機能障害が特徴的です。

レビー小体型認知症でもパーキンソニズムがみられるため、転倒には十分に注意が必要です。姿勢反射障害があることから、バランスを保つのが難しく、転倒しやすくなります。そこに全般性注意障害が加わると、注意力を1つのことに向けることができず、散漫になります。歩いているときに周囲の人に気をとられ、転倒につながることもあります。

また、視空間認知障害により自分と物との距離がうまくつかめず、バランスを崩しやすくなります。床の模様やセンサーマットなどが穴に見えてしまい、飛び越えようとして転倒することもあります。

進行すると記憶障害も加わり、転倒のリスクがさらに高まります。歩行時に付き添いが必要なのに看護師に依頼することを忘れ、1人で歩行して転倒することもあります。

これらの認知機能障害には、変動（数分〜数週間にわたって）があることも特徴的です。1日のなかでも、意識がはっきりしているときとぼんやりしているときがあり、意識障害と間違われてしまうこともあります。

❖ 進行性核上性麻痺（PSP）

進行性核上性麻痺は、記憶障害、注意障害などの認知機能障害があります。

また、前頭側頭型認知症の症状を示すこともあり、思考の緩徐、アパシー、語彙の低下、うつ、社会性認知障害などもみられます。衝動性があるので、突然立ち上がったり、急に行動を起こしたりする場合があります。

また、意図しない動作や言葉が繰り返される保続もみられます。保続は自らの意志でやめることが難しい場合があるため、歩き始めたら、そのまま歩き続けるという行動もみられます。

PDやレビー小体型認知症よりも転倒しやすく、そのことに関心を向けられないため、予防行動をとることも難しくなります。

ワンポイント

思考の緩徐により、質問をしてもなかなか返事が返ってこないことがあります。これは、考えるのに時間がかかっているだけで、質問の意味がわからないということや、聞こえていないわけではありません。しばらくすると、的確な返答が得られることがあるため、コミュニケーションには十分な時間をかける必要があります。

❖ 大脳皮質基底核変性症（CBD）

大脳皮質基底核変性症では、**遂行機能障害、脱抑制**などの行動・人格の変化、**視空間認知障害、非流暢性失語**などの認知機能障害があります。

非流暢性失語により、自分の思いを言葉でスムーズに伝えることが難しくなります。長い文章で話すことも難しくなるため、単語で話すことが多くなります。

返答までに時間がかかることがありますが、「思考の緩徐」と異なり、言葉がスムーズに出ないことによるものです。非流暢性失語の場合は、言語的コミュニケーションに限らず、文字を書いてもらうことがありますが、大脳皮質基底核変性症では**失行**（図1）があるため、文字を書くことも難しい場合があります。

把握反応もあり、目につく物をつかんでしまうので「椅子への移乗の際、ベッド柵をつかんだまま離さない」「車椅子での移乗中、手すりにつかまる」などの行為がみられます。

図1　大脳皮質基底核変性症でみられる失行

肢節運動失行
- 細かい動作ができなくなり、ボタンを留めたり、箸で食物をつかんだりすることが難しくなる

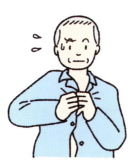

観念運動失行
- 指示された動作ができなくなる
- 習慣として身についていることは自発的に行えるため、「歯をみがいてください」と指示するとできなくても、歯みがきの準備をしておくと、自ら行うことができる

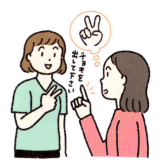

❖ 多系統萎縮症（MSA）

多系統萎縮症のごく一部では、**全般性注意障害や遂行機能障害**がみられます。しかし、初期の段階から**構音障害**がみられることで、言語的なコミュニケーションが障害されます。

さらに、**強制笑い**という症状により、本人が笑いたくなくても、笑ったような表情となることで、認知機能が低下していると間違われることがあります。そのため、認知機能障害を見分けることが難しくなります。

❖ 筋萎縮性側索硬化症（ALS）

筋萎縮性側索硬化症の一部では、認知機能障害を呈することがあります。前頭側頭型認知症の症状を呈し、**行動異常や脱抑制、人格変化**などがみられます。徐々に会話がかみ合わなくなることで気づくこともあります。

認知機能障害が進行すると、人工呼吸器の装着に関する意思決定が必要となった場合などに、難しくなることがあります。また、人工呼吸器を装着した場合も、使用方法が理解できないなど、治療を進める際に困難が生じることもあります。

アセスメントと看護のポイント

❖ 転倒を防ぐ

【歩行に付き添い、歩行を観察する】

神経難病の患者さんには、運動障害による**転倒のリスク**があります。そこに認知機能障害が加わることで、リスクがさらに高まります。そのため、転倒予防が重要となります。

転倒予防策としては、まずは安全に歩行できるかどうかを見きわめるため、看護師が歩行に付き添って、歩行状態を観察します。

しかし、記憶障害により、看護師に付き添いを依頼することを忘れることや、脱抑制によって行動が制御できず、1人で歩いて転倒してしまうことがあります。また、進行性核上性麻痺のように、転倒に関心が向けられず、転倒しても気にしないこともあります。

その結果、**行動制限をせざるを得ない状況**となる場合もあります。それでも、行動制限を行う前には、その必要性を再度考えてみましょう。

【行動の理由を確認する】

せん妄でないかぎり、**多くの行動には、本人なりの理由があります**。例えば「トイレに行きたい」「何か物を取りたい」「同じ姿勢で身体が痛い」などがあります。

病棟でもよくみられますが、トイレに行こうとして歩き出す、ゴミ箱やコップを取ろうとして立ち上がる、ずっと椅子に座って疲れたからベッドに戻ろうとする、といった行動の際に転倒することがあります。どの行動も、人として自然な行動です。

よく、立っている患者さんに「立たないでください」といった声かけを耳にしますが、まずはその人の立場に立って「何かされようとしていましたか？」などと声をかけ、行動の理由を確かめましょう。

【自立を支援する環境を整える】

安全面を重視して過剰なケアを実施し、本人の自立を妨げていることがあります。転倒を予防するうえで、自立的な動作を支援する環境づくりが大切です。

物を取ろうとして転倒する場面はよくみられます。その人の行動パターンを把握し、よく使う物は手の届く範囲に置いておきましょう。

ワンポイント

移動時に車椅子を使用している人が、車椅子に座ったままベッドサイドで食事をしたり、テレビを見ていたりする場面を見かけます。車椅子の場合、ブレーキのかけ忘れや、フットレストに引っかかることで転倒を招きます。ベッドサイドに座るときは、車椅子ではなく、椅子を使用したほうが安全です。

車椅子はあくまでも移動手段として使用し、病室では椅子とベッドを行き来できる環境をつくることで、自立を支援していきます。

【排泄パターンを把握する】

病棟でも、排泄のために患者さんが歩き出すことが多くみられます。排泄パターンを把握し、先回りして排尿誘導を行うことで、1人で歩いてしまうのを防ぐことができます。

薬剤の使用により頻尿となっていたり、排便がコントロールされていなかったりすることもあるので、**薬剤との関連性**をアセスメントすることも大切です。

神経難病では自律神経障害がみられることも多いです。**排尿障害**によりトイレへ行く回数が増え、休息が十分にとれずふらつきが増強し、転倒につながることもあります。

【血圧変動に注意する】

自律神経障害による**起立性低血圧**も、転倒のリスクとなります。血圧の変動も十分に注意していく必要があります。

【信頼関係を築く】

心理面への対応と、コミュニケーションを良好にすることも大切です。患者さんが、医療者や支援者にケアを頼みやすいよう、信頼関係を築くことが重要です。看護師がいつも忙しそうにしていたり、「また？ さっきもトイレに行きましたよね」などと言われてしまうと、患者さんは声をかけづらくなり、1人で行こうとしてしまいます。

現場は常に忙しさにさらされていますが、患者さんの前では、その**忙しさを感じさせない**ようにしましょう。

【生活リズムを整える】

生活リズムの調整をすることも重要です。**夜間の不眠**を解消し、日中の活動を促すことで、不要な睡眠導入薬などの使用による夜間のふらつきを回避できます。

呼吸障害が夜間の不眠につながることがあります。そのため、呼吸状態についてもアセスメントする必要があります。

ワンポイント　夜間の不眠を「トイレ」と表現する人がいますが、よく観察してみると、苦しくて目が覚めているのに、そのことに気づかず、トイレにも行きたい気がするからトイレに行っている、という場合もあります。

❖ 意思決定支援を行う

【意思決定能力がないわけではない】

認知機能が低下していると「本人に説明してもわからない」と誤解されることが多くなります。例えば、患者さんに病状説明がされず、家族のみに行われる、といった場面も見られます。また、治療方針や今後の療養先を決めるときにも、同様のことが生じています。

しかし、**認知機能が障害された人は、意思決定能力がないのではなく、自分の思いや考えをうまく周囲に伝えられない状況にあるだけ**です。特に神経難病の場合は、認知機能だけでなく、言語的コミュニケーションも障害されることで、思いを汲み取ることが難しい場面があります。

神経難病と診断されると、医師から、おおよその経過について説明されます。経過に応

じて医療的処置（胃瘻造設や気管切開など）を希望するかなどの選択が必要となります。あらかじめ家族や大切な人と「このような処置が必要になった場合はどうしたいか」を確認できている患者さんもいますが、いざ、これらの処置が必要となったときに、家族や大切な人が「本人の意思がわからない」ということもあります。

本来であれば本人が意思決定を行いますが、このような場合は、周囲の人が決めることになります。「本人だったらどのような選択をするか」について十分に話し合ったうえで決定していくことが大切です。この場合の周囲の人は、家族だけではなく、「その人をよく知る複数の人」である必要があります。

【意思決定する家族の負担も考慮する】

意思決定を委ねられた家族の負担感は増大します。なかには「私が決定したことで、このような結果になってしまった」と後悔する人もいます。そうならないためにも、複数人でよく話し合って決めることが大切です。

しかし、どのような場面であっても、まずは本人の意思を尊重し、本人に聞くことからはじめることが大切です。「好き」か「嫌い」かを表明することができれば、意思決定能力はあると判断できますから、積極的に本人の意思を確認していく必要があります。

【医療者の「つなぐ」姿勢が大切】

療養先を決める場面では、特に家族の思いが重視される傾向にあります。家族が介護者となっている場合、介護負担から家族が「もう家では看られません」と言い、本人の意思に関係なく転院調整が進められることもあります。

確かに、介護者・家族の生活や健康も大切です。在宅療養で困っていることは何か、それは本当に解決できないことなのかなどを、本人を交えて十分に話し合っていく必要があります。

しかし、患者さんと家族の関係によっては、難しいこともあります。また、認知機能障害によって同情や共感が欠如することや、脱抑制などによって、介護者の気持ちに配慮することが難しい場合もあります。さらに、人格の変化からも家族との関係がうまくいかなくなってしまうこともあります。

こうした場合は、患者さんと家族だけで話し合いをすると、さらに関係が悪化してしまうこともあるため、医療者も同席して話し合うとよいでしょう。

（喜多川幸絵）

〈参考文献〉
1）日本神経学会監修，「認知症疾患診療ガイドライン」作成委員会編：認知症疾患診療ガイドライン2017．医学書院，東京，2017：18-53．
2）中島紀惠子編：認知症の人びとの看護 第3版．医歯薬出版，東京，2017．
3）鈴木みずえ，酒井郁子編：パーソン・センタード・ケアでひらく認知症看護の扉．南江堂，東京，2018．
4）宇高不可思監修：認知症．医療情報科学研究所編，病気がみえるvol.7脳・神経 第2版．メディックメディア，東京，2017：424-443．
5）小川朝生編：認知症plus院内対応と研修．日本看護協会出版会，東京，2021．
6）厚生労働省「身体拘束ゼロ作戦推進会議」編：身体拘束ゼロへの手引き 高齢者ケアに関わるすべての人に．厚生労働省，2001
https://www.fukushi.metro.tokyo.lg.jp/zaishien/gyakutai/torikumi/doc/zero_tebiki.pdf（2024.7.31.アクセス）．

Part 3

「経過」に応じて支援する

神経難病の特徴として、経過が長く、
療養行程における各時期に、
必要となるケアが変化していくことが挙げられます。
ここでは、各時期の特徴と、
代表的な療養生活課題（困りごと）をみていきます。
また、意思決定支援や家族に対するケアなど、
すべての時期にわたって必要になる視点についても
解説していきます。

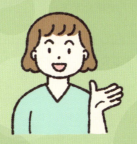
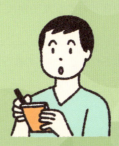

Part 3　「経過」に応じて支援する

神経難病患者の療養行程

「療養行程＝病期」ではない

　神経難病は、難病のなかでも進行のスピードが速く、症状の広がりを認め、個別性が大きいことが特徴です。

　現時点では根本的な治療法が確立していませんが、医療や看護がかかわることで少しでも生活しやすくすることや、つらい症状をやわらげることはできるため、疾患特性や個別性に応じ、経過をふまえて課題を整理し、看護支援につなげることが重要です。

　疾患によって、発症する年代も異なります。そのため、ライフサイクルをふまえ、長期にわたり、必要な治療や適切なケアを提供し続けることが、看護の重要な役割となります。

　本書では、神経難病患者の経過を、**療養行程（発症期、進行期、移行期、維持・安定期、終末期）**として分類します（図1）。各時期の課題を整理し、現在どのような時期にあり、今後どのようになるか見とおしをもちながら、必要な看護を届けることが大切だからです。

　「療養」とは、病気や障害を抱えている人が、医療を受けながら回復をめざして生活することです。「行程」とは、経過であり、道のりでもあります。

　療養行程は、病状の進行を示す病期ではなく、進行期と維持・安定期を繰り返すなど、**必ずしも時間軸には沿いません**。また、療養行程の各期間は、同じ疾患であっても個別性があり、異なります。個別の経過は、身体的な面だけでなく、精神的な面や支援体制など、複数の要因に影響を受けるため、療養行程を用いて、広く専門的な視点をもって支援課題を整理していくことが大切です。

　詳細な支援課題と看護については、各項目で紹介します。

ワンポイント　病期はあくまで「病気の進行」を示すものです。看護を考えるうえでは、どちらの視点も欠かせません。

図1 療養行程と課題

発症期　病気の初期症状が出現し、診断がつく時期

【患者さんの気持ちや医療・生活上の課題】
- 複数の医療機関・診療科の受診
- 診断がつかない
- 根本的な治療法がない
- 新しい治療や治験に対する期待
- 遺伝性疾患であることの不安
- 診断確定による不安
- 仕事や学業の継続は可能か
- この先の経済面は大丈夫か
- 家族に迷惑をかけたくない

【主な支援課題】
- □疾患の理解や受容
- □今後の生活に見とおしを立てるための情報提供
- □精神的支援
- □家族支援
- □制度利用の紹介
- □通院先の集約化の検討
- □就労・就学継続に関する相談先の紹介

↓

進行期　症状の進行により、健康問題や生活障害が重度化していき、医療やケアによっても、症状コントロールや生活の対応がしにくい不安定な時期

【患者さんの気持ちや医療・生活上の課題】
- 病状の進行（重複・重度化）への不安
- 合併症の出現
- 症状の重度化による苦痛
- 医療処置や治療（手術、薬物療法など）の検討
- コミュニケーション手段の検討
- 生活の中で支援を必要とすることが増える
- 家族など介護状況の変化
- 制度利用・サービス導入
- 支援者（医療・介護・行政など）が増える
- 療養の場の検討

【主な支援課題】
- □症状の進行を予測した対応
- □合併症の予防と対応
- □医療処置・治療法の理解
- □生活（ケア用品や住環境など）の工夫
- □ケア技術指導
- □精神的支援
- □家族支援
- □緊急時・災害時の備えと対応
- □支援チームの構築
- □療養の場の情報提供

↑↓

移行期　症状の移行（変化）により、医療処置や療養の場を見なおす時期

【患者さんの気持ちや医療・生活上の課題】
- 医療処置（胃瘻・気管切開・酸素・人工呼吸器など）の選択と導入
- 治療法（手術療法や薬物療法など）の導入
- コミュニケーション手段の変更
- 療養の場の変更（病院⇔自宅・施設など）

【主な支援課題】
- □症状の進行を予測した対応　□合併症の予防と対応
- □精神的支援　□家族支援
- □医療処置・治療法の理解
- □コミュニケーション手段の対応
- □生活の工夫
- □療養の場の変更に伴うケア内容の確認
- □緊急時の備えと対応

維持・安定期　必要な治療や適切な支援により症状が安定しており、健康問題や生活障害への対応法も確立している時期

【患者さんの気持ちや医療・生活上の課題】
- 症状が安定している　●症状変化に対応できている
- 社会参加の希望（進行期には難しい「少し特別」なこと）
- 症状が重度化することへの不安
- 漠然とした不安

【主な支援課題】
- □合併症の予防と対応
- □社会参加に関する支援
- □精神的支援　□家族支援
- □支援体制や生活の見なおし
- □緊急時シミュレーション　□災害時避難訓練
- □今後の生き方について話し合う環境づくり

↓

終末期　症状の進行や経過をとおして死が身近に予測される時期。また、グリーフ・ビリーブメントケアを必要とする時期

【患者さんの気持ちや医療・生活上の課題】
- 苦しいのは嫌
- どこで過ごしたいか
- 医療（医療処置・苦痛緩和など）の選択
- 家族や友人などとともに過ごす時間をつくる

【主な支援課題】
- □症状コントロール・苦痛緩和
- □最期まで長く過ごす場所
- □治療の中止や変更　□状態悪化時の対応
- □看取りに向けた準備　□精神的支援　□家族支援
- □病理解剖・遺伝子検査に関する意向
- □グリーフケア

Part 3　神経難病患者の療養行程

Step1 各行程における支援課題をおさえる

❖ 発症期の支援課題

【精神的支援は不可欠】

　神経難病の患者さんは、診断が確定するまでに、多くの医療機関や診療科の受診を経ていることがあります。違和感があるまま現状の生活を優先し、かなり症状が進行したところで受診したことにより、診断とほぼ同時期に医療処置の選択が必要となる人もいます。

　診断がつくことで「何かおかしい」と感じていた理由が明らかになり、新たなスタートとなる一方で「進行性で、根治できる方法がなく、医療処置が必要となる疾患」だと知ることで受けるショックや不安は、計り知れません。

　この時期は、患者さんの精神的動揺が大きいため、看護師は、患者さん・家族の**精神的支援**を行い、その後の治療や生活のための**支援体制を構築**していく役割を担います。

　症状が軽度で、健康問題や生活障害が比較的軽い時期でもあるため、訪問看護師が介入することは少なくなっています。しかし、早期に支援に入ることで、今の不安を受け止め、1つでも解決に導くことにより新たな不安の軽減につなげられます。

> この時期の支援課題
> ☐ 疾患の理解や受容
> ☐ 今後の生活に見とおしを立てるための情報提供
> ☐ 精神的支援　　　　☐ 家族支援
> ☐ 制度利用の紹介　　☐ 通院先の集約化の検討
> ☐ 就労・就学継続に関する相談先の紹介

【これまでの生活を知り、情報提供を行う】

　患者さんや家族がこれまでどういうことを大切に生活してきたか知ることで、その後の「その人らしい生き方・生活」を支える大きな力になります。

　患者さんの就学・就労をできるだけ継続できるような支援や、必要な制度を利用できるようなはたらきかけも必要となります。

　現在、患者さんや家族は、インターネットなどから自ら情報を得ることが容易となりました。しかし、その一方で、どれが正しい情報かわからなくなるリスクも増加しています。

　疾患を正しく理解して不安を軽減できるよう、必要に応じて専門医につなぐことや、難病相談支援センターなどを紹介し、**疾患や生活に関する正しい情報**をていねいに提供していくことが大切です。

ワンポイント

発症期のように診断がつく時期に出会う看護師は、病棟・外来看護師、入退院支援看護師などです。
その後、保健所に医療費助成を申請したあとに地域ではじめて出会う専門職は、保健所等の保健師です。

専門医療
病棟・外来看護師や入退院支援看護師

地域医療
保健所等の保健師

❖ 進行期の支援課題

【先を見とおした支援体制を築く】

症状コントロールがしにくい不安定な時期です。呼吸障害、摂食嚥下障害、運動障害、認知機能障害、自律神経障害などが進行し、健康問題や生活障害が重度化していきます。

患者さんは「できなくなることが増えていく」ことと向き合うことになり、ライフサイクル（進学・就職・出産など）にも影響します。

家族・介護者にとっては、**介護量が質・時間ともに増えていく**ことになります。この時期、看護師には、**症状のモニタリング**を行い、病状の進行と家族の介護負担に応じ、先を見とおした**支援体制を構築**していくことが求められます。

【「できなくなる」つらさに配慮する】

例えば「パソコンのキーボードが打ちづらくなる」「歩けなくなる」「1人ではトイレに行けない」などの症状・障害に対しては、福祉サービスの紹介、訪問看護や訪問介護を増やすこと、手段や方法を変えることを提案できます。

しかし、病状の進行に伴う変化を受け入れるのは簡単ではありません。「いずれ自分1人ではトイレに行けなくなる」と**認識していても**、「今の自分が、1人でトイレに行くのは難しい（危険が伴う）」とは**受け入れがたい**ものです。

「毎夕の散歩は続けたい」「トイレで用を足したい」「口から食べ続けたい」「コミュニケーション機器のスイッチは、これでなければ」など、患者さんの希望を尊重したうえで、看護師は、安全性を十分に検討し、効果が得られる代替案を提案していくことが求められます。

> **この時期の支援課題**
> □ 症状の進行を予測した対応
> □ 合併症の予防と対応
> □ 医療処置・治療法の理解
> □ 生活（ケア用品や住環境など）の工夫
> □ ケア技術指導　　　□ 精神的支援
> □ 家族支援　　　　　□ 支援チームの構築
> □ 緊急時・災害時の備えと対応
> □ 療養の場の情報提供

【支援チームの体制を整える】

進行期の大きな課題として、呼吸障害や球麻痺症状の進行による気管切開、人工呼吸療法、経管栄養法などの医療処置の選択があります。患者さん・家族の十分な理解のもと、**繰り返し対話**し、話し合ったことを**病院・地域で共有**することが必要な時期です。

専門医による診療や、かかりつけ医、リハビリテーション職、訪問介護などの多職種とともに重症化を防ぐこと、新たな合併症を引き起こさないこと、苦痛緩和につとめることが、継続して必要となります。

異常の早期発見と対応を、支援者で共通認識をもって行えるように、日ごろからの共有や連携体制を整えておくことが重要です。

【緊急時・災害時に備える】

支援体制を整備した信頼関係のなかで、緊急時を想定した対応も求められます。

また、在宅療養の安全を守るため、**家族やヘルパーへの技術指導**は看護師の重要な役割です。患者さんと家族の病気や介護の向き合いかた、精神的な状態を配慮し、継続して支援チームで環境調整を図ります。

災害時の備えについても課題を整理しておきましょう。

Part 3 神経難病患者の療養行程

移行期の支援課題

【体制を柔軟に見なおす】

　療養生活の場を変更する大きなタイミングとして、人工呼吸器や経管栄養法の医療処置の導入があります。進行期でもありますが、病状が進行して障害が重度化していくなか、体制を見なおす必要が出てくる時期でもあるため、本書では移行期として示しています。

　この時期は、退院調整を担う看護師の役割が大変重要です。また、在宅看取りの意向がある場合は、神経難病では終末期、特に死亡直前の状態の予測が難しいことを十分に考慮した対応が必要となります。

> **この時期の支援課題**
> □ 症状の進行を予測した対応
> □ 合併症の予防と対応
> □ 精神的支援　　　□ 家族支援
> □ 医療処置・治療法の理解
> □ コミュニケーション手段の対応
> □ 生活の工夫
> □ 療養の場の変更に伴うケア内容の確認
> □ 緊急時の備えと対応

　現在も選択肢が豊富とはいえませんが、自宅以外でも在宅の扱いの施設や、ホスピスなど療養場所を選択することが可能です。安定して医療が提供され、希望に沿った生活ができるように、調整していくことが必要です。

維持・安定期の支援課題

【合併症に注意する】

　病状は、進行期と維持・安定期を行ったり来たりしながら、進行していきます。治療・ケアの発展により予後が延長し、これまで生じにくいとされてきた症状も認めるようになってきました（図2）。

　症状についてモニタリングし、合併症の出現に注意する必要があります。

【社会参加の機会を逃さない】

　この時期には「映画を観に行く」「旅行に行く」「大学に行って講義を受ける」など、日常生活における少し特別なことを実施できます。また、安定しているからこそレスパイ

> **この時期の支援課題**
> □ 合併症の予防と対応
> □ 社会参加に関する支援
> □ 精神的支援　　　□ 家族支援
> □ 支援体制や生活の見なおし
> □ 緊急時シミュレーション
> □ 災害時避難訓練
> □ 今後の生き方について話し合える環境づくり

ト入院を選択して、家族がそれぞれの時間をもてるようにする人もいます。

　看護師は、普段の会話などから、その人を知り、「どんなことに興味をもち、大切にしているか」「安定しているときに、どのようなことができるか」気に留めておき、可能な時期に実施できるよう支援することが大切です。

図2　ALS人工呼吸器装着者の非運動症状・合併症の例

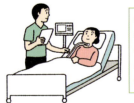

- 血圧変動
- 低体温
- 排尿障害
- 高血糖
- 舌肥大

Nakayama Y, Shimizu T, Matsuda C et al: Non-motor manifestations in ALS patients with tracheostomy and invasive ventilation. *Muscle Nerve* 2018 ; 57: 735-741.

安定しているときにこそ、病状が進行したときのコミュニケーション機器や福祉機器を体験したり、同じ疾患の人に会ったり、考えている施設を見学したりするのもよいでしょう。**災害時訓練**なども提案したい内容です。

【生活の見なおしも行う】

病状が進行したときに「どう生きていきたいか」「どう生活したいか」について**対話する**ことも大切です。とはいえ、落ち着いているるときは考えることも難しく、少し進行した時期のほうが話をしやすいこともあります。

また、いつまでこの生活が続けられるのだろうかという不安や、日々対応に追われていた時期と比べると、少し余裕ができてきて、小さな疑問が蓄積し、支援者との関係性に疑問を生じることもあります。落ち着いているときこそ、患者さん・家族、支援者がゆっくりと話し合い、**日ごろのモヤモヤを解決する**ことも大切です。

❖ 終末期の支援課題

神経難病の終末期は予測しづらいため、終末期の始まる時期は、「いつから」と示せるものではありません。

一般的に死の直前にみられる症状（呼吸の変化、脈拍を触知できない、血圧を測定できない、意識レベル低下、乏尿・無尿など）は、神経難病では必ずしも出現しません。人工呼吸器などの医療処置を行っていても、終末期を想定していないなか、突然の死を経験する場合もあります。こうした可能性があることを患者さん・家族が理解し、終末期に「どこで、どのようなことを大切にして生活していくか」意思・意向を共有する必要があります（**表1**）。そのためにも、発症期から継続して支援する、**つなぐ看護**が必要です。

この時期の支援課題
☐ 症状コントロール・苦痛緩和
☐ 最期まで長く過ごす場所
☐ 治療の中止や変更
☐ 状態悪化時の対応
☐ 看取りに向けた準備
☐ 精神的支援　　　☐ 家族支援
☐ 病理解剖・遺伝子検査に関する意向
☐ グリーフケア

表1 終末期の意思・意向の内容の例

- 治療内容
- 治療の中止や変更
- 最期まで長く過ごす場所
- 状態悪化時の対応
- 病理解剖・遺伝子検査

【症状コントロール・苦痛緩和が重要】

最期に苦痛が待っていると想像することは、恐怖につながります。苦痛緩和のための治療・ケアがあることを示し、症状コントロールと精神的支援を行うことが重要です。

【看取りに向けた準備とグリーフケア】

死が身近には経験しにくい時代に変化した現代においては、家族で終末期を支えることは大きな重圧となります。家族の精神的支援も看護師の重要な役割です。

長い経過を支えてきた家族の喪失感はきわめて大きく、大切な人を亡くしたときの悲しみも深いものとなります。グリーフケアは死から始まるものではありません。**診断がついたときから、患者さん・家族まるごとの経過を支えること**がグリーフケアにつながります。

医療処置や最期の療養の場などの意思決定について、家族が患者さんの意思を尊重し後押ししてきたとしても、本当にその決定でよかったのか、家族として何か他の手立てはなかったかと葛藤が生じ、ふさぎこむこともあります。

また、**医療者へのグリーフケア**も大切です。長い療養経過を支えてきた看護師をはじめとする医療職・介護職にもケアが必要となります。経過をカンファレンスなどで振り返

Part 3 神経難病患者の療養行程

ることで、課題の明確化や妥当性の検証、今後のケアの質の向上につながるほか、**燃え尽き症候群**の予防にもつながります。

ワンポイント

病理解剖に関する支援のありかたは、大きな課題となっています。
患者さんの死亡時に、医師から病理解剖を行うと聞いた家族が「本人が、未来につないでほしいと考えるだろうと思って同意したが、生前に意向を聞きたかった」と話すこともあります。一方で、病理解剖を断ったあと「今考えると、本人が生きた証を残せばよかった」などと話す家族もいます。
生前から病理解剖について話すのは難しいことが多いでしょう。しかし、ブレインバンクや献体を早期から希望する患者さんもいます。医療者の思い込みで情報を提供しないよう、検討が必要となります。

Step2 対応策を立てる

療養行程を用いると支援課題がみえてきます。課題を整理したら「どのように対応策を立てるか」というステップになります。

神経難病の患者さんは個別性が高く、情報が複雑に絡み合った全体像をとらえていくことになります。課題解決のためには、糸口がどこにあるのかと悩むことも多くなります。

事例検討会や多職種でのカンファレンスが、よい手段となります。それでも難しい課題については、対応策探究シート（**表2**）などを活用し、広い視点をもって、解決の糸口をみつけていきましょう。

〈参考文献〉
1. Nakayama Y , Shimizu T , Matsuda C , et al: Non-Motor Manifestations in ALS Patients with Tracheostomy and invasive ventilation. *Muscle Nerve* 2017; 57 : 735-741.
2. 厚生労働省：人生の最終段階における医療・ケアの決定プロセスに関するガイドライン．2018．
https://www.mhlw.go.jp/file/04-Houdouhappyou-10802000-Iseikyoku-Shidouka/0000197701.pdf（2024.7.31.アクセス）．
3. 厚生労働省：人生の最終段階における医療・ケアの決定プロセスに関するガイドライン解説編．2018．
https://www.mhlw.go.jp/file/04-Houdouhappyou-10802000-Iseikyoku-Shidouka/0000197702.pdf（2024.7.31.アクセス）．
4. 松田千春，林健太郎，中山優季，他：筋萎縮性側索硬化症患者の遺族が捉える病理解剖の意味．https://www.shf.or.jp/wp-content/uploads/2021/09/4f6aa675c92515e8661fa7f5afcbbe85.pdf（2024.7.31アクセス）．
5. 中山優季，原口道子，川村佐和子：難病看護の専門性と特徴―難病看護の定義に向けて―．日本難看会誌2016；21（1）：54．

表2　難病患者対応策探究シート

対応策探究シート　課題　：　胃瘻造設の時期について具体的にできない

【Aさん】女性　48歳　無職（元急性期病院看護師）ALS（病歴2年8か月）
家族構成：夫52歳（会社員）、長男（11歳）　　　性格：まじめで責任感が強く、心配性な面もある
療養場所：バリアフリーのマンション1階　　　ALSFRS-R 23　要介護4
直近の訪問時のバイタルサイン：Bp 122/76mmHg、T 36.4℃、P 98回/分　CPF 160 L/分
【シート活用理由】半年前から「胃瘻をつくるには早すぎる時期ではない」と医師から説明されている。ここ1～2か月は「胃瘻を安全につくるには急いだほうがよい」と考え、訪問看護師間や保健師と話し合っている。本人の思いや看護師経験、周囲との関係性のなかで、胃瘻について具体的に話を進めるにはどうしたらよいか検討したい

A　課題に関連する状況	B　変わらない・変えられない事実 大切にしていること・優先すること	C　変わるかもしれないこと・変えられるかもしれないこと	D　Cへのアプローチ・対応 解決に近づける方向性・寄せる・折り合いをつける
身体症状（経過・見通し）：呼吸障害・嚥下障害が進行。NIVは日中30分程度。移乗時の息切れ、水分でむせが生じ、体重は2か月で3kg減。先月の呼吸機能検査を受け、医師から胃瘻は急いだほうがよいと説明された。ほぼ全介助	呼吸障害、嚥下障害、体重減少によりNIV装着時間の延長、胃瘻造設について検討が必要な状態	病気進行の理解 NIVのマスクフィッティングと設定条件の調整 食事摂取に関する嚥下評価と食事中の姿勢の見直し 高栄養食の紹介	専門医からの疾患に関する説明 NIVの調整と栄養状態の改善 嚥下評価に基づく適切な食事摂取、食事の姿勢の工夫
生活状況：夫と長男と3人暮らし。実母は平日に片道2時間かけて来宅し、食事や洗濯などのサポートをしている	入院することで、家族と家で過ごす大切な時間を奪われたくないと考えている	夫は、通勤に1時間以上かかるため、在宅勤務の時間を増やせるよう調整中	家族で過ごす時間を増やすことで、精神的にも安定するような働きかけを行う
精神状況：「病気は進んでいるが、胃瘻造設をつくるのは今ではない。まだ胃瘻をつくらなくても大丈夫」「胃瘻はそのうちつくる。子どもと家で過ごす時間が大切」	病気について調べつくし、理解し、必要なことを決めてきているという思いが周囲に伝わっている 子の成長を見たいが、迷惑をかけてまで生きたくないと訪問看護師に話している	症状が重度化している自覚はあり、病気と向き合う怖さも抱えていると推察される。本人の意向や気持ちを尊重しつつ、訪問看護師は一緒に考える存在であることを伝えていく	専門医と一緒に話を聞く機会を設けられるよう調整する 不安を受け止め、ともに考え、課題解決していく存在であることを伝えていく
家族・介護状況：夫と実母の協力を得て生活しているが、病気の進行により技術的に難しいケアが増えている	夫と実母「本人の気持ちを大事にしたい」「これまで決めごとは全部本人に任せてきた」 本人の前では、家族が心配に思っていることや具体的な病気の話をしにくいと訪問看護師にもらしている	今後どのように生きていきたいか、具体的に家族で話し合ったことはない。TIVに関する会話を避けているので、家族との会話の時間をつくり、不安の軽減を図る	本人と一緒（または本人と別）に家族と話をする機会を設け、家族の病気の理解を促し、不安の軽減を図る 家族の心身の負担が増さないよう支援体制を見直す一方で、家族だけの時間もできるだけ安心して過ごせるよう技術指導を行う
療養環境・支援体制 専門医：外来月1回 訪問診療：なし 訪問看護：週4日 PT：週2日 ヘルパー：週4日 ケアマネ・保健師：定期的に訪問	リハビリでは呼吸リハビリテーションを希望している STの導入には前向き	かかりつけ医の導入 訪問看護ステーションの回数増加	かかりつけ医の導入、訪問看護・ヘルパーの回数を増やすことを提案。STの導入 介護保険の審査請求（要介護5）の検討 医療方針や療養体制を支えられる地域でのチームづくり

原口道子：訪問看護のための難病看護事例検討ツール―看護の糸口をさぐる―. https://nambyocare.jp/file/5547（2024.7.31アクセス）. を使用して著者作成

（松田千春）

Topics 知っておきたいキーワード

小児からの成人移行支援

診療科が成人に移行するとき[1]

　近年、医療の進歩や社会的支援体制の整備に伴い、小児期から疾患があっても、成人期を迎えることが多くなっています。そのため、個々の患者さんに合わせた、成人診療科への移行が重要な課題となっています。

　患者さんには適切な医療を受ける権利があり、医療は、患者さんに対する十分な説明と同意のもとに提供されることが前提となります。患者さんの成長発達に沿った移行準備、意思決定支援、医療提供について、図1に示します。

　成人期には、自分で意思決定することとなり、必要に応じて適切な人と相談しながら決めます。本人の意思決定能力によっては、本人が理解できるように説明の方法を工夫して本人からの意思表示を確認する、または、本人の意向を推定して本人の最善の利益を本人・家族と関係者で協働意思決定（shared decision making：シェアードデシジョンメイキング）を行う必要があります。また、成年後見制度を利用することも大切です。

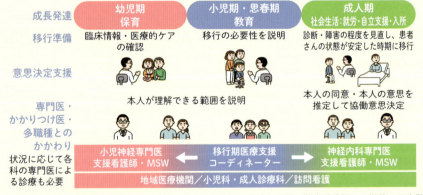

図1　移行医療の概要

望月葉子：神経系疾患を対象とする小児ー成人移行医療の現状と課題：難病看護師への期待．日本難看護誌2023；28(3)：40．より改変のうえ転載
＊図1は、引用文献1）より日本神経学会が第63回日本神経学会学術大会会場で配布するために作成したものである。

専門医療機関では、かかりつけ医をはじめとする地域医療サービス提供者とともに、臨床情報や必要な医療的ケアを確認したうえで、患者さんと家族に、移行の必要性を説明します。看護師や医療ソーシャルワーカー（MSW）、移行期医療支援コーディネーターなどがかかわることにより、シームレスな移行を図ることができます。

成人移行支援における現状と課題

日本小児科学会から2014年に「小児期発症疾患を有する患者の移行期医療に関する提言」[2]が出され、2023年に改定[3]されました。

成人移行支援について、小児科と成人診療科合同での提言・ガイドが発表された領域があり、2024年6月現在では、**表1**のようなウェブサイトがあります。

神経系疾患については、2020年から日本神経学会小児－成人移行医療対策特別委員会において、日本小児神経学会からも委員を選定して成人移行支援に取り組んでいます。2022年には、移行医療の現状と課題として、以下のような内容が報告されました[1]。

❶移行医療における小児神経科医と脳神経内科医双方からの問題意識

❷医療体制における改善すべき課題

❸小児科医と成人診療科の医師が協働して多職種連携の舵取りの必要性

❹日本小児神経学会と日本神経学会が協力して小児―成人移行医療への理解の促進や診療

表1	小児科と成人診療科合同で作成された成人移行支援に関する提言・ガイド
先天性心疾患	**先天性心疾患情報ポータル～みんなで学ぶ・こころを寄せる～** 「先天性心疾患を主体とする小児期発症の心血管難治性疾患の生涯にわたるQOL改善のための診療体制の構築と医療水準の向上に向けた総合的研究」研究班 https://j-achd.jp/fromnow/report/
腎疾患	**腎臓の病気を持つ子どもの未来のために** 「小児腎領域の希少・難治性疾患群の全国診療・研究体制の構築」研究班 http://pckd.jpn.org/transition/index.html
小児リウマチ性疾患	**小児・移行期医療について** 日本リウマチ学会 https://www.ryumachi-jp.com/member/pediatrics/
炎症性腸疾患	**小児期発症炎症性腸疾患患者の移行医療（トランジション）に関するコンセンサスステートメント** 「難治性炎症性腸管障害に関する調査研究」班 http://www.ibdjapan.org/

（2024.7.31アクセス）

また、委員会ワークショップでは、以下の取り組みの必要性が述べられています。

小児科と成人診療科の連携推進（第4回：小児科から成人診療科への移行を語る会）[4]

- 移行前の小児科での準備
- 多職種チームの形成
- 脳神経内科医が小児神経を学べるようにする
- 移行医療に対する医療体制整備と診療報酬
- 小児神経科医、脳神経内科医、プライマリケア医が連携した地域医療・福祉サービスに関する行政へのはたらきかけ

成人移行医療の実際（第5回：小児科から成人診療科への移行を語る会）[5]

- 医療者のみならず地域や行政を含む多職種と連携した全人的な移行支援

さらに、難病医療ネットワーク学会においても多職種での成人移行支援への取り組みが始まっています。

看護への期待・果たすべき役割

知的障害などにより自己決定が困難な患者さんは、自律的な移行が難しくなります。また、医療的ケアが必要な場合や、複数の疾患があり複数診療科の対応が必要な場合にも、移行を困難にしています[6]。

このような場合には、1つの診療科・医療施設だけではなく、地域医療連携が必要です。さらに、適切な介護・看護を受けるには、社会資源も必要となります。

看護師は、専門的な知識をもって、患者さんに医療やケアを行い、患者さんと家族に長期的に安全な療養環境を提供する必要があります。そのために、看護師は保健医療福祉の支援ネットワークの核となり、医療サービスに包括性と連続性をもたせるようにはたらきかけていくことが大切です。

（望月葉子）

〈引用文献〉
1) 尾方克久，望月葉子，齊藤利雄，他：神経系疾患を対象とする小児−成人移行医療についての展望：現状と課題．臨床神経2022；62：261-266.
2) 横谷進，落合亮太，小林信秋，他：小児期発症疾患を有する患者の移行期医療に関する提言．日児誌2014；118：98-106.
3) 賀藤均，位田忍，犬塚亮，他：小児期発症慢性疾患を有する患者の成人移行支援を推進するための提言．日児誌2023；127：61-78.
4) 望月葉子，尾方克久，熊田聡子，他：小児期発症神経系疾患を対象とする小児-成人移行医療への取り組み：小児診療科と成人診療科との連携推進．臨床神経2012；63：67-72.
5) 尾方克久，望月葉子，熊田聡子，他：成人移行支援の課題と神経系疾患における小児-成人移行医療の実際．臨床神経2024；64：460-464.
6) 大迫美穂，竹内千仙，望月葉子：小児期発症神経系疾患を有する患者の小児科から成人診療科への移行―知的・運動障害を伴う患者への取り組み―．神経治療2021；38：112-122.

Part 3　「経過」に応じて支援する

発症期の特徴と支援

発症期：症状が出現し、診断がつく時期

　神経難病にはさまざまな症状があり、その出現や程度に個人差があります。「"何か変だ"と感じていたけれど、"忙しくて疲れていたからかな"と思っていました」などと言う人も多いです。

　神経難病の診断には専門的な診察や検査が必要であり、症状の経時的な変化は、重要な所見となります。さらに、複雑な診断基準があり、病初期には診断がつかないこともあるため、**確定診断には時間を要する**といわれています。

　診断に至らないとき、患者さん・家族は、「まだわからないと言われた」などと、いら立ちや、不安を訴えることがあります。看護師は、患者さん・家族の思いを傾聴し、診断のためには、**経時的な症状の変化をみていくことが重要である**ことと、**通院継続の必要性**を説明しましょう。

　昨今、インターネットでさまざまな情報を得られます。しかし、インターネットの情報が必ずしもその人にとって正しいとはいえないことを、患者さん・家族に説明する必要があります。

　また、質問したいことは必ず医師に聞くように伝えましょう。その際、看護師は、患者さん・家族が聞きたいことや不安を表出できているかに注意し、必要に応じて質問を促したり、ときには代弁者となったりして、少しでも不安が解消されるよう支援します。

　さらに、患者さん・家族からはセカンドオピニオンの要望を言い出しにくいことに配慮し、希望があったらすみやかに医師に伝えることが重要になります。

ワンポイント

症状は、軽い違和感から徐々に強くなりますが、複数の病院で検査を受けても「異常なし」「原因不明」といわれることがあります。
上肢の動かしにくさに対する手術を受けて一時的に症状が改善したものの、再び動かしにくくなって脳神経内科へ紹介されて診断がついたケースもありました。

119

発症期 健康上の課題①体のこと

症状の特徴

次のような症状がみられますが、日常生活動作（ADL）は自立している場合が多いです。
- 足が動かしにくく歩きにくいが、転ばないよう注意しながら歩いている
- 片手が動かしにくいが、反対の手で何とかしている
- 人から「呂律が回っていない」と言われるが、ゆっくり話すと伝わる
- 飲み込みにくい感じがあるが、むせはなく、普通の食事をとっている

- しびれや痛みがあるが、しかたがないと思って何とか生活している

患者さんは、今までできていたことがスムーズにできなくなり、身体への違和感を抱きます。疾患によっては症状の改善が難しく、個人差はありますが、多くの場合は症状が進行していきます。

診断時にすでに症状が進行し、ADLに介助が必要な人もいます。その場合は進行期の看護→P.126 を参考にしてください。

アセスメントのポイント

詰問にならないよう注意しながら、「日常生活のなかで、不便さを感じていることは何か」について話してもらえるようにかかわります。

例えば、食事を配膳したときに「細かなものの開封に困ることはありませんか」と声をかけ、食事の動作をそれとなく観察することも重要です。

看護のポイント

【内服管理を継続するための支援】

患者さん自身で内服管理ができることが重要です。1日に何回内服するのか、その人の生活パターンにどのように組み込めるのかをアセスメントします。

患者さんが自宅でも内服を継続できるよう、その人の生活状況も含めて患者さん、医師、薬剤師と話し合い、内服の方法や回数などを検討しましょう。

また、症状と服薬管理行動を結びつけて考えることが大切です。
- 「手の動かしにくさ」があるとき：薬の袋を開けて口に入れる動作ができるかをアセスメントする
- 「摂食嚥下障害」があるとき：錠剤を飲み込めるのか、水分にとろみをつけてスプーンで内服したほうがよいのかなどをアセスメントする

上記の他、不随意運動がある、小脳症状（手を口元にもっていきたいが、違う場所にいってしまう）などの症状にも注意が必要です。

在宅療養に向けて、訪問看護師や訪問薬剤師へ管理・指導を依頼することもあります。

【困りごとを観察し、対応を一緒に考える】

ADLが自立していても、24時間の生活をイメージしながら、**何か困りごとはないか考**える必要があります。困りごとに対する工夫は、多職種で連携しながら、患者さん・家族と一緒に考えていくことが大切です。

小川は「ADLの低下や生活障害などがある場合は、それを補うために必要なサービス［中略］がスムーズに導入できるよう支援することが大切である。住所地の介護保険課や地域包括支援センター、障害者福祉課への相談を勧める」[1] と述べています。ADL低下がある場合は、介護保険の利用など、患者さんに合った社会資源の活用やサービス利用を考えていきます。

例えば、手の動かしにくさには、市販の便利グッズや補助具などの使用、体の動かし方の工夫で対応できることもあります。リハビリテーション科とも連携しましょう。

【安全で生活しやすい環境づくりの支援】

歩きにくい場合や手を動かしにくい場合は、**転倒や外傷を予防する環境調整**を行います。以下のような点について確認しましょう。

- **トイレまでの距離、トイレの広さ、段差や手すりの有無**
- **布団かベッドか、どのようなベッドか**
- **浴室の広さ、段差の有無、床は滑りやすくないか**
- **生活内で階段昇降が必要か**
- **一戸建てか集合住宅か（エレベーターの有無）**
- **携帯電話の操作が可能か、有料でも緊急コールを設置する必要があるか**

ADLが自立している時期でも、特に、独居の場合や、患者さん1人で過ごす時間帯がある場合は、病状が進行したときのことを早めに検討しておく必要があります。ただし、病状の進行について話すときには、患者さんの受け入れ状況をみきわめることも大切です。

【リハビリテーションの支援】

患者さん自身で続けられるリハビリテーションについて指導を受けているか確認し、病棟でも一緒に実践しましょう。退院後、リハビリテーションについて相談できる場があると安心です。地域の支援者（通院・通所・訪問リハビリテーション、訪問看護、ケアマネジャーなど）から支援が受けられるよう、退院調整看護師や医療ソーシャルワーカー（medical social worker：MSW）と連携し、患者さん・家族に選択肢を提案しましょう。「症状を改善したい」「せめて筋力を維持したい」といった思いから、過度の筋肉トレーニングを行ってしまう患者さんもいるため、オーバーワークとなっていないか注意する必要があります。必要に応じて、理学療法士（physician therapist：PT）にオーバーワークに関する説明を依頼しましょう。

在宅リハビリテーションは、**患者さんが自身で毎日続けること**が重要です。自分の体に無理をさせないよう、翌日に疲れが残りすぎない程度の運動量と方法を理解できていることを確認し、必要があれば訪問看護師など地域関係者へ情報提供しましょう。

【外来受診の説明】

退院時には、症状が変化した場合や、気になる症状（眠れない、食べられないなど）が出現したときに、早めに外来受診するよう説明します。具体的な受診方法（外来の予約を早めたいとき、緊急時の外来受診の方法など）を伝えましょう。

Part 3 発症期の特徴と支援

> **ワンポイント**
> 生活状況の把握は重要です。抗てんかん薬（朝食後内服）が処方されていたものの、朝食を摂取する習慣がなかった患者さんが内服していなかったケースがありました。体の動きが悪くなって入院したパーキンソン病患者が、病院で時間どおりに内服したら体の動きがよくなったケースもありました。

発症期 健康上の課題② 気持ちのこと

❖ 精神状態の特徴

神経難病と診断されたある患者さんは、「告知されたときが一番ショックだった」「何年経過しても、当時のつらい気持ちをはっきりと覚えている」と話しました。

神経難病と告知された患者さんは、以下のような、さまざまな気持ちが出現します。
- なぜ、私がこんな病気に
- 頭が真っ白（医師から言われたことを覚えていない）
- これからどうなるのか
- まさか難病だとは思わなかった
- 先のことを考えたくない
- いつか薬が開発されてよくなるといい

【気持ちの変化を見せない人もいる】

表情がこわばって気持ちを表出できない人、ふだんと同じようで一見ショックを受けているのかわからない人、泣いている家族を思いやって自身は明るく振る舞う人など、受け止めや反応はそれぞれです。

> **ワンポイント**
> 「少し眠れないかな」などの発言や、気分の落ち込みがみられ、臨床心理士と面談することとなった患者さんが、面談で「自分が悪いことをしたから病気になったのかな」と話していたことがあります。この患者さんには、臨床心理士と主治医から、難病は原因不明であり、自責感をもたなくてよいことを説明してもらいました。

❖ アセスメントと看護のポイント

告知の直後は、まず、ショックを受けている気持ちへのサポートが重要です。患者さん・家族に「どうでしたか」と聴き、「ショックでした」などと言われたら、「ショックでしたね」と、相手の気持ちに共感するよう心がけましょう。

【理解度の確認は慎重に】

告知のあと、患者さん・家族に「わからないことはありませんでしたか」と問うと、「今のところ大丈夫です」と返答されることも多いです。看護師は、患者さん・家族が医師から説明されたことをどのように理解・認識したのか、==患者さん・家族の言葉で話してもらえるようにかかわる必要があります==。

例えば、数日後に「眠れましたか」「食欲はどうですか」などの会話から、「先日の医師の話は、どのような内容でしたか。今後のことを一緒に考えたいので、よかったら聞かせてもらえますか？　話したくないようでし

ワンポイント 神経難病と診断された患者さんの家族から「本人に気持ちの落ち込みがあり心配」と訴えがあり、早急に臨床心理士に介入してもらったケースがありました。うつ傾向とわかりましたが、精神科への受診はすぐには必要ありませんでした。
退院後、「食べられない」「眠れない」などの様子がないか、気持ちの落ち込みが強くなったような発言がないか、家族や外来看護師、地区担当保健師、ケアマネジャー、訪問看護師など地域の支援者と連携し、見守りを強化することが大切です。

たら無理をしないでください」と言葉をかけます。

プライバシーが確保できる場所（面談室など）を確保しましょう。

患者さん・家族が話したくないことは無理には聞き出さないよう注意してください。

【不眠・抑うつ症状を注意深く観察する】

①告知直後

不眠や食欲不振、気分の落ち込みなどがないか、ふだんより注意深く観察しましょう。「少し眠れないかな」という発言は不調のサインかも知れません。"少し＝大丈夫"などとひとりで判断せず、主治医や他の看護師へ報告し、情報共有します。早めに臨床心理士との面談や、適切な薬物療法へつなげることが大切です。

②退院後、初回の外来受診時

患者さん・家族の受け止め状況の確認や、不安・心配ごとへのケアが必要です。入院中の患者さん・家族それぞれの反応、家族間での話し合い状況、入院中に行った支援などを外来看護師へ情報提供しましょう。看護サマリーへの記載、直接連絡を取り合うなどの連携が必要です。

患者さんによっては「入院中はそれほど落ち込まなかったが、自宅に帰ってからつらくなり、自然と涙が流れてくる」場合もあります。患者さん・家族がどこかの相談窓口（地域包括支援センターや地区担当保健師など）とつながれるような支援が必要です。退院調整看護師やMSWと連携し、支援しましょう。

【患者さん・家族の気持ちに寄り添う】

精神的なケアを考えるとき「どのようにかかわれるだろうか」「何を言えるだろうか」と、看護師自身が不安に陥るかもしれません。しかし、患者さんの心を動かせる何かを言わなければならないわけではありません。患者さんの思いを集中して聴き、思いをそのまま受け止めてそばにいること、沈黙の場面では一緒にその沈黙を共有することから実践しましょう（**表1 → P.124**）。

日本緩和医療学会のELNEC-J[*1]では「看護師が、**患者さん・家族の思いや感情を"そのとおりだ"と感じ（共感）**、気持ちに寄り添うことで患者さん・家族は癒される」[2)]とされています。

患者さん・家族の疾患の受け止めや理解が心配な場合は、他の看護師、医師、臨床心理士、リエゾンナース、MSW、リハビリテーションスタッフなどの多職種と情報共有し、必要に応じて医師からの病状説明の機会を再度設定するなど、連携して支援していきましょう。

---

*1 ELNEC-J：ELNEC（End-of-Life Nursing Education Consortium）は、2000年に、米国のAACN（American Association of Colleges of Nursing：アメリカ看護大学協会）とCity of Hope National Medical Centerが共同で設立した組織。エンド・オブ・ライフ・ケア（EOLケア）や緩和ケアを提供する看護師に必須とされる能力修得のための系統的な教育プログラムを開発している。ELNEC-Jは、ELNEC-Coreプログラムの日本語版である。

表1　患者さん・家族の気持ちに寄り添うケア

事前準備	●話を聴くための時間をつくる ●気持ちを聞かせてほしいと伝える ●話さないことを選択してもいいと伝える
話を聴くときの姿勢	●ゆったりと座る ●前傾姿勢をとる ●手を口元や胸にもっていかない ●視線は胸の上（ときどき目や口へ）に向ける ●声の調子・態度・表情にも気を配る
対話時に意識すること	●共感（否定はしない） ●相づち、うなずき、開かれた質問、短い伝え返し（〜なのですね）など ●相手が話し出すまで待つ（しばらく寄り添う）　など

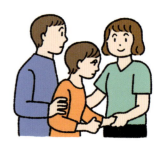

発症期　療養生活上の課題

❖ 生活の変化

　この時期には、家族の役割や思いが変化していきます。これからの生活への不安が増強し、以下のような、さまざまな悩みを抱きます。
- 仕事ができなくなったら生活はどうなる？
- 医療費はどのくらいかかる？
- 職場に、どのタイミングで話したらいいか

迷う
- まだ子どもが小さいのに
- 親の介護が必要なのに
- 自宅のローンがまだあるのに

　また「介護をしようと思っていたのに、介護をされる側になってしまう」「家族に迷惑をかけたくない」などと話す人も多いです。

❖ アセスメントと看護のポイント

【患者さんを含めた家族全体への支援】

　家族について、以下のような視点から情報収集し、支援を考えます。
- 生活習慣（生活リズム）
- 健康状態
- 家族内の役割分担
- 経済状況（家計を支えているのは誰か）
- 家族間で話し合いができているか
- 情緒的なつながり
- 家族内で中心になっているのは誰か
- 何かを決めるときはどのように決定してきたか

　また、**家族以外に相談できる友人**などはいるか、**地域での役割、近隣の住民との関係性**なども考慮する必要があります。

【家庭内に支援者が入る不安への配慮】

　家に支援者が入ることについて、患者さん・家族にそれぞれの考え方、価値観があるため、確認が必要です。
　鈴木らは「他者が家庭内に入ってくることや世間体を気にして、一歩踏み出せない家族も少なくない」[3]と述べています。支援を拒否する患者さん・家族と思い込まないように注意が必要です。

もし自分の家だったら、と想像すると気持ちを理解しやすくなり、「とまどいますよね」といった寄り添う言葉が自然に出てくるのではないでしょうか。そのうえで、必要なサービスについて話し合いましょう。

患者さん・家族にとって必要なサービスであることを伝え、不安の軽減に努めることが大切です。

ワンポイント

家族支援を行うとき、鈴木らは「目の前の家族が自己の抱いている家族のイメージと大きくかけ離れ、自分が大切にしている価値観と異なった言動がみられたとき、自己の価値観というフィルターに気づかずに家族をみると、当事者にとっては問題ではない事柄も、あたかも問題であるように映りがち」[4]と述べています。

例えば、家族が、医療者に対して攻撃的な発言をした場合、看護師は何とか理解してもらおうと、説明を繰り返してしまいがちです。しかし、このようなときは、まず家族の話をよく聴く時間をとり、気持ちの理解に努めましょう。そして、患者さん・家族の関係性を考えながら、家族全体を支援していきます。

【社会資源を活用する】

利用できる社会資源は、患者さんの年齢、診断名により決まります→P.180。

患者さんにとって、神経難病と診断され、難病申請を行うことは、難病と認めなければならないつらさと向き合うことでもあります。そのため、できる限り**患者さんの希望に沿った生活を整えていくために制度を利用する**ことを説明しましょう。

また、MSWと連携し、社会資源の活用、職場との交渉など、社会的側面の支援も行います。難病支援センターや、患者会も紹介しましょう。

患者さん・家族が、支援を求める場所や関係機関を自分たちで選択できるよう、選択肢を提示すること、選択は自由であることを伝えることが重要です。

【退院後を見すえた連携を行う】

外来や地域の支援者と連携していくには、病棟で行っている看護に関する情報だけでは、十分ではありません。**退院後をみすえてどのような看護を実践したか**が重要です。

例えば「入院中はトイレ時にナースコールがあり、付き添い歩行で転倒なく過ごすことができた」といった情報提供だけでは、受け取る側は情報不足と感じます。

転倒を予防するために、歩き方(動き方)の指導はどのように実施したのか、また、自宅の環境調整について患者さん・家族と話し合ったことなども、情報提供できるとよいでしょう。

(大窄真弓)

〈引用文献〉
1) 小川一枝:療養行程とその看護(1)発病初期の支援.川村佐和子監修,中山優季編,改訂版・ナーシングアプローチ 難病看護の基礎と実践 すべての看護の原点として.桐書房,東京,2016:153.
2) 日本緩和医療学会 ELNEC-Jコアカリキュラム看護師教育プログラム.2022(非売品).
3) 鈴木和子,渡辺裕子,佐藤律子:家族看護学 理論と実践 第5版.日本看護協会出版会,東京,2020:25.
4) 鈴木和子,渡辺裕子,佐藤律子:家族看護学 理論と実践 第5版.日本看護協会出版会,東京,2020:85.

〈参考文献〉
1) 平木典子:図解 相手の気持ちをきちんと〈聞く〉技術.PHP,東京,2022.
2) 日本ALS協会:ALSと告知された患者・家族に最初に手にとってほしい本 ALSケアガイド.日本ALS協会,東京,2020.

Part 3　「経過」に応じて支援する

進行期の特徴と支援

進行期：健康問題や生活障害が重度化していく不安定な時期

　疾患の状態や症状が、軽度から重度へ進んでいく段階です。患者さんは、工夫しながら普通に日常生活を送っていた日々から、困った局面に直面するようになります。

　患者さんは「自宅で何とかやってきた」「自分（なりの方法）でできる」という思いも抱いています。多少不便なことでも代替手段を見出し、ある程度解決できていることも多くあります。

　看護師は、患者さんが乗り越えてきたことを十分理解し、生活にうまく合わせてきたことを承認し、時にはその方法を教わりながら、患者さんや家族との関係性を構築していく必要があります。

　進行期にある患者さんは、できていたことができなくなる体験を繰り返しながら、身体的、心理・社会的、スピリチュアルな面でも苦痛を感じており、全人的な援助を必要とします。そのため看護師は、進行期で「支える」ということを柱に、身体の変化をまざまざと感じる苦痛に対して支援していきます。

　また、患者さんの意思決定に基づき、専門病院、在宅、地域の病院や施設、その他在宅でも自分らしい生き方を選択して療養を続けることができるよう、看護が継続されるように調整することが重要です。

進行期　健康上の課題①体のこと・療養生活課題

　症状が軽度から重度へと移行するこの時期は、生活面において、患者さんからさまざまな訴えや言葉が聞かれます。

　ここでは、運動障害、摂食嚥下障害、コミュニケーション機能障害、自律神経障害による低血圧について取り上げます。呼吸障害については Part 2 → P.54、意思決定については Part 3 → P.134 を参照してください。

　症状は個人差が大きく、その対応方法もさまざまです。徐々に進行する症状を、日々の生活のなかで予測しながら、看護を行っていくことが重要です。

❖ 運動障害：自尊感情に配慮した安全なADL介助を行う→P.36

　足の筋力が著しく低下したり、少し動いただけでも肩で息をしたりする段階であっても「トイレだけは、最後まで自分で行きたい」「ベッドの上で排泄なんてしたくない」と、強く希望する患者さんは少なくありません。

　入院中にトイレへの歩行に付き添った患者さんが倒れそうになり、とっさに支えて患者さんと一緒にヒヤッとした経験のある方も多いことでしょう。

　患者さんの自尊感情を尊重しながら、普段から歩行状態や筋力低下の左右差、どちらに立って介助すれば安全か、時間帯などの観察をていねいに行い、情報を共有する必要があります。

　呼吸状態に支障をきたしている場合は、本人の気持ちをくみとりながら、**患者さんが床上排泄を受け入れられる糸口**を模索します。「インフルエンザやCOVID-19、胃腸炎などの感染症によって体調が悪くなり、トイレに行くのが難しくなった」など例外的な場合を想定し、日中に1度でもよいので、床上排泄を練習することから試すなどもよいでしょう。

ワンポイント　オン-オフがあるパーキンソン病の患者さんは、オンのときの動きのよさを知っています。そのため、オフに近いときでも自立心から身の回りのことを行って転倒した後完全なオフとなってしまうと、訪問看護師や訪問介護員、近所の人などが訪問するまで数日間そのままの状態となってしまうこともあります。その場合、長時間床に接地していた部位の褥瘡形成、内服できなかったことによる薬物血中濃度の低下、脱水などをきたし、緊急入院となります。日内変動を把握し、安全に活動できる時間を患者さんとともに考え、そこに照準を合わせて生活を見直す必要があります。

❖ 摂食嚥下障害：患者さんの希望を尊重したケア→P.86

　「食べる」という行為は、長きにわたって日常生活の一部となっており、急に食べかたや飲みかたを変更することは困難です。そのため、進行期に摂食嚥下障害が生じても、「胃瘻はつくらない」「まだ口から食べられる」「おにぎりが食べたいです」「とろみは好きじゃない。そのままで飲む」と言う患者さんもいます。

　入院中に実施した嚥下機能評価で摂食嚥下障害が明らかになっても、受け入れることが難しい患者さんもいます。

　認知機能障害もある患者さんが家族に「どうしても食べたい、飲みたい」と繰り返し訴え、家族が困惑することもあります。

　誤嚥が生命にかかわることもありますが、患者さんが経口摂取を希望する場合は、食事形態の変更や**嚥下訓練により経口摂取をもう少し継続できる可能性**があることを伝え、粘り強くかかわる必要があります。

❖ コミュニケーション機能障害：疾患による違いを意識した対応→P.93

　疾患により異なりますが、コミュニケーションに支障をきたしはじめると、1文（長

い言葉は1語でも）を言い切れない場合もあります。

また、はじめの文字に力が入る**爆発的な発声**や、途切れるような**断綴性言語**、**不明瞭な言語**、**単調な喋りかた**、**早口で小声**など、さまざまな障害がみられます。疾患に応じて、どのような特徴のコミュニケーション機能障害が生じるか、予測しながら対応しましょう。

> **ワンポイント**　脊髄小脳変性症の患者さんは、企図振戦により、穴あき文字盤も使用が難しい場合もあります。患者さんの状態によっては、割り箸の先にガーゼなどを巻きつけたもので穴を指すようにしてもらうと、うまくいく場合もあります。

❖ 自律神経障害：低血圧に配慮した安全な介助 → P.68

自律神経障害をきたす疾患では、低血圧によって意識を消失することがあるため、注意が必要です。そのような患者さんは、「なぜかわからないけど、気を失ったことがあるよ」などと話すことがあります。

起立性低血圧がある患者さんでは、起き上がるときには一気に起きず、徐々に体を起こすようにしましょう（図1）。

食後低血圧がある患者さんでは、食後に椅子やソファでくつろぐときに、注意が必要です。食後の胃血流量増加に伴い、低血圧症状を引き起こしますが、食事中は椅子に座っている場合が多いので、転落する危険があります。横になれるよう、3人掛けなどの長いソファに座るとよいでしょう。

血圧低下に伴う意識消失を起こしたまま座位を継続すると、脳血流がなかなか戻らないため、危険です。

図1　起立性低血圧に配慮した体の起こしかたの例

【ベッド上での体の起こしかた】
① ベッドのギャッジアップを5〜10度上げ、5分程度経過を観察する
② 血圧測定をして血圧低下がなければ、さらに5〜10度上げる
③ ①②を必要な角度になるまで繰り返す

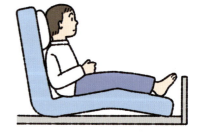

【ベッドからの下りかた】
● ベッドから下肢を下ろすときは、足踏みをして、めまいやふらつき、意識が遠のく感覚がないことを確認してから立ちあがる
● 活動を開始する時間に弾性ストッキングを着用する

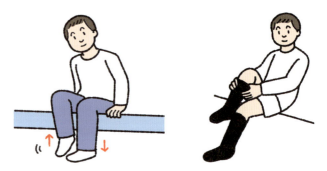

❖ 事例でみるアセスメントと看護のポイント

ここからは、進行期の身体の変化について、事例を通してまとめていきます。

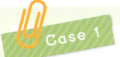

病状が急速に進行した例

【Aさん】80歳代男性、ALS。独居。70歳代後半まで通信機などを造る仕事をしていたが、細かい作業が難しくなり、退職。翌年、右手で箸を使った食事が困難となった。さらに半年後、左手も脱力。初回受診時は、右上肢全廃、左上肢MMT2。社会資源はいっさい利用していなかった。1人で着衣ができないことから、入院に支障をきたさぬよう、入院1週間前から入浴も更衣もしていなかった。

入院後16日目にALSと告知。その後について「アパートに帰りたい」「近所の友人と交流をもち、1人で気ままに暮らしたい」との希望が強く、多職種で退院前カンファレンスを開き、在宅療養を検討した。

入院50日を過ぎたころ、経口摂取が困難となり、歩行できなくなり、誤嚥性肺炎を機に寝たきりとなり、最終的に施設へ転院した。

	入院	30日	50日	65日	75日
経過		告知	再度病状説明	尿管留置	胃管挿入 麻薬開始
運動障害	首下がり、自立歩行、起き上がり困難	「ズボンの上げ下げを手伝ってほしい」	手がうまく動かない、足がもつれる、起き上がり全介助	トイレ歩行可能 まもなく臥床状態に	排尿困難感 「座りたい」車椅子乗車繰り返す 思うように動かない 痛い、身の置きどころがない	身体がつらい 身の置きどころがない
嚥下障害	口腔期軽度障害 常食可能	「むせるようになってきた」 食事時アームレスト使用	「パンが喉を通らなくなってきた」「上を向いて寝ると咳が出て苦しい」 誤嚥性肺炎	「唾液を飲むのが怖い」 口腔内吸引 全介助で食事再開 全粥キザミトロミ	むせる、数口しか食べられない 口渇 誤嚥性肺炎	胃管留置しつつ経口からも少量食事を摂取
構音障害	ごく軽度の呂律不良			聞き取りづらい		
呼吸障害	入院当初より、夜間でもSpO₂値は93〜98%（誤嚥性肺炎時を除く）					
その他（精神面）	「生きていても仕方ない」と涙		「終活のために帰りたい。こんなに急に動かなくなると思わなかった」	「トイレに行きたい」繰り返す せん妄		

【患者さんの自尊心に配慮する】

この時期、症状の変化に対して自助具や車椅子などの使用を提案する場合があります。医療者からの提案は、患者さんができにくくなったことを明らかにすることにつながり、自尊心を傷つけかねません。<u>1つひとつが本人の意思決定となるため</u>、慎重に行う必要があります。

①Aさんのケースでは…

看護師は、入院時のアセスメントより、残存機能を活かせる<u>ポータブルスプリングバランサー</u>→P.88 での食事を提案し、試してもらいました。Aさんは「いいね」と言ったものの、ほとんど使用せず、テーブルに顔を近づけて食事していました。

看護師は、よかれと思って行った提案がAさんの自尊心を傷つけたのではないかと振り返り、<u>上下するテーブル</u>で高さを調整したり、作業療法士からの提案でアームレストを使用しました。テーブルに肘全体を乗せるのとは異なり、アームレストはテーブルより手前に肘を置くことができるので、テーブルに肘全体を乗せるより食べやすくなります。この方法はしばらく継続することができました。Aさんから再び「何だか最近うまく食べられない」という困りごとが表出されるまで見守りました。

首は下がり、両腕はぶらりと下がっていましたが、自分で歩き、自分の時間を過ごせていたので、本人とのかかわりのなかから困りごとが表出されるときにアセスメントを繰り返していきました。

【患者さんの「本音」を見抜く】

苦痛は、さまざまなかたちで表出されます。「トイレに行きたい」「車椅子に乗降したい」「体位や体の位置を整えたい」といった発言が繰り返される場合は、<u>身の置きどころのなさ</u>を表現していると考えます。

可能なかぎりマッサージや体位変換、ROM運動などで対応しますが、患者さんが少しでも長く楽な体位が保てる時間の確保も検討します。好みの向き・位置・角度に加え、適切なタイミングでの薬物投与が必要な場合もあります。リハビリテーションスタッフや医師、看護師などで情報共有しながら検討を繰り返し、苦痛を緩和することが重要です。

疾患の経過、本人の身体状態の観察ポイント、本人の実体験に基づいた訴えを統合しながら、アセスメントを繰り返し、<u>タイムリーな看護ケアを提供すること</u>が大切です。

①Aさんのケースでは…

その発言から以下のようなことが考えられました。
- 「ズボンの上げ下げを手伝ってほしい」
 →<u>左上肢の症状も進行してきた</u>
- 「むせるようになってきた」「夜、上を向いて寝ると咳が出る」「パンが喉を通らなくなってきた」
 →<u>嚥下や呼吸の障害が進行してきた</u>

ワンポイント

患者さんのふとした本音や自身への気づきは、入浴介助時に語られることが多いです。入浴介助をしながら、やせ、可動域、筋力低下の程度、失調などを観察しつつ、最近の調子やリハビリテーションでどのような訓練をしているか、それを実施して以前と比べてどうかなど、他愛もない会話のなかから困りごとが表出されます。

また、身体的接触の多いリハビリテーションでも、本音が語られることは多いです。リハビリテーション科と情報共有しながら、現状把握をアップデートしていくことが大切です。

進行期 健康上の課題② 気持ちのこと

❖ 症状の変化

　進行期の患者さんには、さまざまな変化が生じます。生命に影響する選択を行わなければならない苦しい場面も多く、心理的側面への支援が重要です。

　心と体にギャップが生じた患者さんは、精神的にも身体的にもつらい状態に置かれます。医療者や支援者が、先をみこして治療の選択などの意思決定を促すことが、さらに患者さんの苦しみにつながりかねません。この時期の患者さんにかかわる医療者・支援者は、めまぐるしく変化する生命と信念のなかで、優先度を意識して患者さんの「今」に寄り添うことが大切です。

　ここからは、進行期の心理的側面について、事例を通してまとめていきます。

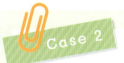

Case 2

精神科を含めた連携が必要となった例

　【Bさん】60歳代女性、ALS。約1年前に健康診断で足の筋力低下を指摘された。両下肢に強い冷感が生じていたものの孫の幼稚園の送り迎えなどの日常生活は普通に営めていた。しかし、半年後には左足首が下垂足になり、翌月には引きずり歩行となったため整形外科を受診。異常なしと診断されたものの徐々に歩行困難となった。また、食事でむせるようになったため、紹介された脳神経内科を受診しALSと診断。その後、左上肢挙上困難、声の出づらさが出現。2か月後には絞り出すような発声となり、その翌月には筆談となった。摂食嚥下障害は悪化し、ミキサー食、とろみが必要となった。

　その1か月後、自殺企図（睡眠薬の大量内服）で緊急入院。無事に退院したが、このころから右足も脱力や首のだるさを自覚。2か月後、週1回の訪問看護が始まり、全身状態から胃瘻造設を勧められ、全身評価目的で入院することとなった。

　入院の朝、Bさんは自傷行動（包丁で左手首内側を切る）を図ったが、命に別状はなく、予定どおり入院。Bさんは前夜に痰が詰まって「苦しくて死にそうだった。むしろ死んだほうがよいと思った」と話した。

　看護師は、家族にそばを離れないよう伝えて医師と協議したうえで、外来主治医・精神科医・病棟師長とともに、本人と今後について話した。すると、Bさんは「これからはがんばります」と言い、精神科医より「あまりがんばりすぎないように」と言われて肩をすくめて苦笑いをした。

❖ 事例でみるアセスメントと看護のポイント

【状態をみながら思いを聴く】

患者さんは、変化に応じてさまざまな意思決定を繰り返しながら、自分らしく生きることを決定していきます。

この時期は、**医療と生活の間を行き来しながら、暮らしを継続していく時期**であることを念頭に置いてかかわりましょう。

①Bさんのケースでは…

Bさんは自傷行動を図ったものの落ち着いており、誰とでも目線をしっかり合わせて話を聞き、しっかりとした美しい文字で自身の思いを表現していて、認知症の症状はありませんでした。

そのため看護師は、Bさんに「なぜ大量内服や自傷行動をしたのか」と、率直に聞きました。するとBさんは「周りの人や訪問看護師たちは胃瘻をつくるように言うけれど、よくわからなかった」と書きました。

看護師は「Bさんは納得できる十分な説明がほしかったのではないか、説明されれば自分で考えて決められるのに、よくわからなくて不安だったのではないか」と伝えました。するとBさんは、あふれるように泣き出し、「先のことを考えたら絶望しかなかった。苦しかった、つらかった」「入院して安心した。胃瘻、やります」と書きました。

【意思決定を支える】

この時期は、生命に影響を及ぼす変化をきたす時期でもあるため、
● どこで誰が支えていくのか
● どのような医療処置が必要で、それに対する希望はどうか
● 呼吸や栄養、コミュニケーションなどで障害される部分をどうしていきたいか
といった意思決定も必要となります。

そのため、インフォームド・コンセントが何度も段階的に行われ、患者さんは精神的に揺れながらも、徐々に決めていきます。

①Bさんのケースでは…

看護師はBさんの話を傾聴し、自身で決めることができる今があること、決めるための時間は十分あることなどを伝え、今後も**生き抜くための意思決定を支え**ました。

長女は「母は、気持ちに寄り添ってもらえて、うれしかったからすぐに胃瘻をやると決めたと思います。でも、よく考えて病気のことを受け止めてからにしてほしい。でないと"こんなはずじゃなかった"と自傷行動を繰り返すと思う」と心配しました。

その後、何度かBさん・家族と話し合い、呼吸状態に細心の注意を払いながら、胃瘻造設が行われました。

術後の経過は順調で、Bさんは「生きているといろいろある。自分が難病にかかるとは、夢にも思わなかった。孫を旅行に連れて行きたかったし、発表会も見に行きたかった。もうかなわなくなった」「神様が与えてくださったことだからがんばる」と書きました。

【「決められない」を支援する】

進行期は特に、意思決定を迫られる場面が多くなります。自助具の選択から杖や車椅子、療養先、胃瘻造設や人工呼吸器装着に至るまで、重要度の高い意思決定の繰り返しです。看護師は、患者さんが**現状を受け入れたり、とまどったりを繰り返す気持ちを経過としてとらえ**、対応していくことが大切です。

Bさんは、苦しい局面を体験しながらも、家族や医療者とともに話し合いながら、最終的には自分で意思決定をしました。

しかし、自身で決められず、看護師に「あ

なたならどうする？」「あなたの親がこういう状態だったらどうする？」「他に同じ病気で同じように迷っていた人はいる？ その人は結局どう決めたの？」などと質問する人も少なくありません。

人は、自身が決定できず迷いのなかにあるとき、他者の意見を聞き、無意識に誘導される場合があります。Bさんの長女が心配していたように、自律的ではない意思決定をしてしまうと、のちに「こんなはずではなかった」という思いにつながりかねないことを理解してかかわりましょう。

ワンポイント

進行期はコミュニケーション機能障害や認知障害が進行する時期でもあります。疾患によっては、比較的早期に障害が出現することもあります。
患者さんがその人らしく生き抜くことができるよう、家族や在宅療養支援者、病院医療者とも早期から気持ちの確認をしておくことが重要です。

（矢吹みゆき）

〈参考文献〉
1）川村佐和子監修，中山優季編：改訂版ナーシングアプローチ 難病看護の基礎と実践 すべての看護の原点として．桐書房，東京，2016．
2）磯崎英治監修，東京都立神経病院編：神経疾患 難病看護ガイド．ヴァンメディカル，東京，2020．
3）松本正泰監修，丸山博文，百田武司編著：臨床ナースのためのBasic&Standard神経内科看護の知識と実際．メディカ出版，大阪，2015．
4）Woog P編，黒江ゆり子，市橋恵子，寶田穂訳：慢性疾患の病みの軌跡 コービンとストラウスによる看護モデル．医学書院，東京，1995．

Part 3　「経過」に応じて支援する

移行期の特徴と支援

移行期：医療処置の導入や療養生活の場を移す時期

　移行期には、日常生活動作（activities of daily living：ADL）や意思伝達の障害が重度化します。また、生命維持に危機を及ぼす状況となった際の医療処置の選択や療養場所の変更などの意思決定支援（**表1**）と、それに基づく在宅や施設などへ<u>「つなぐ」支援</u>が求められます[1]。

　この「つなぐ」支援は療養場所のみならず、患者さん・家族の思いや人（支援者）、サービスなどを「つなぐ」支援でもあります。

表1	移行期における主な意思決定の場面

- 胃瘻などの栄養摂取方法
- 呼吸障害への対応方法（人工呼吸器装着、気管切開）
- コミュニケーション方法の変更
- 福祉用具の利用
- 今までの役割変更
- 療養場所の選択　など

移行期　健康上の課題①体のこと

　患者さんは、これまで病状の進行を感じながらも何とか過ごせてきましたが、いよいよ呼吸機能や嚥下機能の限界が迫ってきます。

　医療者は、病状の進行を把握して、医療処置の選択を決断するリミットを見きわめることが重要です。呼吸機能が低下し、呼吸困難や低換気症状（集中力低下など）の症状があると、最善の意思決定ができない可能性があります。

　患者さん本人の<u>意思決定する力を高める</u>ために、適切な対症療法を実施して症状を緩和する必要があります。

　認知機能低下や意識障害により患者さんの意思決定能力が十分でない場合は、家族などによる推定意思を尊重しながら、患者さんにとって最善の方針を検討します。

　身寄りのない患者さんの場合、病院などの倫理委員会などで、患者さんにとっての最善を検討することとなります。

移行期 健康上の課題② 気持ちのこと

❖ 意思決定支援

病状の進行を常に実感しながら、生活を何度も再構築してきた患者さんにとって、ついに生命が脅かされ、重要な意思決定を迫られることは、計り知れない重圧や苦悩となります。それは、そばにいる家族も同じです。

看護師は、そうした心理的苦痛を理解したうえで、適切な情報が得られているのか確認し、患者さん・家族がどのような考えや思いでいるのか、話し合いを重ねながら、意思決定のプロセスをともに歩むこととなります。

【意思決定のプロセス】

Shinらは、人工呼吸器選択の意思決定の過程として、**6つの意向と5つの吟味**を見出しました（図1）。進行期の患者さんは、病状の進行を体験しながら、6つの迷いのなかで5つの事柄を吟味し、呼吸機能の限界がきたときに、最終的な決断をします[2]。

医療者は、意思決定を支えるにあたり、この5つの吟味について応える材料を情報提供する必要があります（**表2→P.136**）。

また、**決断のリミットを見きわめる**ことも重要です。これは、人工呼吸器に限らず、胃瘻などの栄養摂取方法や、ADLが低下するなかでの福祉用具の利用、療養場所の選択など、生きていくための意思決定において共通することです。

図1 筋萎縮性側索硬化症（ALS）患者の人工呼吸器装着に関する意思決定過程

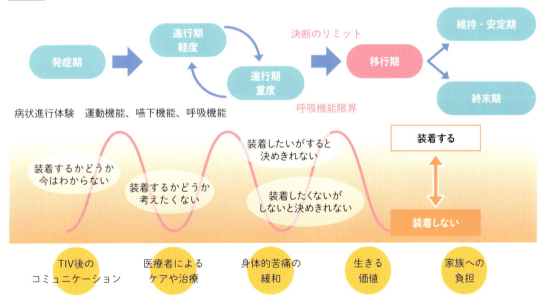

Shin W, Inoue T, Nakayama Y et al. Intention Formation Process for the Use of Tracheostomy and Invasive Ventilation, in Patients with Amyotrophic Lateral Sclerosis. *Open Journal of Nursing* 2017；7(10).

表2	人工呼吸器装着に関する意思決定における5つの吟味に対する情報提供
人工呼吸器装着後の コミュニケーション	●OTやSTなどと協働して検討する ●意思伝達装置などを試し、文字盤や口文字でのコミュニケーション方法などの情報を提供
医療者によるケアや治療 身体的な苦痛緩和	●身体状態のケアによるものであり、医師や看護師などが予測できる状況への対応策をともに検討し、医療の継続を保障する
生きる価値 家族への負担	●患者さんが今後の生活においてどのような思いでいるのか、心配ごとや不安なことはどんなことか、家族へはどんな思いでいるのか話を聞き、利用できる制度や、他の患者さんがどのように生活しているのかなどを話す ●制度に詳しいMSWや訪問看護師などとともに話をする

【多職種チームの力が必要】

5つの吟味をともに考え、整えるには、**多職種による介入**が必須です。患者さんが不安に思っていることに対して、多職種で支え、応えることが精神的ケアとなります。患者さん自身で意思決定できるよう、チームでともに考え、プロセスを見守ることが大切です。

患者さん・家族にとって最も近くにいる看護師は、患者さんや家族の思いをキャッチして、各専門職種につなげる役割を担います。

移行期 療養生活課題

病状の進行に伴い、医療処置が必要となったり、ADLの介助が増えたりすると、これまでと同じような生活が送れなくなります。今後どのように生活していくのか、どのように生きていくのかを検討するなかで、**療養場所の選択**は大きな意思決定の1つとなります。

住み慣れた自宅で生活したいと思っていても、「家族に迷惑をかけるのは嫌」「医療処置が必要となると、家での生活は不安」といった思いを抱く患者さんもいます。

一方で、家族も「自宅で一緒に暮らしたいけれど、この状態で家で看るのは難しい」という思いを抱いていることがあります。

看護師は、患者さん・家族に、そうした思いを十分語ってもらい、まずは受け止めることが大切です。そのなかで、疾患や障害の受け止めかた、気がかりに思っていること、経済的事情や家族関係など、今後の生活を考えるうえで必要なことを聞き取っていきます[3]。

聞き取った情報から、多職種（MSWやリハビリテーションスタッフなど）とともに必要な支援を考え、医療的ケアの継続と、安全な支援提供体制の整備も含め、検討・調整していきます。

❖ 退院支援の進めかた

退院支援は、患者さんと家族の意向に沿った療養生活上のニーズを基盤とし、入院前から退院後も継続する"その人らしく生きる"ことへの支援です[4]。

神経難病の場合、病状の進行や状況によって生活や生きかたの変更を余儀なくされるため、退院支援は継続した療養支援の一環といえます。

医療的ケア（胃瘻、吸引、気管切開、人工呼吸器装着などの管理）が必要な状況になると、医療・介護体制の整備や調整が必要です。

また、自宅退院の場合、介助者は医療的ケアの習得が必要となるため、病棟看護師による退院指導も計画されます。

移行期における退院支援の手順や役割について、**表3**に示します。

表3 移行期における退院支援

内容	かかわる職種	退院支援のポイント
療養場所の意思決定支援	医師、病棟看護師、退院支援看護師、MSW	● 現在の病状や障害、今後の症状進行や状態の変化を確認する ● 患者さん・家族の受け止めと今後の生活について、これまでの暮らしぶりや価値観などをふまえて話し合う ● 必要な情報を提供する（自宅でのサービス利用、自宅以外の療養場所など）
支援体制の構築	退院支援看護師、MSW、病棟看護師、医師、在宅支援者	● カンファレンスを開催して多職種で情報共有し、退院後の生活における課題を協議する ● 患者さんの状況に応じたサービスを調整する（介護保険、医療保険、障害福祉、行政など、図2→ P.139）
家屋調査	リハビリテーションスタッフ、病棟看護師、退院支援看護師、MSW、在宅支援者（ケアマネジャー、訪問看護師、福祉用具担当者など）	● 患者さんの移動方法を検討する ● 室内外の段差、玄関やドアの間口、廊下の幅、居室・寝室・トイレ・浴室などの動線 ● 補助具使用の有無（車椅子、歩行器など）、手すりなど福祉用具貸与の検討（住宅改修） ● ベッド周りの環境確認 ● 介助者の動線、電源プラグの有無、人工呼吸器や吸引器の配置検討
退院指導	病棟看護師、訪問看護師	● 家族の理解度に合わせて医療的ケアの指導を実施する（体位変換、排泄介助、吸引、胃瘻の管理、気管切開の管理、人工呼吸器の操作、バッグバルブマスクの操作方法など） ● 病棟看護師は、指導の内容や患者さんの習得度など訪問看護師に申し送る（ときに一緒に実施する）
サービス調整／環境調整	病棟看護師、退院支援看護師、MSW、在宅支援者	● 家屋調査の結果をもとに、自宅の家具などの配置に準じて病室をセットし、移乗や動作の確認、訓練を実施する（トイレや浴室内の動作も自宅に準じて練習するのが望ましい） ● 必要なサービスを調整する（ケアマネジャー、退院支援看護師、MSW）
退院前カンファレンス	支援者全員	● 現在の状況、患者さん・家族の思い、ケアプラン、退院指導の状況、訪問診療初回訪問日、在宅療養指導管理料算定先（衛生材料も）を確認する ● 退院日、緊急時の連絡方法、胃瘻や気管カニューレの交換日、災害時の対応について確認する
退院準備	病棟看護師	● 退院時に渡す衛生材料、サマリーなどを準備する ● 指導内容について、家族と最終確認を行う
	退院支援看護師、MSW、在宅支援者	● 退院日の移動方法（介護タクシーなど）を準備しておく ● 訪問診療などの初回訪問、退院日当日から自宅できちんと過ごせるかなど、最終確認を行う
退院後訪問（評価）	退院支援看護師、MSW、在宅支援者	● 退院後自宅訪問を行うか、自宅へ連絡して、生活上の問題が起きていないか確認する ● 自宅での生活状況を病院スタッフにフィードバックする ● 訪問看護師やケアマネジャーと共有する

Part 3 移行期の特徴と支援

Step1 療養場所の意思決定支援

　患者さん・家族が、医師から病状の進行についての説明を受け、今後の生活についてどのように考えているか、どこでどのように生活していきたいかを話し合っていきます。

　しかし、患者さん・家族の多くは医療・介護の専門家ではないため、見とおしを立てるのは困難です。そのため、看護師が話し合いの場を設け、**今後の生活について、ともに考えていく**ことが求められます。現在の病状や今後の進行をふまえ、患者さんと家族のこれまでの暮らしぶりや、それぞれの思い、必要な情報を共有しながら話し合うことが大切です。

【「どう生きたいか」に基づいて選択する】

　自宅で生活したいと思っていても、医療的

ケアや介護による家族への負担を考え、自宅以外での療養を選択する患者さんもいます。そのような患者さんには、家族になるべく負担をかけないよう、サービスに関する情報を提供し、負担の少ない介助方法を検討します。また、自宅以外で生活できる場所についても情報提供しましょう。

　患者さん・家族はさまざまな思いを抱え、気持ちが揺れ動きます。自宅なのか自宅以外なのか、その答えを求めるのではなく、「**この先どのように生活していきたいか**」という考えから療養場所を選択できるよう支援していくことが大切です。

Step2 支援体制の構築

　患者さん・家族の思いが確認できたところで、**退院支援カンファレンス**を開催し、病状や障害の程度、精神面などを情報共有します。そのなかで、退院後の生活における課題を抽出し、協議します。

　以前から、ケアマネジャーや訪問看護師などの在宅支援者がいる場合は、もともとの状況や暮らしぶりを理解しているので、カンファレンスに参加してもらうとよいでしょう。

　リハビリテーションスタッフによる身体的評価や、病棟看護師による**夜間の状況**などは貴重な情報です。ナースコールの要望や吸引の回数なども、退院後の生活を見すえたサービス調整（**図2**）に役立つ情報となるため、病棟看護師から退院支援看護師やMSWに伝え、共有していきましょう。

　課題を抽出し、退院支援の方向性を共有するとともに、各専門職の役割を明確にします。

Step3 家屋調査（退院前訪問）

　移行期の患者さんは、医療的ケアが必要となるだけでなく、ADLが低下していることが多いため、家屋の出入りや屋内の移動方法、居室での過ごしかたなども変更しなければなりません。現在の身体面を熟知しているリハビリテーションスタッフと、生活状況を看ている病棟看護師が、患者さんに同行するのが

ベストです。

　ケアマネジャーや訪問看護師、福祉用具担当者とともに、患者さんの状態に適した**福祉用具**（手すり、シャワーチェア、ベッド柵、スロープなど）を、その配置とともに検討します。

図2 療養の場と利用できるサービス

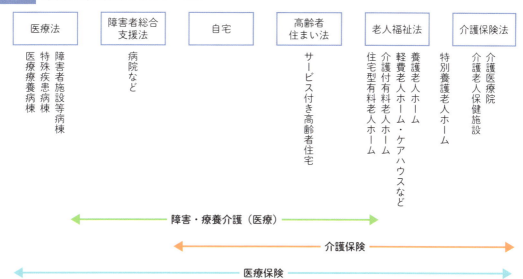

図3 退院前訪問の様子

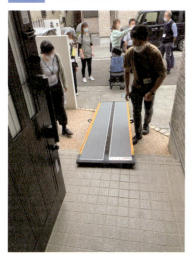
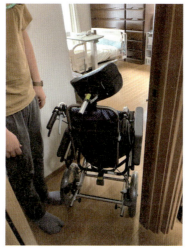
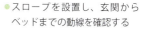

● スロープを設置し、玄関からベッドまでの動線を確認する

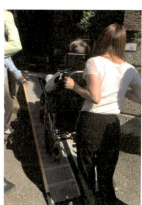

【動線を意識する】

実際に**玄関からベッドまでの動線**を確認しておくことで、退院時の移動がスムーズになります（図3）。

また、医療的ケアを要する場合、**電源プラグの位置**や、**介助者の動線**なども確認が必要です。それらをふまえて、ベッドや人工呼吸器、吸引器の配置なども決定します。

私たちが想像する以上に、医療的ケアを要する患者さんの退院日は、慌ただしくなるものです。少しでも安心して帰れるよう、家屋調査は大切な支援といえます。

Step4 退院指導

病院と自宅や施設の環境は異なります。家屋調査を参考に、**自宅環境をイメージした退院指導**を心がけましょう。

【医療的ケアの手技の指導】

看護師が当たり前のように行っている吸引や経管栄養も、家族にとっては、自分たちで行わなければならないと思うと、不安になり、恐怖を感じることもあります。

家族が少しでも自信をもてるよう、家族の理解度、習得度を確認しながら、計画的に退院指導を進める必要があります。吸引は、自宅に帰ってからすぐに実施できるよう、手技のみならず物品（**図4**）についても、退院までに準備しておくよう指導しましょう。

また、手技は自宅で使用するポータブル吸引器で指導しておくことが重要です。事前に訪問看護師と連携し、サポートしてもらうとよいでしょう。

【トラブル対応の指導】

気管カニューレや胃瘻の抜去、人工呼吸器使用中の停電など、想定できるリスクについても、対応方法を指導しておきます。また、災害に備えた準備も必要です→P.215。

退院指導の内容や、習得度、課題などは訪問看護師に申し送り、退院後も継続して支援できるよう連携を図りましょう。

医療的ケアの指導が中心となりがちですが、**体位変換やおむつ交換など**を行ったことのない家族もいます。入院中に、その患者さんに即した介助方法を指導しておきます。

Step5 退院前カンファレンス

ある程度、退院後の生活が具体化されたタイミングで、退院前カンファレンスを開催します。確認する内容は**表1**→P.134のとおりです。

情報共有やサービスの確認も重要ですが、患者さん・家族にとっては、**支援者との顔合わせの機会**となります。患者さん・家族が自分自身の言葉で支援者に気持ちを伝える時間をもてるように配慮します。

【自宅に戻る場合】

これまでと違う状況で自宅に帰る患者さん・家族にとって、「早く帰りたい」という思いとは裏腹に不安も大きく、「病院のほうが安心かもしれない」などと、気持ちが揺れ動くこともあります。退院前カンファレンスで、医師を含めた病院スタッフと在宅支援者が一堂に会して、情報共有・連携をしている状況を肌で感じることができれば、患者さん・家族は心強く感じるでしょう。

こうしたことを理解したうえで、患者さん・家族を支える一員として、カンファレンスに臨みましょう。

【施設などに移る場合】

退院前カンファレンスで確認する内容は、自宅へ退院する場合と同じです。

しかし、施設には、看護師や介護者が常駐しているため、申し送りの内容が少し異なることを知っておきましょう。

図4　自宅での吸引に必要な物品の例

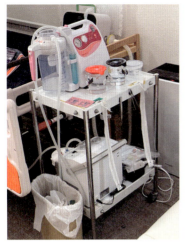 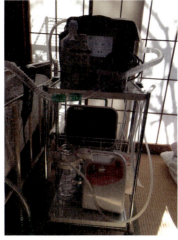

- 左：吸引器と持続吸引器の設置例
- 右：人工呼吸器、排痰補助装置、吸引器の設置例
- 動線やケアのしやすさを考慮した「物品の設置」は、訪問看護師が、患者さん本人・家族と一緒に考えて決める

Step6　退院準備

　病棟看護師は、退院後の生活について患者さん・家族の不安が最小限となるよう、気持ちを聞き、必要に応じて退院支援看護師・MSWと共有します。適宜、在宅支援者とも連携しながら、退院準備を進めていきます。

　病棟看護師は、さまざまな意思決定の経過、患者さん・家族の思い、入院中の様子、退院指導の内容や状況などを看護サマリーに記載し、継続看護が必要な事柄を申し送りします。

　自宅退院の場合、病棟を出たその瞬間から、家族による医療的ケアがスタートします。道中も安全に帰れるように、**移動中の医療的ケア**などの準備も必要です。できるかぎり病棟看護師が同行し、自宅のベッドに横になるまで見守ってから訪問看護師に交代することで、病院から在宅へのつなぎの支援になります。

（花井亜紀子）

〈引用文献〉
1）中山優季：神経難病と療養支援の現状と今後の課題．神経治療2020；37（3）：299-303．
2）Shin W, Inoue T, Nakayama Y et al. Intention Formation Process for the Use of Tracheostomy and Invasive Ventilation in Patients with Amyotrophic Lateral Sclerosis. *Open Journal of Nursing* 2017; 7: 1101-1114.
3）藤澤まこと：ナースが行う入退院支援－患者・家族の"その人らしく生きる"を支えるために．メヂカルフレンド社，東京，2020：167-168．
4）藤澤まこと：ナースが行う入退院支援－患者・家族の"その人らしく生きる"を支えるために．メヂカルフレンド社，東京，2020：15．

〈参考文献〉
1）木澤義之：「人生の最終段階における医療・ケアの決定プロセスに関するガイドライン」と意思決定支援のプロセス．看護管理2020；30（2）：108-112．
2）荻野美恵子，小林庸子，早乙女貴子，他編：神経疾患の緩和ケア．南山堂，東京，2019．
3）東京都福祉保健局：難病患者在宅人工呼吸器導入時における退院調整・地域連携ノート．2013
　https://www.hokeniryo.metro.tokyo.lg.jp/kenkou/nanbyo/portal/pamphlet.files/25taiintyouseirenkeinote.pdf（2024.7.31.アクセス）

Column　多職種からのアドバイス

心理職として行う心のケア

臨床心理士としての取り組み

　2020年から難病診療連携拠点病院にて、難病の患者さんが自分らしい人生を送れることを目的に「難病カウンセリング」を実施してきました。そのなかでも特に、神経難病の患者さんとの毎週1時間弱のカウンセリングでは「ただ聴くことしかできない」と、つくづく実感しています。

　いのちを巡る語りを聴いていると、支援者としての助言が無意味で、自分の存在が無用であると実感することも常です。それでも、臨床心理士としてだけではなく、1人の人間として、どのようなときもその場にあり続け、生命について真摯に向き合い、ともに悩み哀しむ（ときにはともに喜ぶ）ことに尽力しています。

　例えば、筋萎縮性側索硬化症で、疾患を「自分の人生」に組み込み、時に絶望しながらも、希望を抱きながら生きていく人がいます。その人の人生をていねいに聴き、一時のうちに消え去るさまざまな想いを拾い上げ、1つひとつを大切な心の一部として扱う……それが私のかかわりかたです。

　その人の言葉をていねいに聴くことはもちろん、表情や目の動き、その場に醸し出される雰囲気、言外の想いも大切にしています。気管切開下人工呼吸療法を行っている人は、構音でのやり取りではなく、チャットなどの文字を使用します。こうした場合には、ゆっくりと、しかし必死に紡ぎ出される文字（言葉）と、その背景にある想いについても、ていねいに聴いて対応しています。

　聴きながら、私の心に浮かんでくる想いと、言葉として明示された事柄とを、織物の経糸と緯糸のように絡み合わせていくと、難病を抱えて生きる人生の全体像が見えてきます。ともに歩みながら、人生の全体を見わたそうと努めているのです。

神経難病の患者さんが自己決定する際の心の変遷

　神経難病の患者さんが自らの病に向き合う際の大きな特徴は、「自分の心の整理をつける余裕のないまま、自らの人生にまつわる重大な決定（選択）をしなければならない」ことです。

　この重大な決定、例えば気管切開人工呼吸療法の導入や、進行を遅らせる治療薬の服用、急変時の心肺蘇生の了承などは、自分のいのちに直結する事項であり、怒涛のごとく押し寄せてきます。

人は「死」に関するできごとに遭遇すると、無意識に、心のブレーキがかかるものです。心のブレーキは思考や言動に多種多様の影響を与え、「心の真実」を見えにくくします。

「心の専門家」である臨床心理士ですら、神経難病の患者さんの心のありよう、つまり「真実」を、自らの想像で理解したつもりになっていることが少なくありません。心のケアをする際に、相手の心情や思考は、「おそらくこうかもしれない」と想像することは大切ですが、それはあくまでも「話を聴いている**私の主観**による想像である」ことを忘れてはなりません。

　人は、安全な場で、十分に想いを語ることができると、自分が本当に生きたい人生が見えてくるものです。その歩みに寄り添って話を聴く、それが心のケアだと考えます。

（鎌田依里）

〈参考文献〉
1）鎌田依里，峯村優一：難病療養者のこころ—心理臨床と生命倫理の視点から．創元社，東京，2023．

Part 3 「経過」に応じて支援する

維持・安定期の特徴と支援

維持・安定期：適切な治療や支援により症状が安定している時期

　神経難病の病状の安定期とは、以下のどちらかのような状態[1]といわれています。

❶ 呼吸や嚥下、排泄など、生命維持に困難をきたす症状があっても軽度であり、またその進行があまりみられないとき

❷ それらに対する必要な医療処置が実施されて（胃瘻の造設、気管切開、人工呼吸療法の実施など）症状が安定しており、なおかつ、日常生活活動の障害への対応法も確立しているとき

　しかし、神経難病の病状は進行していきます。そのため、安定期といっても、定期的な病状の評価やルーティンの医療的ケア（気管カニューレの交換や、それに付随する観察や処置など）、呼吸障害、上下肢麻痺、排尿障害などの看護を継続していく必要があります。医療および保健、生活面への支援体制を確保し維持していくことがとても重要です。

維持・安定期 健康上の課題① 体のこと

❖ 症状の変化と特徴

【経時的な視点が大切】

　病状が不安定であったときに比べると、医療依存度は高いですが、バイタルサインに大きな変動は少なくなる時期でもあります。
　一方、神経難病の患者さんは、<u>いつもと少し違う症状から、肺炎や内科系疾患などの悪化につながる</u>ことがあります。そのため、体調がよいときの状態を把握することで、変化に気づきやすくなります。

　さまざまな支援者がケアに入ることが多いので、患者さん・家族、支援者で患者さんの状態や日々の処置内容を共通して把握できるケア表（**表1**）があると便利です。
　1日の様子では気づかないことでも、<u>経時的に追っていくと</u>、「ここ最近、栄養がなかなか入らない」「粘稠度の高い痰が増えている」「尿量が少なく、下肢に出現した浮腫が少しずつ増強している」など、小さな変化にも気づきやすくなります。

表1 ケア表の例（記入例）

> ＊1日分をA4用紙1枚として、24時間の時間軸に吸引・栄養・排泄などを記載できるようにすると、1日の状態が一目でわかる

	状態	吸引（性状含め）	バイタルサイン	MI-E	栄養	水分	排泄	体の向き
1時	入眠	ー 白色・さらさら						右
2時								
3時		正の字で吸引回数を書くとわかりやすい						
4時								左
5時		痰の性状などを記入すると状態を把握しやすい						
6時								
7時	起床	下 白色・やや粘稠			ラコール® 400mL	白湯 200mL		右
8時								
9時		ー 白色・さらさら	T 36.5 ℃ SpO2 98% BP 112/64mmHg	2クール			浣腸 軟便中等量	
10時	入浴							仰臥位
11時		ー 白色・さらさら						
12時					ラコール® 400mL	白湯 200mL		
13時								
14時		ー 黄色・粘稠						
15時								
16時		下 黄色・引きにくい						右
17時				2クール				
18時		ー 黄色っぽい・さらさら	T 36.6 ℃ SpO2 99% BP 124/74mmHg		ラコール® 400mL	白湯 200mL		
19時								左
20時		ー 白色・さらさら						
21時						白湯 200mL		
22時								右
23時	入眠	下 黄色っぽい・さらさら						
24時								

栄養合計（栄養・水分の合計）	2,000mL（ラコール®1,200mL＋白湯800mL）
排泄合計（※計測している場合）	1,500mL
使った頓服	なし

❖ 患者さんの「いつもと違う」という訴え

【違和感の内容を探る】

患者さんは時折「いつもと違う」と訴えます。これは何らかの違和感を抱いていることを示し、苦痛が生じていることもしばしばです。

患者さんが感じていることを1つずつ客観的に評価し、いつもと違うことがあれば、その点を修正していきます（図1）。

しかし、「いつもと違う」という訴えがあっても、第三者には何も変わらない状態に見える場合もあります。客観的な評価ではわからない微細な変化を患者さんが感じていることも、患者さんの精神的な側面が影響していることもあり、その差異は、患者さんにしかわかりません。

家族や看護師は、患者さんの訴える内容に沿って客観的な数値や状態を伝え、「いつもと変わらないので、大丈夫ですよ」と、患者さんが安心感を得られる対応をしていく必要があります。

【状態悪化の徴候を念頭に置く】

ここで忘れてはいけないのは、訴えは体調悪化のきっかけである可能性がある、ということです。

実際、臨床では、数日から2週間程度経ってから、発熱などの肺炎や内科系疾患の症状が出現することもあります。

そのような状況を避けるため、ケア表（表1→P.145）を用いて日々の変化や患者さんの訴えなどを記載しておくことが有効なのです。

そうすることで、何らかの「いつもと違う」ことがあるかどうか含め、家族や看護師も、さまざまな視点をもって患者さんに対応することができます。

図1 よく聞かれる訴えの例と対応

【訴えの内容】
人工呼吸器を使用している患者さんから、「気管カニューレから空気が漏れる、空気が入ってこない」

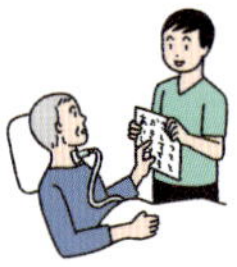

【1つずつ確認】
- 人工呼吸器の一回換気量
- 人工呼吸器回路の接続
- カフエアの量（カフ圧）
- 気管カニューレの固定状況：気管カニューレを固定しているひもにゆるみがないか　など

維持・安定期 療養生活課題

❖ 「病状が気になる」日常から、「小さなことを楽しむ」日常に

病状が進行していくと、患者さんも、本人の苦しそうな姿を目の当たりにしている家族も、バイタルサインなどに目がいきがちで、病状が少し安定してもなかなか日常を楽しむゆとりがありません。看護師は、患者さんの病状の安定・生命維持だけを目的にせず、日常の小さなことを楽しめるような支援を心がけましょう。

【患者さんと家族を知ることから始める】

「日常の小さなことを楽しめるような支援」は、**患者さん・家族の今までの人生（歴史や背景）**に敬意を払いながら聞いていくことだと考えられます。

患者さんや家族はどのような人で、今まで何を大切にしてきたかなど、患者さん・家族を知ることが重要です。

積極的に話してもらえない場合には「患者さん・家族のことを知って、普段の療養を充実させるようなケア（余暇活動など）を一緒に考えていきたい」と伝えてもよいかもしれません。

「スモールステップで1つひとつ」がカギ

患者さん・家族の大切にしたいことを聞いていくと、「病気になってあきらめていたけれど、外で桜を見たい」「○○することが夢」などと、希望を話してくれることもあります。前向きな目標が出てきたときがチャンスです。

まずは、1つの目標を実現するためには何が必要か、スモールステップ（**図2**）を一緒

に考えていきましょう。目標を達成できるよう支援内容を日常のケアのなかで組み立て、目標に向かって、患者さん・家族に併走していく姿勢が大切になります。

【フィードバックがよい循環を生む】

スモールステップがなかなか達成できず、「患者さん・家族はがんばっているのに」と焦ったり、患者さん・家族から後ろ向きな発言が聞かれたりすることもあるかもしれません。それでも、目標のために、今ここまで**進んでいること**を**評価**し、患者さん・家族に**フィードバックする**ことが大切です。

そして、目標が達成できたときには、患者さん・家族の**努力を認め、「一緒に喜ぶ」こと**が重要です。1つ目標を達成したら、それを契機に、新しいことへの挑戦を後押ししていくとよいでしょう。

病気になる前の日常と比べれば、制限されることは多くなります。支援者には、新しい日常をどうつくっていくか、一緒に考えていく姿勢が求められます。

次頁→ P.148 に、スモールステップを考えたケアの事例を示します。

図2 スモールステップの例

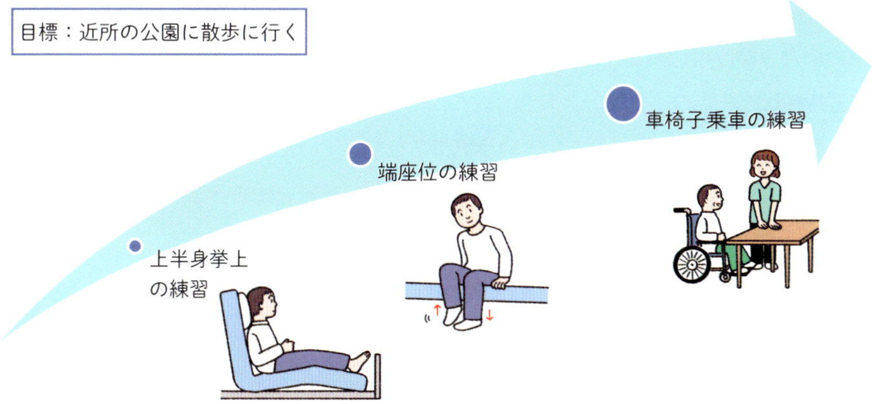

目標：近所の公園に散歩に行く

車椅子乗車の練習

端座位の練習

上半身挙上の練習

Part 3 維持・安定期の特徴と支援

147

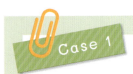

スモールステップを積み重ね「公園で散歩」できるようになった例

【Aさん】50歳代、男性、多系統萎縮症（MSA）。本人、妻、娘の3人暮らしで、主たる介護者は妻。

確定診断から徐々に呼吸障害が進行し、3年後に気管切開、胃瘻造設を行った。気管切開後も呼吸状態が安定せず、6か月後、Aさんと家族の希望により人工呼吸器を装着し、在宅療養となった。

維持・安定期に入ってからの状況

退院してから1か月、妻はAさんの少しの変化もみのがさず、人工呼吸器の数値がいつもと少しでも違うと、訪問看護師に何度も相談していた。

Aさんの体はいつも清潔で、訪問看護師が訪問しても、すでに清潔ケアなどが終わっていることが多かった。

「目標」がみつかるまで

訪問看護師から「そんなに、がんばりすぎなくてもいいんですよ」と言われると、妻は、突然涙を流して「人工呼吸器を装着する前は、状態も安定しなくて、SpO_2モニターや人工呼吸器をよく確認して"夫は大丈夫か"と様子をみるのが自分の役割でした。だから、同じようにしないといけないと思ってしまうんです」などと話した。

また「本当は、夫と笑って過ごしたい。2人でよく出かけた近所の公園に、また一緒に行きたい。気管切開をしてから、一緒に行けなくなってしまいました」と、少しずつ、妻自身が思っていることを語り始めた。

「目標」をスモールステップに分解

そこで、看護師は「Aさんと近くの公園に散歩に行く」という目標を設定し、上半身挙上の練習→端座位の練習→車椅子乗車の練習、というステップをAさん本人・家族と共有した。

妻は、すぐに次のステップに進みたいという気持ちをもっていたが、看護師は、Aさんには起立性低血圧の症状があるため、上半身挙上から練習を始めることを説明した。

その後の状況

上半身挙上の練習を始めてから2か月後、Aさんは、ついに近所の公園に紅葉を見に行くことができ、Aさんは散歩によって自信をもつことができた。当初は月1回の散歩を楽しんでいたが、車椅子乗車にも慣れ、1週間に1回、散歩に行くようになった。

【患者さん・家族の発達課題を理解する】

患者さん・家族それぞれに背景があり、歴史があります。

神経難病を若年で発症した場合は、子育てのまっただなかである場合もあります。

また、社会的に成熟し、さまざまな役割を担っていた患者さん・家族が、疾患や介護により、役割を変更せざるを得なくなることもあります。

患者さん・家族はこうした困難に翻弄されながらも、時間をかけて疾患を受け入れ、新たな役割を獲得していきます。その道のりは、決して平坦ではありません。

看護師は、患者さん・家族の思いを聞き、日々の療養に伴走していくことが求められます。

❖ 少しずつ安定してきた日常で気をつけたいこと

【支援者間の関係性に気を配る】

目標を達成し、療養生活に自信が出てくると、患者さん・家族は、さまざまな希望を抱きます。それを達成するためにはどうしたらよいか、あるいは、穏やかに生活するにはどう過ごせばよいか、看護師が主体的に考えていくことが、患者さん・家族主体の<u>安定</u>した支援体制の構築にもつながっていきます。

一方で、患者さんや家族の意向に沿わない支援者は、断られることが増えてくる時期でもあります。特定の機関だけが患者さん・家族と強く結びついている場合は、<u>チームワーク</u>が崩れやすくなるため、バランスをみていく必要もあります。

患者さん・家族には、多くの支援者がかかわりますが、支援者間でのパワーバランスや関係性の変化などがあるときは、地域で難病を担当する保健師に相談をしてみてもよいでしょう。

【意見交換ツール使用時の注意点】

現在は<u>医療用SNS</u>など、支援者のみでやりとりできるツールがあります。活発な意見交換ができる一方で、支援者のみで意見交換が進み、患者さん・家族の気持ちが置き去りにされてしまうこともあります。

<u>在宅療養の主役は、あくまでも患者さん・家族</u>であり、両者の気持ちを尊重することが大切です。

次頁に、医療用SNSに関連する事例を示します。支援者は「家族を混乱させないように」「緊急対応が必要かも」と、よかれと思って対応していたものの、その思いが裏目に出てしまったケースです。

ワンポイント

患者さん本人とのコミュニケーションは大切です。しかし「家族より支援者が本人とのコミュニケーションを深めてしまうこと」は避けたほうがよいでしょう。
あくまで「患者さんのことをもっとも理解しているのは家族である」というスタンスを崩さず、本人や家族が「支援者に促されて」さまざまなことを決めるのではなく、自らが決められるように情報共有をしていくことが大切です。

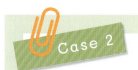

医療用SNSがきっかけで問題が生じた例

【Bさん】50歳代、女性、ALS（筋萎縮性側索硬化症）。主たる介護者は夫で、繊細な性格である。

確定診断から徐々に呼吸障害が進行し、1年後に胃瘻を造設した。さらに1か月後、呼吸状態が安定しないため、Bさん・家族の希望により気管切開を行い、人工呼吸器を装着した。

維持・安定期の状況

Bさんの支援には、3つの訪問看護ステーションに加え、自費で依頼した訪問看護ステーション、4つのヘルパー事業所が介入している。さまざまな機関がかかわるなかで、夫は「それぞれで言っていることが違う」と不満をためていた。

置き去りにされた家族の気持ち

また、夫は「Bさんとコミュニケーションをとりながら介護をしたい」と思っていたが、Bさんと文字盤でコミュニケーションをうまくとれず、意思が伝わらないことでもどかしい気持ちでいた。それなのに、中心的な訪問看護ステーションの訪問看護師が、Bさんと友好な関係を構築していることに、納得ができない様子だった。しかし、夫の思いとは裏腹に、Bさんは、訪問看護師に「夫と話すたびに負荷がかかっている」と訴えており、その事実は支援者間でだけ共有されていた。

支援者は医療用SNSを活用してBさんの状態を随時共有していたが、夫は、自分の知らないところで情報交換されていることも、不満に思っていた。医療用SNSとは別に、家族も参加できるSNSもあると説明を受けたが、夫は「見る余裕がないから」と、参加しようとはしなかった。

ある日、訪問看護師が、Bさんの胃瘻から引けた真っ黒な残留物を、夫に断りなく医療用SNSに投稿した。それを閲覧した訪問診療医が、緊急で往診したところ、夫は「家族にまず報告してほしい、クローズドのSNSで何をやりとりしているのか知らないが、とても不信感がある」と、支援者全体に苦言を呈した。

夫の言葉をきっかけに、医療用SNSにアップするのは支援者全体での伝達事項のみとし、日々の様子は自宅にあるケアノートに記入すること、投稿する場合は夫の許可をとるということを決め、支援者間で共有した。

このケースでのトラブルは、C看護師が、混乱しやすい夫の性格を考慮し「状況を伝えてパニックになってしまわないように」と、夫の知らないところで医療用SNSに写真を掲

載したことがきっかけで起こりました。

　また、往診した訪問診療医は、Bさんに、夫とのコミュニケーションで負荷がかかっていることを知っていたため、そのストレスにより体調が悪化した可能性があり、「緊急に診察が必要である」と考えて行動したことが拍車をかけてしまう結果となりました。

　このように、家族の思いが置き去りにならないような配慮が必要です。

在宅療養を長く続けるために

　神経難病の患者さんが長く在宅療養を続けるためには、❶家族の休息、❷毎日のケア、❸余暇活動、❹新たな役割獲得、が相互に影響し、バランスを保つことで、安定した生活が可能となります（図3）。

【家族の疲労を考える】

　安定した日常生活を送れるようになると、患者さんは入院を好まなくなることがあります。主たる介護者である家族は、そのような患者さんの気持ちに配慮し、「本人は病気になってからこんなにがんばっている。だから、自分が大変と言ってはいけない」「介護の不満を言うと嫌がられる」などと、自身の介護疲労について話せない家族も多いです。

　家族の疲労は、日常のささいな会話に表れることもあります。支援者は、家族の疲労がたまっていないか観察していくとともに、家族の悩みをキャッチするアンテナを張っておくことが重要です。ときには家族の休息も必要なため、家族の状況をみて、患者さんに説明することも必要です。

　現在ではさまざまな制度ができており、在宅レスパイト事業を展開している都道府県や区市町村もあります。家族は「身体的な負担もないから、まだがんばれる。わざわざ入院してもらうほどではない」と考えるかもしれませんが、利用できる制度を確認し、検討してもよいでしょう。

　また、まれではありますが、患者さんの療養は生活の一部であるととらえ、介護を負担に感じていない家族もいます。家族が、患者さんと自身の生活、患者さんの介護のある生活をどう思っているのか、家族全体をアセスメントしていく必要があります。

図3　在宅療養を続けていくためのポイント

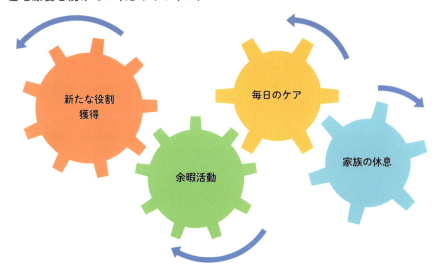

災害への備え →P.215

医療的ケアには電源が必要となるため、災害大国の日本では、電源の確保などの備えをしておくことが重要です。しかし、初めて在宅療養をすることになった患者さんの家族は、医療的ケアや介護に加え、家事などもこなすだけで精一杯となり、災害の備えまで考えるのは難しいのが現状です。

なかには、在宅療養が始まるころから災害の備え、特に電源確保については関心が高い患者さん・家族もいますが、あらためて考え

やすいのは、療養生活が落ち着いたころ、すなわち、日常のケア以外に「近所を散歩したい」など、挑戦したいことが出てくる時期でしょう。

外出時に必要となる物品は、災害の備えにも関連するものも多いです（表2）。そのため、**外出練習を始めるタイミングで、災害の備えとして必要な物品について説明すると**、家族の負担も比較的少なくなり、災害の備えを考えやすくなります。

表2 外出時に必要な物品の例

- 蘇生バッグ
- SpO$_2$モニター
- 予備の人工呼吸器回路
- 予備の気管カニューレ
- 外部バッテリー
- 吸引に必要なもの（吸引器、吸引チューブ、アルコール綿、手袋など）
- 排泄時に必要なもの

〈長時間外出時〉
- 栄養（栄養剤、栄養セット、シリンジなど）
- 内服薬

> - 外出時の必要物品と災害に備えての物品には共通項がある

（村田奈津代）

〈引用文献〉
1）希少性難治性患者に関する医療の向上及び患者支援のあり方に関する研究班：神経難病看護 知の体系化－専門的学習のためのテキスト 概要版．2012：54．https://nambyocare.jp/file/5546（2024.7.31.アクセス）

〈参考文献〉
1）池島ひなこ，加藤幸代，福田智子：筋萎縮性側索硬化症（ALS）を患った壮年期女性の意思決定支援：人工呼吸器装着導入までの1事例をとおして．難病と在宅ケア 2022；27（12）：18-21.
2）高橋宏子，石田詩織，奥野ひろみ：ICTを活用した多職種情報共有システムによる在宅ALS療養支援．日難看会誌2021；26（1）：56.
3）西澤正豊，小森哲夫，原口道子，他：難病のケアマネジメント 技とコツ－「介護支援専門員の難病ケアマネジメント実践例に関する調査」結果より－．平成29年度厚生労働行政推進調査事業費補助金難治性疾患政策研究事業「難病患者の地域支援体制に関する研究」，2017.
https://plaza.umin.ac.jp/nanbyo-kenkyu/asset/cont/uploads/2018/07/2017nanbyo-CareManagement.pdf（2024.7.31アクセス）．

Part 3　「経過」に応じて支援する

終末期の特徴と支援

終末期：死が身近に予測される時期

　神経難病の終末期は、病状の進行に伴い、運動障害や摂食嚥下障害、呼吸障害やコミュニケーション機能障害など、あらゆる機能障害をきたします。

　それに伴い、ADLが低下し、苦痛症状が増強して、QOLが著しく低下します。

　神経難病の終末期の特徴は、生命にかかわる呼吸障害や摂食嚥下障害が進行した場合、**選択した治療によって生命予後が変わってくる**ことです。そのため、終末期のみきわめが難しいといわれています。

神経難病における終末期の特徴

　神経難病の療養行程では、病状の進行を繰り返すなかで、胃瘻や人工呼吸器の使用など、対症療法によって症状はいったん緩和され、安定した時期を過ごすことができます。

　しかし、徐々に機能は低下し、最期は比較的急な経過をたどる場合が多いです。

❖ ALSの終末期は「人工呼吸器を使用するかどうか」で異なる

　診断から終末期までの期間は、疾患によって大きく異なります。ALS（amyotrophic lateral sclerosis：筋萎縮性側索硬化症）で人工呼吸器を選択しない場合、多くは3〜5年で呼吸筋麻痺が進行し、呼吸不全で死を迎えます。

　ALSの患者さんは、はじめは人工呼吸器を希望していなくても、療養行程において呼吸不全が進行すると、今後の生活や治療について考え直し、人工呼吸器を使用することを選択する場合もあります。この場合、終末期として患者さんをとらえるのではなく、新たな療養生活を支えていく必要があります。

❖ パーキンソン病や多系統萎縮症では突然死をきたすことも

　PD（Parkinson's disease：パーキンソン病）やMSA（multiple system atrophy：多系統萎縮症）などの神経難病では、比較的長い療養経過のなかで慢性的に病状が進行します。

　MSAでは、進行期に閉塞性呼吸や声帯麻痺などが生じ、突然死を起こす場合もあります。生命予後の予測や終末期のみきわめは難しいのです。

アセスメントのポイント

❖ 全人的苦痛の視点をもつ

　神経難病の終末期には、運動障害や摂食嚥下障害、呼吸障害やコミュニケーション機能障害がさらに進行します。

　ALSの終末期においても、呼吸障害や筋力低下が進行し、呼吸困難をはじめ、疼痛や身の置き所のなさ、不眠や不安などのさまざまな **身体的・心理的苦痛** を経験することが報告されています[1-3]。

　病状が進行し、自分自身で思うように動けなくなると、自律性の喪失や介護負担の増大などの **社会的苦痛** や **スピリチュアルな苦痛** も強くなります。これらの苦痛は互いに影響し合っているため、**全人的苦痛** としてとらえる必要があります。

❖ スケールを活用する

　終末期の緩和ケアにおいては、これらの苦痛を軽減することが最大の目標であり、患者さん自身が感じている苦痛症状を、全人的な視点でアセスメントする必要があります。

　当院では、神経難病の患者さんの苦痛症状や気がかりの把握に、**ALS緩和ケアスケール**（**表1**）[4] や **IPOS（intergrated palliative care outcome scale）** を活用しています。

　スケール活用は、情報共有やケア内容の統一を図り、緩和ケアチーム（palliative care team：PCT）や呼吸ケアサポートチーム（respiratory care support team：RST）など院内の多職種チームとの連携につながります。

　2023年度、当院のPCT初回回診時にみられた苦痛症状を**図1**に示します。回診では❶**呼吸困難**や❷**疼痛**、❸**身の置き所のなさ**に関する依頼が多く、これらの症状が進行期から終末期にかけて強い苦痛となることがわかります。

　次頁から、ALS緩和ケアスケールに基づいたケアのポイントをまとめます。

> **ワンポイント**
> IPOSは、欧州を中心に普及している緩和ケアの評価指標の1つで、日本では2018年から使用されています。
> また、IPOSはがんにかぎらず、さまざまな疾患に対応でき、患者さんの主観的評価を重視し、気がかりやスピリチュアルな側面を含めて全人的苦痛を把握できます。

表1 ALS緩和ケアスケール（ALS-PCS）

		苦痛	スコア						患者さんへの説明
身体的苦痛	1	呼吸困難	0	1	2	3	4	5	息切れがする、呼吸がしづらい、動くと息苦しい
	2	疼痛	0	1	2	3	4	5	痛い、関節が痛い、皮膚が痛い、筋肉がつって痛い
	3	身の置き所のなさ	0	1	2	3	4	5	じっとしていられない、体の位置が決まらない、むずむずする
	4	口渇	0	1	2	3	4	5	喉が渇く、口が渇く、冷たい水がほしい
	5	灼熱感	0	1	2	3	4	5	体が熱い、頭が熱くなる、冷たい空気を入れてほしい
	6	むせ・痰がらみ	0	1	2	3	4	5	唾液や痰がのどにからんで苦しい、むせる、咳がとまらない
	7	嘔気	0	1	2	3	4	5	吐き気がする、気持ち悪い
	8	便秘	0	1	2	3	4	5	便が出ない、お腹が張って苦しい
	9	不眠	0	1	2	3	4	5	眠れない、何度も目が覚める、朝早く起きてしまう
	10	流涎	0	1	2	3	4	5	唾液が口から漏れてしまう、よだれが出る
	11	疲労感	0	1	2	3	4	5	体がだるい、疲れやすい
精神的苦痛	12	不安	0	1	2	3	4	5	これからが不安である、気持ちがふさぐ、心配事がある
	13	寂しさ	0	1	2	3	4	5	寂しい、一人でいるのがつらい、誰もわかってくれない
	14	いらいら感	0	1	2	3	4	5	いらいらする、気持ちが落ち着かない、人を責めたくなる
	15	思いの伝わらなさ	0	1	2	3	4	5	自分の考えが相手に伝わらない、理解してもらえない

〈評価基準〉

項目1〜14	0：症状はまったくない 1：わずかに症状がある 2：それよりも少しだけ症状がある 3：中等度に症状がある 4：かなり症状が強い 5：想像できる最も強い症状がある	項目15	0：すべて伝わる 1：ほとんど伝わる 2：少し伝えられないことがある 3：半分くらいしか伝わらない 4：ほとんど伝わらない 5：まったく伝わらない

清水俊夫，清水尚子，小野﨑香苗，他：筋萎縮性側索硬化症における新たな緩和ケアスケールの提唱と苦痛症状の解析．臨床神経学2021；61：363．より一部改変のうえ転載

図1 PCT回診対象者において初回回診時にみられた苦痛症状（東京都立神経病院）

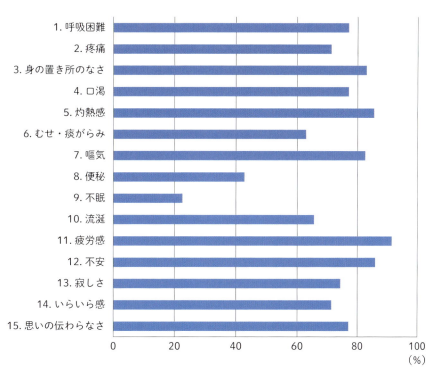

終末期 健康上の課題① 体のこと（ALSを中心に）

ALS緩和ケアスケール ①〜⑤について

❖ 呼吸困難

呼吸困難は、ALSの終末期に最も多くみられる症状の1つで、「呼吸時の不快な感覚」と定義される主観的な症状です。

ALSの呼吸困難の要因は、呼吸筋麻痺の進行による低換気や、球麻痺の進行により、気道内に分泌物が貯留することによって起こります。そのほかにも、嚥下障害の進行による唾液の誤嚥や、不安などの心理的要因も関係します。

【注意したい状態】

呼吸障害が進行すると、**会話や労作時に息切れ・息苦しさ**が出現し、さらに症状が進むと、安静時にも**肩呼吸や起座呼吸**がみられ、呼吸困難が増強します。

また、咳嗽力が低下して痰が出せなくなることにより、**むせや痰のからみ**が生じて呼吸困難を自覚します。

ALSの呼吸障害は、誤嚥性肺炎などの感染症を合併しない場合は徐々に進行するため、呼吸障害が進行した状態であっても呼吸困難を訴えないことがあります。ただし、誤嚥性肺炎を合併した場合には、喀痰の増加や低酸素血症など、呼吸不全が一気に進行して呼吸困難が増強するなど、状態が変化するため、自覚症状と合わせて呼吸状態の観察が重要となります。

【緩和治療】

呼吸困難の緩和治療としては、**医療用麻薬**の使用や酸素投与などが行われますが、医療用麻薬は開始のタイミングが難しく、呼吸困難が強くなってから投与しても効果が感じられない場合があります。

医療用麻薬を適正量で使用するため、効果と副作用の観察を行います。終末期には症状悪化に伴って医療用麻薬の量も増えます。不安により呼吸困難が増強する場合、抗不安薬なども併用して症状緩和を図ります。

人工呼吸器の選択に関しては、気管切開を希望せず、非侵襲的換気療法（noninvasive ventilation：**NIV**）を選択する患者さんが増えています。NIVの使用により、生命予後は1年延長するといわれています。使用にあたっては、安全・安楽に使用できるような支援が必要です。

【緩和ケア】

そのほかの緩和ケアとしては、呼吸筋疲労や負担が少ない方法に変更するなど、介助方法を検討することや、気道クリアランスを保つことが大切になります。

また、風を送ることで呼吸困難が軽減することもあるため、サーキュレーターの使用や、安楽な体位の調整、環境調整も重要となります。

ワンポイント

呼吸不全は、低酸素血症などの客観的な症状で、呼吸困難とは必ずしも一致しません。例えば、ALSの患者さんが息苦しさを強く訴えていても、SpO_2の低下を伴わない場合があります。

反対に、呼吸障害がかなり進行していても、息苦しさの自覚がない場合もあります。

❖ 疼痛

ALSの終末期には、四肢筋力の低下が進行し、身体が自由に動かせないこと（**不動**）や、同一部位の皮膚が圧迫されて起こる**体性痛**が多くみられます。

また、**関節拘縮**による肩関節や股関節周囲の痛み、有痛性の**筋けいれん**も生じます。

【緩和治療・緩和ケア】

不動や圧迫による体性痛や関節拘縮の痛みの場合には、体位変換や四肢の他動運動（ROM運動）、マッサージなどの**リハビリテーションと合わせたケア**が有効です。

疼痛の部位・性質・特徴を観察し、要因や原因をアセスメントしながら、適切な薬剤で疼痛緩和を行い、効果について評価していく必要があります。

なお、球麻痺の強い患者さんは、仰臥位だと唾液を誤嚥する危険性があります。そのため、完全側臥位とすることが多いことを知っておくとよいでしょう。

❖ 身の置きどころのなさ

ALSの終末期に高い頻度でみられる症状の1つです。がん終末期の倦怠感とは異なり、ALSの場合には**四肢筋力低下が進行し、自分で身体を動かせなくなった時期**からみられることが多く、体動困難が大きな要因[5]と考えられています。

身の置きどころのなさが示す状態は、以下のように表現されます。

- **身体の位置が決まらない**
- **同じ姿勢が続かない**
- **どこかの位置で落ち着くわけではない**
- **気持ちが落ち着かない**
- **自分ではどうすることもできない気持ちになる**

体動困難、呼吸困難などの身体的苦痛や不快症状、自分で動けないことによるストレスや焦燥感、不安などの心理的要因も影響します。さらに、介護者による対応の違いや家族の存在など、環境的・社会的要因も相互に関連していると考えられています（**図2**）。

【緩和ケア・緩和治療】

身の置きどころのなさを緩和するために

図2 身の置きどころのなさの要因とケア

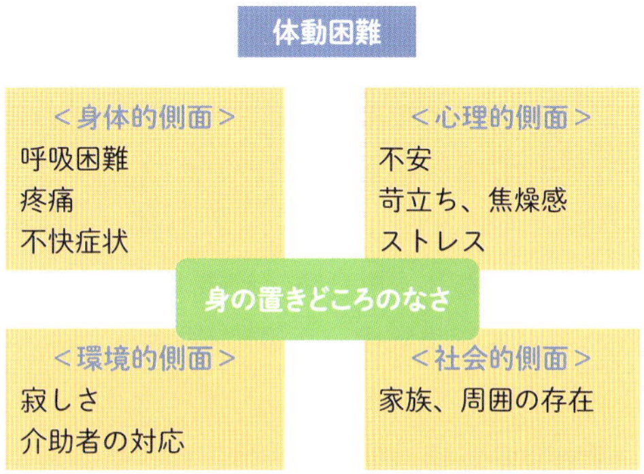

体動困難

＜身体的側面＞	＜心理的側面＞
呼吸困難 疼痛 不快症状	不安 苛立ち、焦燥感 ストレス

身の置きどころのなさ

＜環境的側面＞	＜社会的側面＞
寂しさ 介助者の対応	家族、周囲の存在

は、以下のようなケアを行います。

- **体位変換や体位調整、ROM運動などの体動困難に対するケア**
- **要因となる身体的苦痛や不快症状の軽減**
- **患者さんが抱える不安や焦燥感を十分理解したうえでの対応**
- **心理的ケア**
- **環境調整が必要**

また、身の置き所のなさは『ALS診療ガイドライン』[6]でも医療用麻薬の効果が報告されており、**薬剤調整**と合わせて緩和ケアを行っていくことが大切です。

Part 3 終末期の特徴と支援

157

❖ 倦怠感

倦怠感は、呼吸障害や摂食嚥下障害、四肢筋力低下などの症状の進行に伴って生じます。

特に、食事や入浴などの労作時に「疲れる」「身体がだるい」と訴えが聞かれることが多いです。

倦怠感の訴えが、**呼吸障害の進行を示しているこ**ともあります。患者さんは呼吸困難の自覚が乏しく、「息苦しさ」として感じない場合もあるからです。

そのため、倦怠感を訴える場合には、自覚症状だけに頼らず、頻呼吸や努力呼吸、呼吸補助筋の使用など、呼吸筋疲労を示す呼吸状態と合わせてアセスメントして対応する必要があります。

【緩和ケア】

倦怠感や疲労感を強く訴える場合には、**日常生活動作で負荷がかかりすぎないような援助**が必要です。

呼吸困難が進行すると、トイレに行く・食事を食べる・シャワーを浴びるなどの日常生活動作そのものが呼吸への負担となります。その負担を軽減するために、介助に切り替えていく場合もあります。

❖ 口渇

口渇は、患者さん自身が「口が渇いてつらい」と感じる状態です。

ALSの苦痛症状15項目のなかで最も多い症状の１つであり、摂食嚥下障害による経口摂取の制限、呼吸障害によるNIVや酸素の使用などが影響しています。

そのほか、口輪筋の筋力低下により閉口できず口腔内が乾燥して脱水傾向となったり、口腔ケアが不十分だったりすると、口渇が増強します。特に、終末期にはADLが低下して患者さん自身で口腔ケアを行えない（ケア不十分）場合も多く、これまであまり症状緩和が図れていませんでした。

【緩和ケア】

口渇のケアは、口腔内の清潔の保持と保湿が基本となりますが、主観的症状であるため、**患者さんとともに口渇をやわらげる方法を考えていくこと**が重要です。

【終末期】 **健康上の課題②**
気持ちのこと（ALSを中心に）

ALS緩和ケアスケール
⑫ ⑭ ⑮ について

❖ 不安

慢性・進行性の難治性疾患である神経難病患者の多くは、病初期から病状進行や予後に対する不安を抱えているといわれています。

障害が進行していくALSにおいても、病状進行に伴う不安や恐怖は計り知れません。特に終末期には、苦痛症状が増強することによって、**死に対する不安がより一層強く**なります。

終末期に症状緩和が十分に図れていない場

合、患者さんは「苦しいのは耐えられない」「早く楽にしてほしい」「いつまでこの状態が続くのか」などと訴えます。こうした訴えは、「最期まで苦しむのではないか」という不安を強く感じていることを示しています。

まずは、できるかぎり身体的な苦痛を緩和します。また、**処置やケアで苦痛や負担を感じないよう配慮**し、安心感が得られるような対応が必要です。

✤ イライラ感

イライラ感は、病状が進行し、自分で思い通りに身体が動かせないことでいら立ちを感じ、気持ちが落ち着かない状態を示します。患者さん自身も原因がよくわからず、夕方になるとなんとなくイライラし、焦る気持ち（焦燥感）を訴えることも多くみられます。

要因としては、身体的な苦痛や不安、寂しさなどの影響が考えられます。抗不安薬などの薬剤で症状が緩和される場合もありますが、**患者さんの思いを傾聴**し、イライラ感の原因について対処することができると、症状がやわらぐ場合があります。

✤ 思いの伝わりにくさ

思いの伝わりにくさは、コミュニケーション機能障害の程度ではなく、**自分の思いが相手にどの程度伝わっているか**という基準で、主観的に評価します。

神経難病では、療養経過のなかで、コミュニケーション機能障害がみられるため、コミュニケーションツールを使用して、自分の思いが伝えられているか確認する必要があります。思いが伝わらないことは、イライラ感や不安の要因にもなるからです。

ALSの終末期には、球麻痺症状や呼吸障害の進行により、意思疎通が困難になります。

特に球麻痺先行型のALSでは、構音障害や筋力低下が進行すると、口語での会話や筆談も困難になり、自分の思いやつらさを伝えることが難しくなります。そのため、早期から文字盤などのコミュニケーションツールを使用できるように練習しておく必要があります。

苦痛症状が強くなる終末期には、自分の思いやつらさを発することさえもあきらめてしまうことがあります。**介助者や周囲の人が、患者さんの思いを理解しようとする姿勢**が大切です。

終末期 療養生活課題

✤ スピリチュアルペインのケア

終末期には、病状進行に伴う身体の変化や重度の機能障害により日常生活が困難となり、他者への依存が増大します。

また、苦痛症状が強くなると、自分自身の置かれている状況について、これからの生き方や人生の意味、目的への問いを抱くように

なります（**表2**）。

スピリチュアルペインとは「自己の存在と意味の消滅から生じる苦痛」[6]であり、自律存在、関係存在、時間存在を喪失することで生じる苦悩が含まれています。

スピリチュアルなケアとして必要なことは、「話をよく聞いてくれる」「自分のことをわかってくれる」など、周囲の人の存在が大きく、**生きている意味を感じられるようにかかわること**です。

表2	「生きている意味」への問いの例	
自分で何もできなくなってしまった		**自律性**の喪失
家族の負担になり迷惑をかけている		**関係性**の喪失
なぜあと少ししか生きられないのか		**時間性**の喪失

❖ 家族支援

病状が進行し、苦痛症状が強くなる終末期には、介護負担が増大します。在宅療養の場合は、介護者である家族の生活や健康にも影響を及ぼすため、家族の介護負担の軽減と、精神・社会面の支援が必要となります。

ALSの終末期も、筋力低下から体動が困難となって苦痛症状が強くなるため、呼吸困難感や身の置きどころのなさの訴えが多くなり、昼夜問わず体位変換や体位調整を繰り返すこともあります。

家族の介護負担が大きくなると、疲労やストレスが蓄積し、互いに安定した終末期を過ごすことが難しくなります。介護負担がかかりすぎている場合には、家族の休息を兼ねたレスパイト入院や、今後の療養先、看取りの場所も含めて、再度話合いの場をもつなどの調整も必要となります。

終末期の家族支援で最も大切なことは、**患者さんの苦痛緩和を図ること**です。患者さんの安楽が、家族支援の大前提となります。

（新井玉南）

〈引用文献〉

1) 荻野美恵子：日本におけるALS終末期. 臨床神経2008；48（11）：973-974.
2) 難波令子：ALS患者終末期医療の現状と問題点. 医療2005；59（7）：383-388.
3) 加藤修一, 小澤英輔, 島田宗洋, 他：筋萎縮性側索硬化症のホスピスにおける終末期ケア. Palliative Care Research 2010；5（2）：137-144.
4) 清水俊夫, 清水尚子, 小野崎香苗他：筋萎縮性側索硬化症における新たな緩和ケアスケールの提唱と苦痛症状の解析. 臨床神経 2021；61（6）：361-367.
5) 新井玉南, 小野崎香苗, 藤田泰代：終末期ALS患者の身の置き所のなさが示す状態とその要因. 日緩和医療会学抄集 2014；19：497.
6) 日本神経学会監修, 筋萎縮性側索硬化症診療ガイドライン作成委員会編：筋萎縮性側索硬化症（ALS）診療ガイドライン2023. 南江堂, 東京, 2023.

〈参考文献〉

1) 新井玉南, 小野崎香苗, 清水尚子, 他：筋萎縮性側索硬化症患者の身体的苦痛に対する緩和ケアチームによる介入の効果. Palliative Care Research 2021；16：S423.
2) 新井玉南, 清水尚子, 小野崎香苗, 他：苦痛スケールを用いた筋萎縮性側索硬化症患者の精神的側面の症状把握. Palliative Care Research 2018；13：S333.
3) 新井玉南：神経難病専門病院におけるALS患者の終末期看護－人工呼吸器装着を希望しなかった患者の事例分析から－. 日難病看会誌 2012；17（1）：70.
4) 村田久行：終末期がん患者のスピリチュアルペインとそのケア. 日ペインクリニック会誌 2011；18（1）：1-8.

Topics 知っておきたいキーワード

難病患者への就労支援の特徴

就労支援をめぐる社会の動き

　少子高齢化が急速に進み、生産年齢人口が急速に減少するわが国において、１人でも多くの人が自分の能力に応じて働ける社会をつくっていくことは、喫緊の課題となっています。こうした社会的な必要性から、厚生労働省は、治療と仕事の両立支援を政策的にも積極的に進めてきました。

　具体的には「事業場における治療と仕事の両立支援のためのガイドライン」[1]の作成、両立支援コーディネーターや医療保険制度における療養・就労両立支援指導料の創設、治療と仕事の両立支援に関するポータルサイト「治療と仕事の両立支援ナビ」[2]の立ち上げなど、多くの制度が設けられました。こうした制度は、治療と仕事の両立支援を必要とする疾患を抱える、労働者全般に対するものです。

　難病においては、「障害者総合支援法」の対象疾患に指定難病が含まれたり、2022年12月に改正された「難病の患者に対する医療等に関する法律（難病法）」の基本方針のなかで、就労支援について言及されたりしています。

　支援者は、まず、このような社会の動きを把握しておく必要があります。また、就労支援に携わる人には、両立支援コーディネーターの取得をおすすめします。

疾患の経過と就労支援

　難病の患者さんの就労支援を進めるためには、患者さんの症状の特徴に留意する必要があります。

　感染症などの急性疾患や、がんの場合、症状の増悪から入院・手術を行い、治療し、快復する、という経過をたどることが一般的です。こうした疾患では、患者さんが快復する途上において、医療機関の支援者や企業内の産業保健職が就労支援を行い、もとの状態まで快復した時点で、支援を終えます。

　一方、慢性疾患で、病状が進行する難病においては、就業期間中も、症状の変化に応じて支援の継続が必要となる場合があります（図１→ P.162 ）。

　さらに、病状が進行すると、勤務先で求められる能力を下回ることがあります。そうした場合は、元の勤務先での勤務が継続できるように支援しながらも、就労継続支援Ａ型事業所など、障害福祉サービス機関の活用も検討が必要になることがあります。

難病に対するスティグマと就労支援

医療機関においても、療養・就労両立支援指導料が創設されました。その対象疾患に指定難病が加えられたことにより、難病患者の治療と仕事の両立支援への関心が高まっています。

ただし、先行して両立支援が進んだメンタルヘルス不調やがんと比べると、難病患者の就労支援に対する主治医の関心は、高いとはいえません。

こうした状況において、医療機関で働く看護職には、医療機関内の医療ソーシャルワーカー（MSW）などの他職種と協力して、難病患者の就労支援に積極的に取り組むことが期待されます。

難病の治療と仕事の両立支援を進めるうえでは、**疾患に対するスティグマ**（差別・偏見）が大きく影響します。

メンタルヘルス不調やがんなどは、一般的になじみもあり、患者さんの上司や同僚も受け入れやすいといえます。しかし、多くの難病はなじみのない疾患名で、患者さんから報告されたときに「本当に働かせて大丈夫なのだろうか」という意識がはたらきやすくなります。インターネットで疾患名を検索すると、仕事ができないことを想像させるような情報が多くみられます。

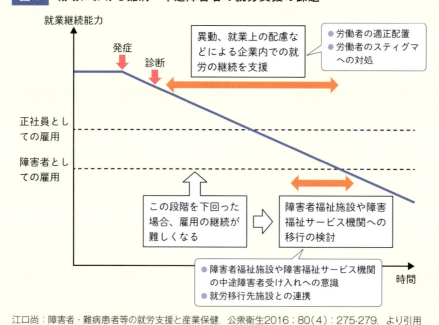

図1 職域における難病・中途障害者の就労支援の課題

江口尚：障害者・難病患者等の就労支援と産業保健. 公衆衛生2016；80（4）：275-279. より引用

そのため、診断の前後で本人の就業能力はほとんど変わらないにもかかわらず、診断名がついてそのことを勤務先に報告をしたとたん「働けない人」というレッテルを貼られてしまうことが多くなっています。

支援者は、こうした反応が患者さんの勤務先で生じることを見越したうえで、情報提供を行う必要があります。多くの患者さんは、**当分の間は従来どおり仕事ができること**、**疾患により障害が生じることはごく一部に過ぎないこと**を、しっかりと上司や同僚に伝え、心配や不安ができるだけ生じないよう工夫することが大切です。

就労支援の連携先

難病患者の就労支援を行う看護職には、各都道府県に設置されている**難病相談支援センター**や**産業保健総合支援センター**、ハローワークの**難病患者就職サポーター**などの外部資源の活用、連携も重要です。

また、患者さんが治療と仕事の両立において直面する課題は個別性が高く、当事者だからこそアドバイスできることも多いです。そのため、**患者会**の活動などを通じて、同じ疾患の患者さんからアドバイスをもらうことも有効です。

地域の患者会に関する情報は、難病相談支援センターで取りまとめていることが多いため、確認しておきましょう。

＊

私たちが行った調査では、支援を必要とする難病患者においてでさえ、4分の1は勤務先に対して疾患のことを報告しておらず、さらに、自分に必要な支援について勤務先と話し合いができていない人は、約半分[3] という結果になりました。

このような状況は、患者さんが勤務先に病状を仕事と関連づけて説明することで、多少は改善する可能性があります。そのため、支援者には、患者さんからの相談を受けながら、その対話を通じて、**患者さんの説明力の向上を支援する視点**が大切です。

（江口　尚）

〈引用文献〉
1）厚生労働省：事業場における治療と仕事の両立支援のためのガイドライン. https://chiryoutoshigoto.mhlw.go.jp/dl/download/guideline.pdf（2024.7.31アクセス）.
2）厚生労働省：治療と仕事の両立支援ナビ. https://chiryoutoshigoto.mhlw.go.jp（2024.7.31.アクセス）
3）江口尚，森永雄太，細見正樹：健康経営および治療と仕事の両立―産業保健学および組織行動論の視点から―. 経営行動科学 2020；31（3）：117-131.

Part 3 「経過」に応じて支援する

全経過において重要な視点

意思決定支援

❖ 神経難病における意思決定の特徴

私たちは、1日のうちに数えきれないくらいの意思決定をしています。何を買うか、実施するかどうか、日常生活で、ほとんどのことは、意識することなく決めています。しかし、これまで経験したことのないできごとを最大限に想像し、意図して決定することは、人生のなかでそう頻繁には起こりません。

表1	神経難病のさまざまな意思決定の例

- 生活の手段・方法
- 医療処置の選択
- 治療に関する選択
- 遺伝に関すること
- ライフサイクルに沿った選択（進学・就労・出産など）
- 療養の場
- 終末期の状態悪化時の対応

【最善の決定ができるように支える】

神経難病では、経過をとおしてさまざまな意思決定が必要となります（**表1**）。なかでも大きな意思決定といわれるのが、気管切開、人工呼吸、経管栄養などの医療処置です。

神経難病の患者さんが気管切開人工呼吸療法（tracheostomy invasive ventilation：TIV）を選択すると、長期の予後延長が見込めるため、「生きていたい」という気持ちを支えることが可能となります。

しかし、人工呼吸器装着後も疾患は進行すること、コミュニケーションをとることが難しくなる場合があること、長期的な介護を必要とすることなどの理由から、多くの患者さん・家族は迷います。

看護師は、患者さんに代わって決定する存在にはなれませんが、**ともに迷い、考える存在**であることを示しながら、その人なりの最善の決定ができるように支援します。

【経過に応じて支え続ける】

神経難病の患者さんは、さまざまな場面で、やめること・あきらめることを余儀なくされます。そのため看護師は、患者さんの病状が進行し、トイレや食事などの日常生活動作を今のかたちで続けることが難しくなったときに、少しの工夫で効果を示せる方法を提案しなければなりません。

神経難病の経過には、個別性があります。患者さんの症状や精神面、家族の気持ちを考え、疾患の理解について確認し、タイミングをみはからいながら、話し合いを重ねられる環境を整えていきます。

全経過に共通して、意思決定は**経過とともに変わってよい**ことを伝え、ときには「今は決められない」ことも支援します。

看護師が24時間常にそばにい続けること
はできませんが、ともに考え、そばにい続け
る姿勢を示し、どのような意思決定をしたと
しても、**後悔が少ないように、その後も支え
続けること**が大切です。

【患者さんと家族双方の意見を聞く】

患者さんと家族、それぞれの意見がありま

す。「家族の前だからこそ言えないこと」「本
人を目の前にして聞けずにいること」もあり
ます。

時には別々に話を聞く場をつくったり、支
援者が聞いている患者さん・家族の気持ちを
整理したりしながら、意思決定につなげる支
援をしていくことが求められます。

推定意思を考える際は「ACP」のプロセスが重要

医療者が意思決定支援を行う際、医療法で
は「適切な説明と理解を得るよう努めるこ
と」と定められています。しかし、医療者が
行う意思決定支援は、情報提供だけではあり
ません。また、職能団体や学会などがまとめ
た意思決定に関するガイドラインは、個別の
ケースに対応できる万能なものでもありませ
ん。そこで重要なのがACP（advance care
planning）です。

ACPは、人生の最終段階の医療・ケアにつ
いて、信頼できる人や医療・ケアチームと事
前に**繰り返し話し合うプロセス**とされていま
す[1]。早い段階から、いつでも、話し合いた
いときに繰り返して話し合うことが必要とさ
れていますが、早すぎると話が具体的になら
ず、遅すぎれば病状の悪化により意思決定が
難しくなる可能性があります。そのため、早
い段階から医療・生活を支える人とにつなが
り、全経過における意思決定を支援します。

しかし、今後について決めきれないうち
に、予期せぬ状況が突然訪れたり、患者さん

の意思伝達機能や認知機能が障害されたりし
て、患者さんの意思を確認することができな
くなり、**推定意思**を考える場合もあります。

患者さんの人生観・価値観などを知るうえ
で、重要な手がかりとなるのが、**事前指示**で
す。事前指示については多くの議論があります
すが、実際には解釈が必要です[2]。

どのような場合でも、患者さんの意思や意
向を推定できるための**解釈プロセスが重要**で
す。家族は、意思決定支援者です。本人のこ
とをよく知る家族だからこそ、患者さんが迷
い、表明できない気持ちを代弁したり、表明
した意思決定は本心なのか悩んだりすること
もあるでしょう。

家族が意思決定を支援できるように不安や
悩みを受け止めたり、状況を理解できるよう
に説明したりすること、意思決定支援の過程
を労うことも看護師の役割です。経過を通じ
て、患者さんや家族が信頼できる人たちと、
チームで話し合いを繰り返し、意思を推定す
る関係づくりをしていくことが大切です。

家族への支援

家族の健康や成長・発達に応じた支援を

家族に対しては、医療的ケアの指導が必要

となります。

Part 3 全経過において重要な視点

165

在宅療養の開始時は、症状の変化に伴う課題が解決できないと、「やはり在宅は無理なのだろうか」「自分たちではかなえられないのだろうか」などという不安が生じます。在宅療養が続くなか、家族は、見とおしの立たない介護や、生命の責任を引き受けることにより、疲弊していきます。その結果、睡眠障害や体調不良を生じたり、精神的に落ち込んだりすることがあります。

経過が長期化することで、家族の役割やライフサイクルなども変化し、家族も成長・発達していきます。看護師は、そのことをふまえて、**家族間のコミュニケーションの円滑化**や、**家族の健康維持**についてはたらきかけます。

【家族の負担を軽減する】

訪問看護師は、主治医や介護職との関係を調整したり、必要な専門職につないだりすることで、家族の不安や負担を軽減する役割ももっています。

家族の休養や気分転換を促すことも大切な支援です。定期的な**レスパイト入院**も1つの提案となります。

❖ 家族との「対話」を支援する

医療や生活に関する意思決定をしていくためには、患者さんと家族が話し合っておく必要があります。家族だからといって、親子、夫婦が同じ思いだとはかぎりません。考えが違っていても同じ方向を向けること、**対話を重ねてきたと思えること**が大切です。

気持ちを伝え合うことが難しい患者さん・家族もいます。一緒に暮らす家族だからこそ、あえて機会をつくって話をすることができない患者さん・家族もいます。離れたところに住んでいる家族だからこそ、心配に思うことや、気づけることもあります。

患者さんと家族がそろって、現在の状態を確認し合ったり、少し先のことについて話し合ったりする機会をつくることや、時には患者と家族、別々に話を聞き、それぞれの考えを受け止め、同じ方向を向けるように調整することも大切です。

❖ 遺伝性疾患の場合は適切に専門職につなげる

神経難病には遺伝性疾患が多く含まれます。遺伝子診断を行って初めて診断を確定できる疾患もあります。

遺伝性である場合は、家族が将来発症する可能性があるため、話をする際には、複雑な気持ちが入り混じります。看護師は、遺伝子診断や遺伝カウンセリングを適切な時期に受けられるよう、支援する必要があります。

❖ 家族関係と得意・不得意を把握して調整する

家族の定義は、時代によって変わります。

家族との関係のなかにある患者さんを支えるために、まずは、家族の関係性を把握する必要があります。

次第に生活が落ち着いてくると、患者さんから「もう少し家族が○○してくれたら」といった思いも出てくるかもしれません。しかし、家族に改善を求めすぎず、**何ができてい**

て（得意なこと）、何ができないか（不得意なこと）をみきわめ、家族の強みとなる部分にはたらきかけていくことも、看護師の役割です。

精神的支援

❖ ショックを受け止め、不安の解決を図る

「原因がわからない病気」「現在の医学では根治が難しい病気」になったと知ったときの患者さんのショックは計り知れません。ともに大切な時間を過ごしてきた人々も、大きなショックを受けるでしょう。

患者さんのなかには「みんなに心配をかけたくない、不安そうな顔を見るのがつらい」という思いから、家族や友人の前では明るく気丈にふるまい、家族が出かけたときにやっと泣けた、という人もいます。それぞれが気持ちを吐き出せる環境づくりが大切です。

不安には、すぐに解決したい具体的な問題に対するものと、これから起こる可能性がある漠然とした問題に対するものとがあります。具体的な問題に対する不安は、すみやかに解決をめざしていく支援が必要です。一方で、起こる可能性がある漠然とした問題に対する不安は、支援チームで共有し、気持ちを受け止め、備えておくことが必要です。

❖ 対話を重ね、チームで支える

個人差が大きい神経難病ですが、ある程度の予測は可能なため、その人に合った正しい情報を得られるよう、各専門職につなぐことも大切です。

もしものときについて話し合うのは、つらいことでもあります。少し先の症状を知っておくことは、起きたときのショックをやわらげるためにも重要ですが、症状が安定しているときには、話を切り出しにくいことも事実です。少し症状が進んでいると自覚できたときに、どんなことを見とおして考えていく必要があるのか、患者さん・家族だけでなく、支援チームみんなで対応策を考えていくはたらきかけが、精神的支援につながります。

決めることを前提に話し合うことも大切ですが、患者さんの意向や大切にしたいことを共有する場をつくること、対話を重ねていくことが、精神的な支援として重要です。

また、不安が強いときには、あえて話題にせず、受け止める支援者を十分につくっておいて話をすることが、チームとしての支援で大切になります。

不安に思っているのは患者さんか、家族か、それとも支援者が確認して安心したいのか、整理して支援していきます。

❖ 症状緩和は大前提

心と体はつながっています。病状の進行と重なって不安が強くなっているときは、症状

緩和に努めましょう。**精神的に落ち込むことで、睡眠障害や栄養が摂れない状況をつくりださないように支援する**必要があります。

新たな苦痛が加わった場合には、必要に応じて支援体制を再構築することが、精神的支援につながります。

また、病状が進行しても、コミュニケーション手段を確保し、気持ちを伝えられる環境づくりも重要です。

❖ 患者さんの希望を支える

患者さんが、自分の存在意義や役割に思いめぐらすようになり、「迷惑をかけてまで生きたくない」「負担になっているのではないか」と感じ、精神的に自分を追い込むことがあります。こうした気持ちにしばられることがないよう、**今できないことよりも、できることを楽しむ支援**が必要となります。また、患者さんだけでなく、**家族が心身ともに安定していること、その人らしい生活をともに考えられること**も大切です。

また、神経難病には、不安や抑うつを症状とする疾患があります。疾患によるものかどうか、専門家につなぐことも重要です。

ワンポイント

看護師は、患者さんの希望を支える役割をもっています。患者さんから「早く治せる薬が欲しい」「効果がどれだけあるのか知りたい」と言われることも多いですが、こうした場合は、現時点でエビデンスに基づいた最善の治療を選択していることを説明することで、不安の軽減につながります。
併せて、患者さんが「毎日階段を昇る」「サプリメントを飲む」「昼は苦しくても人工呼吸器をつけない」といった目標をもっていることがありますが、それが患者さんの安全を脅かしたり、体調を悪化させたりしないよう支援することも大切です。

（松田千春）

〈引用文献〉
1) 厚生労働省：人生の最終段階における医療・ケアの決定プロセスに関するガイドライン．https://www.mhlw.go.jp/file/04-Houdouhappyou-10802000-Iseikyoku-Shidouka/0000197701.pdf（2024.7.31.アクセス）．
2) 板井孝壱郎：いかにして患者の意思を「推定する」のか？：事前指示と「解釈プロセス」（終末期医療の現状と課題：臨床倫理の視点から）．医哲学医倫理 2010；28：109-113．

〈参考文献〉
1) 厚生労働省：人生の最終段階における医療・ケアの決定プロセスに関するガイドライン，2018.
（https://www.mhlw.go.jp/file/04-Houdouhappyou-10802000-Iseikyoku-Shidouka/0000197701.pdf（2024.7.31.アクセス）．
2) 厚生労働省：人生の最終段階における医療・ケアの決定プロセスに関するガイドライン 解説編，2018．
https://www.mhlw.go.jp/file/04-Houdouhappyou-10802000-Iseikyoku-Shidouka/0000197702.pdf（2024.7.31.アクセス）．
3) 小森哲夫，原口道子，石山麗子，他．：難病のケアマネジメントの技とコツ＜2020年度版＞．
https://nambyocare.jp/product/product2/（2024.7.31.アクセス）．
4) 臨床倫理プロジェクト：ALS患者のための人工呼吸器選択意思決定ノート．
http://clinicalethics.ne.jp/cleth-prj/als/（2024.7.31.アクセス）．

Part 4

「難病と生きる」を
ともにつくる

神経難病ケアを行うためには、
支援に関する制度の知識が不可欠です。
現在、患者さんに提供可能な支援は、
どのような歴史のもとで構築されてきたのかを把握するなかで、
今後の課題がみえてくることでしょう。
難病患者の「療養の場」に関する知識を
身につけておくことも大切です。

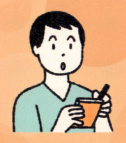
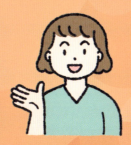

Part 4 「難病と生きる」をともにつくる

難病対策の歴史と看護職の活動

難病対策が成立する過程には、看護職だけではなく、多くの関係者の努力があります。この項目では、特に、看護の側から、難病対策と看護職の活動について、筆者の経験をもとに伝えます。

神経難病とはどんな疾病群か（表1）

【行政的な区分である】

「難病」の用語が行政において用いられるようになったのは、1972年に施行された**難病対策要綱**からです。

一般に、疾患は病態を中心とする医学的な枠組で分類されており、疾患名や疾病群は、病態を表す用語や、発見した医学者の名前にちなんだ名称がつけられています。

しかし、「難病（intractable disease）」という名称も定義も医学的とはいえず、わが国から発信して世界で使用されるようになった用語です。

2015年、難病対策要綱は「**難病の患者に対する医療等に関する法律（難病法）**」として法律化に至っています（**表1**）。

【社会的支援への取り組みが主眼】

このように、「難病」という用語が継続して使われていること、「難病対策要綱における難病の定義の趣旨」が法律にも継承されていることを指摘できます。

しかし、法律における定義には、「**希少な疾病**」が加わっています。このことにより、希少な疾病であるために、発病機序や治療法の開発が遅れ、患者さんの生活環境の社会支援制度の整備も遅れていた疾病の患者さんに、社会的支援が届いていくという希望が生まれました。

一方、従来は難病に指定されていたもの

表1 「難病」の定義の変遷

難病対策要綱（1972年施行）	難病法（2015年施行）
● 原因不明、治療方法未確立であり、かつ、後遺症を残すおそれが少なくない疾病（例：ベーチェット病、重症筋無力症、再生不良性貧血、悪性関節リウマチ） ● 経過が慢性にわたり、単に経済的な問題のみならず介護などに著しく人手を要するために家庭の負担が重く、また精神的にも負担が大きい疾病（例：小児がん、小児慢性腎炎、ネフローゼ、小児喘息、進行性筋ジストロフィー、腎不全、人工透析対象者）	● 発病の機構が明らかでない ● 治療方法が確立していない ● 稀少な疾病である ● 長期の療養を必要とする

の、その定義から外れることとなった疾病も
あります。

難病の定義は、**医学的分類ではなく行政的**
な分類であり、患者さんのQOL向上を図るた
め、意識的に社会的支援に取り組むことを目
的にしているのが特徴といえます。

難病対策の始まりと進展

❖ 難病対策が求められた半世紀前の療養環境

難病対策要綱が制定されたころ、緊急対応
の往診を除き、医療は医療施設内（外来、入
院）で、医療の有資格者だけが提供できるも
のでした。そのため治療法がない疾患は医療
の対象外とされていました。

生活支援は、重度の後遺症や先天性障害を
もつ人、生活保護受給者が主な対象で、筋萎
縮性側索硬化症（amyotrophic lateral sclerosis
：ALS）やパーキンソン病などの患者さん
は、疾病が進行するという理由で、障害者手
帳の交付対象ではありませんでした。

在宅医療や訪問看護などの名称も制度もな
かった時代です。難病の患者さんは、近所の
診療所にも行かず、家族の手厚いケアを受け
てひっそりと生活していました。

【社会的孤立状況での療養】

筋肉の萎縮を伴う疾病の若年患者さんが両
親の間で就寝中に亡くなったことがありまし
た。検視に当たった警察官は、病院から訪問
看護に出向いていた筆者に、「こんなに痩せ
るまで食事を与えなかったのは虐待だ。看護
師は虐待を見過ごしていたのではないか」と
問いつめました。

このときは、主治医とともに、警察官に疾
病の病理について説明し理解を得られました
が、説明を受けていない周囲の人からは「家
族が虐待している」と誤解され、家族は疎外
されていました。

❖ すべては「スモンの会」結成から始まった

1960年代、スモン（SMON：subacute myelo-
optico-neuropathy）という疾患が発生しまし
た。日本以外ではみられず、原因不明で、治
療法もわからない疾患で、罹患した患者さん
は「下痢や便秘のあと、手足がしびれ、歩行
障害が起こり、失明し、亡くなる」という経
過をたどりました。

人々がスモンに恐怖を感じていたころ、ス
モンの原因は感染症だという仮説が出まし
た。社会はこの説に反応して、患者さんと家
族は感染源・感染経路だとして恐れられ、**激**
しい疎外が起こりました。会社から、店舗か

ら、病院からも疎外された結果、退職せざる
を得なくなり、家でも1つの部屋から出られ
ない、買い物にも行けない、病院でも裏口か
ら入るよう指示される、という状況になった
のです。10人ほどの自殺者が出たことも報
道され、**社会問題化**しました。

【社会的疎外への対応が結成の契機】

このころ、筆者は民間の80床の病院で医
療相談を担当しており、スモンの患者さんか
ら、社会的疎外に関する相談を受けていまし
た。また、東京大学医学部神経内科（当時）

の井形昭弘医師の協力を得て、病院内に開いた「スモンの会」をきっかけに全国から問い合わせが寄せられ、交流が生まれました。加えて、厚生大臣（当時）にスモン問題の解決を訴える機会に集まった患者さんとも交流が始まりました。

さらに、スモンの療養指導書をつくってほしいという申し出があり、小冊子『スモンの広場』を編集しました。

こうして、患者さん同士の連帯が生まれ、1969年11月に「全国スモンの会」が結成され、筆者は副会長を担当することになりました。

ワンポイント　スモンで亡くなった患者さんの妻は「30歳代の体育教員という元気そのものの夫が事故で足を骨折し、床上安静中にスモンとなり、亡くなりました。その3か月間に夫を襲った苦痛は表現できないほど激しく、そばにいられないほどでした」と説明してくれました。このような体験を聞いた社会の人々は、スモンにはかかりたくないと強く思ったのです。

❖ スモン患者の実態調査が難病対策の「柱」となった

『スモンの広場』は新聞（全国版）で紹介され、2,000冊を希望者に配布しました。この小冊子の1頁は、実態調査の調査用紙となっており、約500通の返送がありました（**表2**）。

東京大学医学部の教授たちに調査結果を報告した席で「再発悪化の不安や前途悲観から半数の人たちが生きる希望を失っていること」「仮に感染症であった場合、経済的理由で感染対策に困難が生じる社会問題がある」ことのコンセンサスを得た一方で、「これらは療養環境の問題で医学的な課題ではない」との意見も聞かれました。

ここから、<mark>スモン対策には保健社会学的研究が必要</mark>だという発想が得られたのです。

表2　実態調査でわかった患者さんの苦痛

病状に関すること[1]

再発悪化の不安	48%
歩行困難	23%
異常知覚	23%
前途悲観	7〜8%

経済的問題

医療費支出困難	39%
うち、経済的理由で受診できない人が9%	

❖ スモン対策の制定時に支援対象が拡大され、難病対策が始まった

全国スモンの会の結成式に出席した衆議院議員が、1970年3月の衆議院補正予算委員会でスモン問題を提案することになり、実態調査結果をもとに、**表3**のように要望をまとめ、検討を進めました。

検討する過程で、これらはスモンだけの問題ではないことに気づき、スモンを含めた医療や福祉の恩恵を受けていない人たちが恩恵を受けられるような名称を考えた結果、「<mark>難病対策</mark>」という名称になりました。その後、

難病としてスモンの患者さん以外にも対象を拡大したため、2019年には300疾病で、およそ100万人の人たちが医療費の受給を受けるまでに大きな事業になりました。

【スモン訴訟を経て現在の形に】

1970年4月、スモン調査研究班が設置され、8月には原因がキノホルムという薬剤（多くは医師の処方により服用されていた）であることが判明し、1971年5月、患者さんの代表による訴訟が起こりました。

1972年に施行された「**難病対策要綱**」で、❶**調査研究の推進（社会学班設置）**、❷**医療施設の整備**、❸**医療費の自己負担の軽減**が盛り込まれ、難病の定義は、前述したように患者さんの生活実態からなる文章として記載されました。このことは、難病対策が患者さん側からの提案によって制定されたことによるものではないかと考えられます。

また、1998年の対策要綱見直しにおいて、❹**地域における保健医療福祉の充実・連携**、❺**生活の質（QOL）の向上を目指した福祉施策の推進**が追加され、はじめて福祉が加わりました。保健医療と福祉を一本化した制度としては新しい構想になるものといえます。

表3	スモン問題提案時の要望

①原因の究明
②治療法の開発
③医療機関の整備
④医療費の自己負担軽減
⑤保健社会学研究班

衆議院補正予算委員会議録第十八号（その一）1970年3月

ワンポイント

衆議院補正予算委員会では1億円が予算化されましたが、実際には、スモン調査研究班の設置を中心に研究費5千万円が実現されたのみで、患者さんの経済負担は軽減されませんでした。
しかし、保健社会学研究はスモン調査研究班に加えられ、1974年度から「難病の治療看護調査研究班」が創設されました。この研究班の構成メンバーや協力研究者には、看護職や福祉職員も加わっています。当時は、看護職者が国の研究班に参加することはきわめて少なかったなかで、看護研究者や現場の看護師・保健師が多く参加した研究班は特徴的でした。この研究班は、名称は変わったものの現在も活動を継続しており、看護職が活躍しています。

難病対策と看護の実践・研究

難病（神経難病）の患者さんに対する看護は、外来や病棟だけでなく、医療施設外でも活発に提供されています。厚生労働省の委員会でも**保健所保健師**による**保健活動**が重要視[2]されました。保健師は、第2次大戦直後の医師不足の状況で、結核や感染症の患者さんに対して個別訪問による看護を提供し、人々の健康な生活を支えてきた経験をもっており、この手法が難病の患者さんに対しても活用されたといえます。

また、難病の治療・看護調査研究班においては、看護職による実践報告や研究が多数発表されました。

難病病床数が少なく、在宅患者さんに対する医療や福祉制度も整っていない環境における在宅患者さんの看護や生活支援は、大部分

がボランティアサービスに依存していたと考えられます。しかし、未知の部分が多い状況のなかで、医療機関における看護技術の開発や、保健師や看護研究者を中心にした試行は重要な研究過程であり、それだけ論文化が求められていたといえます。

難病対策と看護の実践・研究のあゆみについて、図1にまとめました。

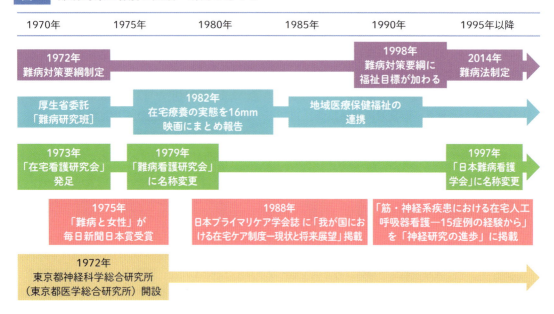

図1 難病対策と看護の実践・研究のあゆみ

❖ 難病看護が確立されるまで

【難病看護研究会の発足】

東京都神経科学総合研究所に社会学研究部門が設置され、木下安子氏をリーダーとした看護研究チームが発足しました。

この研究チームは、実践を研究として論述し、看護専門誌だけでなく、医学者や福祉関係者、行政職員と共有できる場（日本公衆衛生学会、社会医学研究会、日本呼吸管理学会、日本プライマリケア学会など）や、社会に向けた場（全国版新聞、テレビ放映）で発表しました。そして、保健師や看護師に成果を公開し、実践者を拡大するための研修会を開催しました[3]。

木下氏の看護研究チームの活動により、1973年、難病の患者さんに対する看護の研究会（現在の日本難病看護学会）が組織化さ

れました。

【社会へのはたらきかけ】

①論文 『難病と女性』が毎日新聞日本賞を受賞（1975年）

論文は5人のALS在宅患者さんに訪問看護を提供した経過を記載し、ALSという神経難病の存在や訪問看護という新しい看護提供法を開発した成果が評価されました（毎日新聞1975年12月29日『国際婦人年、日本の選択、入賞決まる』、毎日新聞1976年1月21日『国際婦人年、日本の選択、入賞論文の要約―難病と女性』）。

②在宅療養の実態を映画で報告（1982年）

在宅療養の実態を16mmフィルム*を用いた映画20数本にまとめ、厚労省の研究班に

報告[4]しました。映像を用いた報告は初めてであったといわれています。

これにより、医療依存度が高く「在宅療養はできない」とされる状況でも、地区医師会と協力して在宅医療を提供でき、患者さんは家族や近隣社会とのつながりのなかで質の高い生活を過ごせることが示されました。また、これを一般化するには、地域社会の支援を含めた地域ケアシステムが必要だということを提起できました。

③ホームヘルパー難病ケア研究会『難病の地域ケアとホームヘルパー』を出版（1984年）

難病の患者さんには、看護とともに生活支援が必要でした。制度化されていないなかでも、一部の地域ではホームヘルパーが派遣され協働することができました。そこで、看護師とホームヘルパーとで研究会をもち、その成果を社会医学研究会や日本公衆衛生学会で発表し、書籍化しました。

その後、高齢者や身体障害者に対する福祉制度が充実されるにつれて「難病の患者さんに対する医療費助成制度は、他の制度と重複が多く、不要ではないか」という議論が出てきました。そこで、とある自治体の協力を得て、難病医療費助成と他の助成制度の重複受給の有無を調査し、難病医療費助成制度が廃止された場合には、現在の受給者の47.8％（約半数）がいずれの助成制度も受給できなくなることを実証しました。

④日本難病看護学会発足（1997年）

日本難病看護学会は、発足当時から患者さんや家族も正会員として参加しており、人工呼吸器を装着したALSの患者さん自身が発表することもありました（図2）。支援者側だけでなく、患者さん自身の生活に蓄積された体験や情報も重視しているためです。神経難病看護は、組織の構成員や課題、報告方法などを工夫し、開拓していたといえます。

1999年には難病看護研究について20年間で発表された論文や口頭発表抄録などを集めた目録集を出版しました[5]。収録された文献数は合計2591本あり、1年間に平均130本の発表があったことになります。研究機関・実践機関のどちらに所属する看護職も神経難病看護を実践し、その一般化のために努力してきたことを示す数字であるといえます。

図2 日本難病看護学会での発表の様子

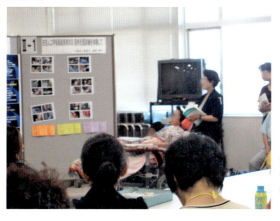

- 1997年ごろの様子
- ALSで人工呼吸器を装着している参加者の発表風景
- 患者さんや家族も活発に発表しており、保健師や訪問看護師も同行している

＊16mmフィルムは、当時、最も簡易な動画公開ツールであった。

これからの課題

　難病看護の現在の到達点は、「難病のために療養する人々に対する医療を整備し、制約があっても日々の生活を充実して生きることを支える」ことだといえます。

　特に神経難病は行動を抑制される場合が多く、多彩な病態から多くの疾病の基礎モデルになり得ると考えられます。そのため、神経難病看護を拓いてきた保健師・助産師・看護師たちは、神経難病看護は多くの疾病看護の基礎を耕していると自負してきました[6]。

　今後は、神経難病看護が耕してきたものをさらに発展させると同時に、ここで得た看護の一般化に取り組む必要があるでしょう。

(川村佐和子)

〈引用文献〉
1) 川村佐和子編：スモンの広場 NO.1. 1969：31.
2) 小川一枝：難病患者の療養支援-保健師の役割を可視化する. 河原仁志, 中山優季, 快をささえる難病看護スターティングガイド. 医学書院, 東京, 2016：38-50.
3) 川村佐和子：現場発想の看護研究－その視点と方法. 日本看護協会出版会, 東京, 1994：121-136.
4) 宇尾野公義, 広瀬和彦, 川村佐和子：難病の地域ケアのシステムと教育研修. 厚生省特定疾患「難病の治療・看護」調査研究班 昭和57年度研究に基づく映画化(16mm), 東京シネ・ビデオ, 1982.
5) 日本難病看護学会編：難病看護文献目録集. 日本プランニングセンター, 千葉, 2000.
6) 中山優季：看護の原点としての難病. 快をささえる難病看護スターティングガイド, 医学書院, 東京, 2016：224-229.

〈参考文献〉
1) 川村佐和子：難病ケアはじまりの物語―広く支える総称として「難病」は生まれた. 河原仁志, 中山優季編, 快をささえる難病看護スターティングガイド. 医学書院, 東京, 2016：212-220.
2) 川村佐和子, 木下安子, 山手茂編：難病患者とともに. 亜紀書房, 東京, 1975.

Column 先輩からのアドバイス

黎明期の在宅看護経験から学んだこと

Mさんと出会ったきっかけ

　私とMさんの出会いは、訪問看護制度ができる前、1990年のことです。当時の私は6年間の病院勤務を経て、結婚を機に臨床を離れていました。

　たまたま目にした区報で、老人保健法による「寝たきり者訪問指導事業」があり、訪問指導員（区の委託看護師）という仕事が身近にあることを知りました。

　その事業は保健所が担当し、家庭で日常生活が不自由になった高齢者を世話している家族（主に配偶者や息子の妻）の相談に応じるというものです。地区担当の保健師が、原則月2回・1回2時間内の訪問指導（看護）を計画し、訪問指導員がその計画に即した訪問指導・看護を実践していました。

　その役割と条件が希望と一致したため、私は、在宅看護の世界へ飛び込みました。主に寝たきり高齢者の寝具やおむつの交換、清潔保持、褥瘡予防などを、家族と一緒に実践しながら、指導しました。同時に、家族の悩みや不満を聞くことで、家族の負担感を軽減し、介護意欲を保てるように見守りました。

　私にとっても、月数回の訪問は自分の生活に合い、適度な刺激と社会勉強の場となって、生きがいにもなっていきました。

Mさんから学んだこと

　訪問指導員になって2年が過ぎた夏、私はMさんに出会いました。Mさんは前年に転入してきて、区ではじめての筋萎縮性側索硬化症（ALS）の在宅療養者となりました。

　担当の保健師は、当時の社会資源（全身性障害者介護人派遣事業など）を最大限活用するとともに、訪問指導事業を拡大利用して複数の訪問指導員を募り、日中は独居のMさんを、チームで支援しました。

　チームの一員となった私は、まず、先輩に同行して訪問しました。私は、神経内科病棟の勤務経験があり、ALSについて多少の知識と理解をもっていたつもりでしたが、Mさんの病状と生活状態を目の当たりにして、驚きと心配でいっぱいになりました。「この状態で、病院ではなく家で大丈夫なのですか？」「何かあったらどうするのですか？」などと、不安に感じた点については、そのつど問題提起していました。

　Mさんは発症から数年が経過しており、四肢は動かず、日常生活はほぼ全面介助が必要でした。嚥下障害と構音障害も進行しており、目の動きと首を振ることで「はい

／いいえ」を確認しながら、食事介助（主にゼリー食）と肢位保持を行い、コミュニケーションについても多岐にわたる工夫を行いました。

日中は家政婦協会から介護者の派遣があり、Mさんの介助に慣れていた介護者に介護の実践を学びました。長身でやせ細ったMさんを抱えてのトイレや車椅子への移乗は、首の保持も必要であったため、毎回緊張する場面でした。また、ベッドに戻って休む時間の肢位の調整は、30分以上かかることもありました。悪戦苦闘の末、Mさんから「OK」のサインが出たときの安堵感は、今でも忘れません。Mさんの立場で考えてみれば、日中の支援者が退出したあとは、数時間ベッドで動けないまま家族の帰宅を待たなければならないので、当然のことでした。

ある日、Mさんとのコミュニケーションをとりやすくするため、看護チームで相談して文字盤の使用を提案しました。しかし、すぐに「誰のために？」と却下され、がっかりしました。

じつは、Mさんはすでに、慣れ親しんだ介護者と一緒に努力して、口文字を読み取る方法を編み出していました。看護師は、そのことに気づかず、安易に文字盤を提案したことを反省し、Mさんに口文字を読み取る方法を教えてもらいました。

この方法は、同様の障害をもつほかの患者さんたちにも伝授され、今では、文字盤と同様に、コミュニケーション手段のひとつとして普及しています。

Mさんからの宿題

Mさんの支援チームは、ALSの進行期に生じるさまざまな問題に直面しながらも、関係者と相談して情報共有しながら、Mさんの意思を最大限に尊重した対応を続けていました。やがて、Mさんは緊急入院となって気管切開を行い、人工呼吸器を装着しました。体調が安定してからは、同病者の訪問をきっかけに、ピアサポート活動を開始しました。その間、私は8年間訪問指導員の経験を積み、訪問看護ステーションの管理者として5年間従事する中で、神経難病の患者さんも、多数担当しました。

訪問看護ステーションの立ち上げ準備に追われていたころ、Mさんから、「ALS患者の在宅療養を円滑に進めるために」をテーマに何か書いてほしい、との宿題が与えられました。Mさんは、ピアサポートの活動のなかでALS関連の資料を集め、啓蒙のためにと、関係者に配る小冊子を作っていたのです。

Mさんからの宿題は、私にとって、個別性の高いALSの在宅看護で悩みながら学んだことを整理し、一般化するよい機会となりました。下記のような内容を執筆し、そこに込めた思いは、今でも私のALS療養支援の原点として大切に心がけています。

「ALS患者の在宅療養を円滑に進めるために」

- 在宅療養者のQOLを高めるには、療養者自身が自分の病状や障害の程度を認識し、どのような療養生活を送りたいのか、それを実現するために、誰にどのように支えてもらうのか、気持ちを家族や支援者に伝えていく意思表示が大切である
- しかし、病状の進行によりコミュニケーションが著しく障害されると、気持ちがうまく伝わらないことで、療養者と支援者双方に負担がかかり、介護者が定着しない要因にもなっている。コミュニケーション機能障害を乗り越える努力が、療養者と支援者双方にとって必要である
- 患者さんが安心して在宅療養生活を送るには、難病を理解した介護者・看護師の確保が必要である。介護者・看護師は、そのつど療養者に確認し、教えてもらいながら、介護・看護することが大切である

　その間に、地域では訪問看護ステーションの開設・運営が拡がり、2000年には介護保険制度がスタートして、保健と福祉のネットワークも構築されていきました。

　制度が整備されていくなかで、保健師と一緒に活動する、いわば"何でも屋（お助けマン）"であった看護師も、多職種連携のなかで役割が変わっていきました。

　ただ、制度やネットワーク事業などのハード面が整っても、それを運用する人たちの心（ソフト面）が利用者の心に寄り添っていないと、新たな問題が生じてきます。

＊

　Mさんは、私の在宅看護の原点です。Mさんからはたくさんのことを経験し、学ばせてもらいました。

　ALSという最重度の障害と向き合い生きる患者さんたちに「看護の心」で寄り添う看護師のみなさんに、心からエールを送ります。

（中村記久子）

Part 4 「難病と生きる」をともにつくる

神経難病ケアにかかわる
さまざまな専門職種

神経難病の特徴と必要な支援

難病とは、『難病の患者に対する医療等に関する法律（難病法）』によって「発病の機構が明らかでなく、かつ治療方法が確立していない希少な疾病であって、当該疾病にかかることにより長期にわたり療養を必要とすることとなるもの」と定義されています。国が指定する難病には、症状の経過が不可逆的に進行するもの、寛解と増悪を繰り返すもの、日または時間によって症状が変動するものなどがあります。

そのなかでも神経難病は、運動障害、摂食

嚥下障害、排泄障害、自律神経障害、言語・意思伝達機能障害、呼吸障害、認知機能障害など、多様な症状が進行性に重複化・重度化していくことが特徴です（Part 1 ～ Part 3）。

そのため、健康問題だけでなく、多岐にわたる生活上の支援、家族の介護負担の軽減、経済的課題などに対する支援が必要です。

本項では、神経難病の患者さんの療養支援に関する各種制度・サービスと専門職種の連携による支援について概説します。

療養支援体制づくり：利用する制度・サービス

神経難病の患者さんの多岐にわたるニーズに対して、医療保険制度のほか、年齢や疾病の種類・障害の程度に応じて、難病法または

難病対策の事業、介護保険法による介護保険サービス、障害者総合支援法の障害福祉サービスを利用できます。

❖ 難病法・難病対策の事業

難病の患者さんの支援に直接関連する事業として、**難病法の療養生活環境整備事業**と**難病特別対策推進事業**があります（**表1**）。

【療養生活環境整備事業】

難病相談支援センター事業では、都道府県・指定都市が設置する難病相談支援セン

| 表1 | 難病法・難病特別対策推進事業による事業一覧 |

難病法 療養生活環境整備事業	● 難病相談支援センター事業 　・一般事業（相談支援、地域交流会などの活動支援、講演会） 　・就労支援 ● 難病患者等ホームヘルパー養成研修事業 ● 在宅人工呼吸器使用患者支援事業
難病特別対策推進事業	● 難病医療提供体制整備事業 　・難病医療連絡協議会の設置 　・難病診療連携拠点病院・難病医療協力病院の指定 ● 在宅難病患者一時入院等事業 　・一時入院事業　　　　　　　　　　　・在宅レスパイト事業 ● 難病患者地域支援対策推進事業 　・在宅療養支援計画策定・評価事業　　・訪問相談員育成事業 　・医療相談事業　　　　　　　　　　　・訪問相談・指導事業 　・難病対策地域協議会の設置 　・多機関の協働による包括的支援体制構築事業との連携 ● 神経難病患者在宅医療支援事業 ● 難病指定医等研修事業 ● 指定難病審査会事業 ● 情報提供ネットワークシステム活用環境整備事業 ● 臨床調査個人票電子化等推進事業

ターで療養生活や就労などの相談支援を受けられます。

在宅人工呼吸器使用患者支援事業は、在宅人工呼吸使用者が訪問看護を利用するにあたり、診療報酬制度で定める複数回訪問看護加算の訪問回数を超える4回目以降の費用を負担してもらえるものです。

【難病特別対策推進事業】

在宅難病患者一時入院事業は、家族などの介護者の病気治療や休息（レスパイト→P.200参照）などの理由により、一時的に在宅で介護などを受けることが困難になった場合の一時入院事業、看護師が居宅を訪問する在宅レスパイト事業（1人につき1月当たり4時間以内）があります。

このような事業を活用しながら、長期の療養を必要とする神経難病の患者さんの身体的評価と家族の介護負担の軽減を図ります。

保健所は、地域の実情に応じた難病支援体制を協議する**難病対策地域協議会**を設置します（難病法による努力義務）。また、保健所は、難病特別対策推進事業の**在宅療養支援計画策定・評価事業**により、個別の支援計画を作成してサービスの適切な提供に向けて活動しています。

【保健師が主体となってかかわる】

保健師は、自治体の難病支援のしくみによっては指定難病の申請後など、**比較的発病初期からの支援者**として期待されます。

難病の患者さんに対する地域保健活動は、各種制度の垣根なく契約関係にかかわらず支援できることが特徴です（地域保健法第6条11）。

Part

4

神経難病ケアにかかわるさまざまな専門職種

❖ 介護保険サービス

介護保険サービスは、65歳以上の第1号被保険者と40歳以上65歳未満の第2号被保険者で**特定疾病**（**表2**）に該当する人が対象です。

特定疾病には、身体機能の障害、ADLの低下を呈する神経難病が含まれています。病状の変化や、呼吸障害や内部障害など他者から見えにくい症状もありますので、要介護認定および療養経過において病状の変化をみのが

> **神経難病患者さんが利用するサービス（例）**
> □ 訪問介護　　　□ 訪問入浴介護
> □ 訪問看護　　　□ 訪問リハビリテーション
> □ 短期入所生活介護　　□ 福祉用具貸与
> □ 住宅改修費

さないことが重要です。

介護保険サービスは、**介護支援専門員**による居宅介護支援に基づき計画・提供されます。

表2 介護保険特定疾病と指定難病

(2024年7月現在)

介護保険法	難病法
特定疾病	指定難病（令和3年時点）
がん（がん末期）	－
関節リウマチ	悪性関節リウマチ
筋萎縮性側索硬化症	筋萎縮性側索硬化症
後縦靱帯骨化症	後縦靱帯骨化症
骨折を伴う骨粗鬆症	－
初老期における認知症 （アルツハイマー病、血管性認知症など）	（特定疾患治療事業対象のプリオン病　など）
パーキンソン病関連疾患 ・進行性核上性麻痺 ・大脳皮質基底核変性症 ・パーキンソン病	進行性核上性麻痺 大脳皮質基底核変性症 パーキンソン病
脊髄小脳変性症	脊髄小脳変性症
脊柱管狭窄症	広範脊柱管狭窄症
早老症	ウェルナー症候群、コケイン症候群 ハッチソン・ギルフォード症候群
多系統萎縮症	多系統萎縮症
糖尿病性神経障害、糖尿病成人症および糖尿病網膜症	－
脳血管疾患	－
閉塞性動脈硬化症	－
慢性閉塞性肺疾患	－
両側の膝関節または股関節に著しい変形を伴う変形性関節症	－

厚生労働省：特定疾病. を参考に作成
https://www.mhlw.go.jp/topics/kaigo/nintei/dl/text2009_4_4.pdf（2024.7.31.アクセス）

左記のサービス例のほか、療養通所介護や看護小規模多機能型居宅介護といった医学的管理や看護師の観察が必要な場合の通い・泊まりのサービスもあります。

なお、訪問看護は、医療保険と介護保険の両方にあり、**原則として介護保険サービスの利用が優先**されます。ただし、医療保険制度の「厚生労働大臣が定める疾病等」に指定されている一部の難病の患者さんに対する訪問看護には、医療保険が適用されます。

❖ 障害者総合支援法の障害福祉サービス

障害者総合支援法の障害福祉サービスは、**相談支援専門員**による相談支援に基づき計画・提供されます。

障害者の定義に「難病等」が含まれているため、身体障害者手帳の有無にかかわらず、障害支援区分の認定などの手続きを経たうえで、障害福祉サービスなどを利用できます。

原則として、介護保険サービスと類似・重複する障害福祉サービスは、**介護保険による利用が優先**されます。ただし、介護保険サー

> **神経難病患者さんが利用するサービス(例)**
> ☐ 居宅介護
> ☐ 重度訪問介護などの介護サービス
> ☐ 日常生活用具給付事業(ネブライザーや吸引器など)
> ☐ 車椅子や歩行器
> ☐ 補装具費支給事業(意思伝達装置など)

ビスだけでは不足する場合や、既製品ではなく個別の対応が必要な補装具などは、障害福祉サービスの利用が検討されることもあります。

療養経過に応じてかかわる支援機関・専門職種

多岐にわたる健康問題、生活上の課題は療養の経過に応じて変化していきます。**図1** →P.184 は、神経難病の患者さんの一般的な療養の経過を〈発症段階〉〈診断段階〉〈治療・療養段階(症状進行/維持安定)〉〈移行段階(在宅/施設/入院)〉〈終末段階〉〈グリーフケア段階〉と分類し、各段階でかかわる支援機関を示したものです。

ここでは、Part 3 の「進行期」「維持・安定期」の時期を併せて〈治療・療養段階〉と称しています。

❖ 〈発症段階〉の支援

神経難病の患者さんの多くは、発症から診断まで時間がかかることもあり、この段階から、**専門医療機関の情報提供や日常生活・療養上の相談、就労支援**などを必要とします。

これらの相談には、難病法に基づき都道府県などが設置する**難病相談支援センター**や、保健所の保健師などが対応します。

難病相談支援センターでは、以下のような支援を行っています。

● 電話や面談による療養生活上の相談や各種公的手続などの相談
● 関係機関の連携による就労・相談支援

なお、診断が確定した〈診断段階〉には、行政機関の窓口を通じて、難病の医療費助成

図1 難病の継続的支援体制

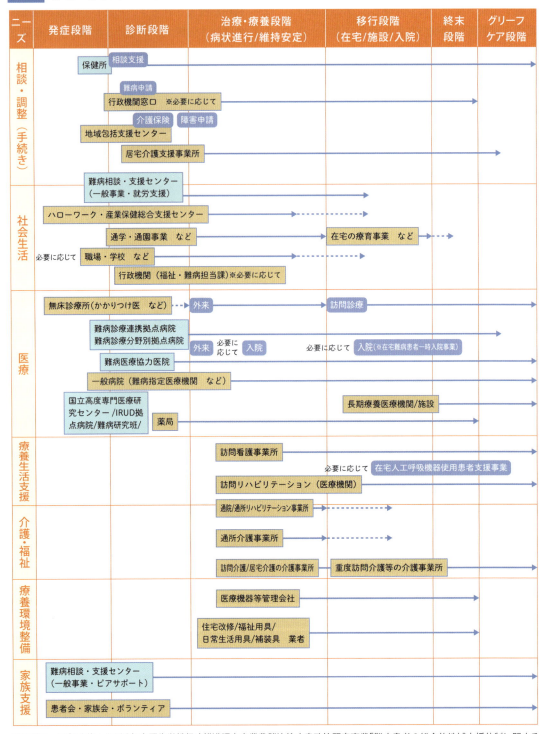

原口道子, 阿部達哉：2020年度厚生労働行政推進調査事業費難治性疾患政策研究事業「難病患者の総合的地域支援体制に関する研究（研究代表者:小森哲夫）」分担研究報告書より一部改変のうえ引用.

制度や治療・療養上で必要な制度・サービスの情報を提供します。

加えて、療養経過における状態変化に応じてサービスの調整・見なおしなどを行い、支援を継続していきます。

【就労・就学などのサポート体制もある】

発症後も、病状や負担を考慮しながら、これまで通りの社会生活（就労・就学・家事・趣味・活動など）を継続する人も、状態に応じて生活のしかたを変える人もいます。

就労については、ハローワークに配置されている**難病就職サポーター**が、難病相談支援センターと連携しながら、症状の特性を踏まえた就労支援や、雇用継続などの相談を行っています。

治療と仕事の両立支援では、**両立支援サポーター**も養成されており、医療機関と就労先の連携によって負担を考慮した就労のサポートが行われます。

医療を必要とする子どもの療育や就学の取り組み（『医療的ケア児及びその家族に対する支援に関する法律』2023年施行）も展開されており、発症後もできるかぎり患者さんの望む生活の維持・継続をめざします。

❖ 〈診断段階〉から〈治療・療養段階〉

難病法に基づいて、都道府県は地域の実情に応じた難病医療提供体制を構築しており、**難病診療連携拠点病院**（以下、拠点病院）、**難病診療分野別拠点病院、難病医療協力病院**（以下、協力病院）を指定しています。正確な診断・治療が行える難病指定医および協力難病指定医も公開されており、早期に専門医につながるしくみがあります。

【拠点病院を中心としたネットワーク】

①拠点病院の役割

拠点病院には、**難病診療連携コーディネーター**および**難病診療カウンセラー**といった専門知識をもつ医療者が配置されています。拠点病院では、これらの専門職を中心として、協力病院や一般病院・診療所などと診療連携して早期診断・治療につなげるほか、難病診療に携わる医療者への研修を行うなど、地域における難病医療の拠点となっています。

②協力病院の役割

診断後に継続的な通院治療や緊急時対応を受けられる身近な医療機関となるのが、協力病院や地域の一般病院、診療所などです。高度な治療・検査・病状評価などの専門医療と、日常生活における定期的な健康管理・調整の地域医療が、状態に応じて継続的かつ円滑に連携することにより切れ目のない医療を提供します。

医療機関への通院が可能な場合は、外来受診を継続しつつ、必要に応じて病状評価やリハビリテーションなどの入院を組み合わせながら、健康管理・体制整備を行います。

③訪問系サービスの役割

居宅での生活に支障が出てきた場合には、訪問系サービスの利用を検討し、緊急時対応体制や療養生活環境の整備を行います。

在宅医療・介護の体制として、**訪問診療、訪問看護・リハビリテーション**、介護支援専門員がマネジメントする**介護保険サービス**（訪問介護・訪問看護・通所介護・住宅改修・福祉用具など）などを組み合わせて、通院しながらも居宅で安心して安全に生活を維持できるよう、療養環境、支援体制を整えていきます。

Part 4 神経難病ケアにかかわるさまざまな専門職種

❖ 〈移行段階（在宅／施設／入院）〉

通院が難しくなってきた移行段階には、在宅医療や長期療養が可能な施設や病院への転院など、療養の場の移行を検討します。家族の介護力としての側面だけではなく、生活や事情を十分考慮して、支援体制を整えます。

在宅療養の支援体制を構築していくにあたり、医療機関の退院調整部門、在宅医療、介護・福祉サービス、行政担当者や医療機器・福祉用具の業者など、多くの機関（専門職）がかかわります。

退院前のカンファレンスや退院後の訪問指導など、つなぎ目の情報共有を確実に行います。平時からの情報共有・連携方法はもとより、治療方針の共有や緊急時の対応・体制の確認、災害時に備えた体制などについて、チームで検討・共有していくことが重要です。

長期の療養においては、家族の介護負担の軽減を目的する難病対策の事業として、**在宅難病患者一時入院事業**があります。家族の状況に応じて、短期入院もしくは在宅で長時間の訪問支援によるレスパイトを活用し、長期の療養を支えます。

❖ 〈終末段階〉〈グリーフケア段階〉

終末期では、心身の苦痛緩和を図るとともに、看取りの体制を整えます。最期を過ごす療養場所や緩和医療・処置の方針について、患者さんと家族の意思を確認します。

在宅看取りの方針、緊急時などの具体的な対応体制について、患者さんと家族の意向をふまえて訪問診療医、訪問看護師、訪問介護職員などの支援職種間で相談・共有しておきます。

長期の療養をともに過ごしてきた家族へのサポートは欠かせません。グリーフケア期では、**遺族の悲嘆**に対するケアを行います。家族に寄り添い、これまでの療養の経過を家族とともに振り返りながら、気持ちの整理をしていきます。

長期の療養をともに支えてきた支援職種自身がこれまでのケアを振り返り、感情に向き合う意味でも、必要かつ大切な時間です。

神経難病療養支援にかかわるさまざまな専門職の連携

神経難病療養支援では、療養経過におけるニーズに応じて切れ目なく制度・サービスを活用しながら、それぞれの段階にかかわるさまざまな機関・専門職（**図2**）が横断的な連携を展開します。

各段階での横断的連携と、それを継続的につなげる縦断的連携の双方によって、患者さんの1人ひとりの人生を支え続けます。多職種がかかわることは、幅広く支援できるという強みになりますが、一方で、**情報共有や方針・ケアの統一**などの連携が効果的に行えないとかえって患者さん・家族の不利益につながる弱みに転じてしまいます。

特に、在宅では組織が異なるさまざまな機関・職種が役割を分担しています（**図3**）。難病療養支援の過程において、直接患者さん

から情報を収集する人、情報をもとに課題を整理してケアの計画を立案・調整する人、計画をもとに支援する人が必ずしも同一とはかぎりません。

一連の支援過程が円滑になるよう、**支援職種が自身と多職種の役割を相互に理解しておく**ことが重要です。

図2 難病療養にかかわる支援機関・専門職種

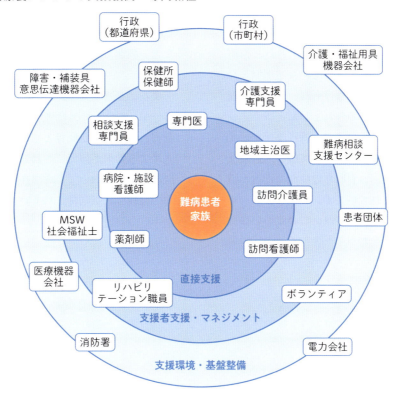

図3 難病療養支援における多職種連携の重要性

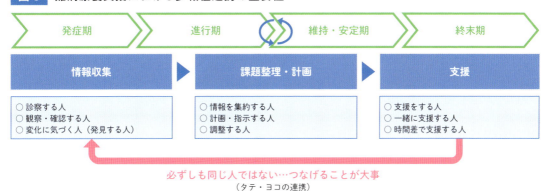

❖ 専門職による連携アプローチ

近年、わが国では少子高齢化に向けた取り組みとして、重度の要介護状態となっても、住み慣れた地域で自分らしい暮らしを人生の最期まで続けることができるよう、地域包括ケアシステムの構築が推進されてきました。

2014年には介護保険法が改正され、市町村が行う地域支援事業として、在宅医療・介護連携推進事業が位置づけられ、地域の多職種連携が組織的に進められました。

在宅療養者の生活の場で、特に連携を要する場面[1]として、日常の療養支援、入退院支援、急変時の対応、看取りの場面の連携が積極的に取り組まれています。

難病療養支援においては、この4つの場面の連携を基盤としながら、さらに、発症段階の医療と相談機能の連携、治療にかかわる医療機関間連携、療養生活支援にかかわる訪問系サービスの長期的な連携、療養場所の意思決定・体制整備にかかわる連携、長期療養を見据えた災害対策・レスパイトに関する連携など、病期に応じて重層的な連携が求められます。

また、多専門職種アプローチの効果として、ALSについては合併症予防やQOLの向上など、早期の課題発見と適切な時期の医療介入による効果が報告[2]されています。他の神経難病支援においてもさまざまな局面での多専門職種ケアが期待されています。

（原口道子）

〈引用文献〉
1）厚生労働省老健局老人保健課：在宅医療・介護連携推進事業の手引きVer.3. 2020.
　https://www.mhlw.go.jp/content/12400000/000666660.pdf（2024.7.31.アクセス）
2）日本神経学会監修，「筋萎縮性側索硬化症診療ガイドライン」作成委員会編：筋萎縮性側索硬化症（ALS）診療ガイドライン2023．南江堂，東京，2023：64.

〈参考文献〉
1）原口道子，阿部達哉：難病患者の継続的療養体制－体制モデルと支援機能指標の検討，厚生労働省難治性疾患政策研究事業 難病患者の総合的地域支援体制に関する研究（研究代表者　小森哲夫）令和2年度 総括・分担研究報告書，2021.
2）原口道子，阿部達哉：難病療養支援における継続的支援機能と支援機関連携－連携の実態および連携事例－．厚生労働省難治性疾患政策研究事業 難病患者の総合的地域支援体制に関する研究（研究代表者　小森哲夫）令和3年度 総括・分担研究報告書，2022.

Topics　知っておきたいキーワード

難病診療連携コーディネーター・カウンセラー

難病の医療提供体制

　2015年1月、「難病の患者に対する医療等に関する法律（難病法）」が施行されました。難病の医療提供体制は、難病特別対策推進事業実施要綱[1]に基づき、以下のような体制をめざしています。

①できるかぎり早期に正しい診断ができる体制
②診断後より身近な医療機関で適切な医療を受けることができる体制
③地域で安心して療養しながら暮らしを続けていくことができるよう、学業・就労と治療を両立できる環境整備を医学的な面から支援する体制
④遺伝子関連検査について、倫理的観点もふまえつつ実施できる体制
⑤小児慢性特定疾病児童等の移行期医療にあたって、小児期診療科と成人期診療科が連携する体制

　都道府県は、地域の実情に応じた難病の医療提供体制（**難病医療ネットワーク**）を構築するため、**難病診療連携拠点病院**等（以下、拠点病院）を指定し、**難病医療連絡協議会**を設置しています。

難病医療連絡協議会の役割

　都道府県難病担当課と協力し、患者さんの動向や医療資源を調査して、関係機関との連携に必要な情報の収集・整理を行います。

　また、医療機関と保健所等の関係機関や患者さん・家族に、難病医療連絡協議会の事業活動について周知・広報するとともに、当該年度の事業実績と評価を報告します。

拠点病院の役割

　難病患者さんや関係者に指定難病341疾患に関する診療情報を提供するとともに、難病診療に関する相談窓口を設置すること、関係者間で診療情報を共有して都道府県の難病診療ネットワークを構築すること、身近な医療機関で治療を継続できるように支援すること、医学的な面から学業・就労と治療の両立を支援することが望まれています。

　また、半分以上の指定難病の「診断基準」に、遺伝学的検査が記載されており、難病領域の遺伝学的検査の保険収載も拡大していることから、**遺伝子関連検査の実施に**

必要な体制と**遺伝カウンセリング** → P.19 の実施体制の整備が求められています。

さらに、難病診療に携わる医療者と就労支援関係者などを対象とした研修などを実施する役割も担っています。

難病診療連携コーディネーター、難病診療カウンセラーの役割

難病診療連携コーディネーター、難病診療カウンセラー（**表1**）は、難病の医療提供体制を推進するために拠点病院に配置されています。

職種は、医師、看護師、ソーシャルワーカー、臨床心理士などで、都道府県の現状、勤務先すべき方向性等によって、求められている役割や活動内容はさまざまです。

では、実際の相談例を次項でみていくことにしましょう。

表1　難病診療連携コーディネーターと難病診療カウンセラーの役割

	難病診療連携コーディネーター	難病診療カウンセラー
役割	● 難病が疑われながらも診断がつかない患者さんについて、難病医療協力病院や一般病院、診療所から診療連携の相談に応じ、早期に正しい診断が可能な医療機関や難病医療支援ネットワーク等に相談・紹介を行う ● 疾患の状態に応じ、緊急時の対応や定期的な診療について調整を行ったうえで、可能なかぎり身近な医療機関へ相談・診断を行う ● 一時的に在宅で介護等を受けることが困難になった難病の患者さんなどの一時入院（在宅一時入院事業）先の確保のため、拠点病院等と連絡調整を行う ● 難病診療に携わる医療者を対象とした研修等を実施する ● 地域における治療と就労の両立支援担当職員や、ハローワークの難病患者就労サポーターなどを対象とした難病に関する研修等を実施する ● 難病の医療提供にかかわる連携状況等の調査・集計を行う	● 難病が疑われながらも診断がつかないない患者さんから相談を受け、必要に応じて難病診療連携コーディネーターを介して、早期に正しい診断が可能な医療機関や難病医療支援ネットワーク等に相談・紹介する ● 患者さんなどからの在宅難病患者一時入院先にかかわる相談を受け、必要に応じ、難病診療連携コーディネーターを介して、一時入院先の確保を行う ● 患者さんや難病の疑いがある人から医療などに対する相談に応じ、難病相談支援センターや、そのほかの適切な機関を紹介する

※難病診療連携コーディネーターと難病診療カウンセラーを兼任しても差し支えないため、都道府県によって配置状況は異なる

（厚生労働省 健発0329第4号，2018：3-4を参考に作成）

相談例1：治療と学業の両立を望む患者さんの家族からの相談

- ライソゾーム病患者さんの家族から「酵素補充療法（enzyme replacement therapy：ERT）の点滴時間が半日と長く、通学に影響している。単位が取れなければ進学できない」と相談があった。
- 難病診療連携コーディネーターは「可能であれば、就学に影響なくERTが受けられるように支援したいので、情報収集をさせてください」と伝え、地域の医療資源について保健師から情報収集し、専門医療機関の主治医に、ERTの現状について確認。同時に、患者会から、どのような工夫をしながらERTを受けているかなどを情報収集した。また、身近な医療機関でERTを実施する場合、考えられるメリット・デメリットについて、地域の病院や診療所の医師と検討し、ERTを受ける際の課題を整理した。
- 相談者には患者さんとともに、学校生活への配慮の求めかたと、単位を取得できるような時間割の工夫や方法などを検討し、学校と相談するよう提案した。

保健所の課題	● ERTの理解　　　● 医療機関との連携　　　● 学校との連携 ● 地域づくり　　　　● コーディネート力		
専門医療機関の課題	● 移行期医療（小児科の疾患？）　　　　　　　● 地域医療機関への移行 ● 緊急時対応　　　● 支援者育成 ● 開業時間が短い（学校を早退あるいは休まなければならない）		
地域医療機関や診療所の課題	● 専門医が少ない　　　● 専門医療機関との連携 ● 緊急時対応専門医ではない（緊急時対応） ● 投薬経験がない（不安） ● 開業時間が長い（夜間診療している医療機関あり）	● 高価な薬（破損時） ● 薬剤管理（不使用時に返却できない） ● 投薬方法（ポート、輸液ポンプ・注射針の供給） ● 投与環境の整備	
卸業者の課題	●「保険医が投与できる酵素製剤（注射薬）」は高価 　（2021年2月に11製剤、2023年5月に2製剤）		
療養者の課題	● 医療機関への通院・受診方法の整理（生活に合わせた通院方法） 　・専門医療機関と地域の医療機関の違い（成人診療科医師の理解不足？） ● 投薬方法・環境の違い（投与時間中の過ごしかた） ● 学校の担当の教員と配慮事項について交渉・調整		

- 自宅と学校、地域の医療機関までの距離を確認しながら、生活圏にある地域の医療機関に依頼し、専門医療機関と連携して、ERTが実施できるようになった。

　このように、難病診療連携コーディネーター・難病診療カウンセラーは、難病の患者さん・家族や、支援者からの相談を受けると、都道府県の難病担当課や保健所、拠点病院、難病医療協力病院、その他の医療機関や診療所などの機関と連携しながら、支援を行います。前述の相談例のように、地域で就労・就学と治療の両立を図りながら、安心して暮らしていけるよう、難病の医療提供体制整備を推進しています。

相談例2：介護負担に苦しむ家族からの相談

・筋萎縮性側索硬化症（ALS）患者の家族から「診断されてから1年が経ちます。手や足が動かなくなり、できないことが増え、介護にも疲れています。人工呼吸器の選択も迫られているし、このままでは介護を続けられません」と訴えがあった。
・難病診療連携コーディネーターは相談者を労いながら、患者さんの状況、これまでの生活、医療機関への受療状況、社会資源の利用状況などを情報収集し、相談できる人や主たる支援者などを尋ねたところ、専門病院脳神経内科の主治医やケアマネジャー、訪問看護師、担当保健師に現状の思いを伝えられていないことが判明。夜間、眠れない患者さんが相談者を呼んで頻繁に体位変換を要求するため、相談者も十分に眠れない状況であった。
・そこで、患者さんが夜間眠れない理由について、相談者と検討した。ALSの症状である身の置きどころがない苦痛、病状の進行に伴う不安、昼夜逆転している生活のリズムが要因と考えられること、患者さんの思いを傾聴すること、主治医に病状を確認すること、制度の利用状況の見なおしも必要と考えられることを伝えた。
・相談者の介護負担を軽減する方法として、制度を利用してヘルパーの時間数を増やすこと、利用時間を夜間に変更すること、レスパイト入院の利用について説明し、患者さんをまじえて、主治医やケアマネジャー、訪問看護師、担当保健師などの支援者と話し合いの場をもつことを提案。相談者の了承が得られたため担当保健師に相談内容を報告し、支援を依頼した。
・レスパイト入院を利用したい場合、対象となる医療機関の検討や入院依頼などの調整ができることも伝えた。

（野正佳余）

〈引用文献〉
1. 厚生労働省：難病特別対策推進事業実施要綱の一部改正について（健発0329第4号）2018. https://www.nanbyou.or.jp/wp-content/uploads/2021/05/20210525-1.pdf（2024.7.31アクセス）.

〈参考文献〉
1. 厚生科学審議会疾病対策部会難病対策委員会：難病の医療提供体制の在り方について（報告書）2016年10月21. https://www.mhlw.go.jp/file/05-Shingikai-10601000-Daijinkanboukouseikagakuka-Kouseikagakuka/0000140785.pdf（2024.7.31アクセス）.
2. 厚生労働省：都道府県における地域の実情に応じた難病の医療提供体制の構築について（厚生労働省健難発0414第3号）. https://www.mhlw.go.jp/file/05-Shingikai-10601000-Daijinkanboukouseikagakuka-Kouseikagakuka/0000170350.pdf（2024.7.31アクセス）.
3. 厚生労働省：難病の患者に対する医療等の総合的な推進を図るための基本的な方針（厚生労働省告示第375号）. https://www.mhlw.go.jp/file/06-Seisakujouhou-10900000-Kenkoukyoku/0000099473.pdf（2024.7.31アクセス）.
4. 足立香織：指定難病の遺伝学的検査と保険収載の調査研究ならびにNGS遺伝子パネルの検討. 令和2年度 厚生労働科学研究費補助金 難治性疾患等政策研究事業 難病領域における検体検査の精度管理体制の整備に資する研究. https://mhlw-grants.niph.go.jp/system/files/report_pdf/202011016A-buntan8.pdf（2024.7.31アクセス）.

Part 4　「難病と生きる」をともにつくる：療養の場の理解

療養の場の全体像

　神経難病の患者さんは、同じ疾患であっても症状の現れかたや困りごと（療養生活上の課題）が1人ひとり大きく異なります。そのため、療養の場の選択も、患者さんごとに異なります。

　可能な限り、住み慣れた地域での生活を営めるように配慮しながら、患者さん・家族の最善を考慮して療養の場を選択することが重要です。

(中山優季)

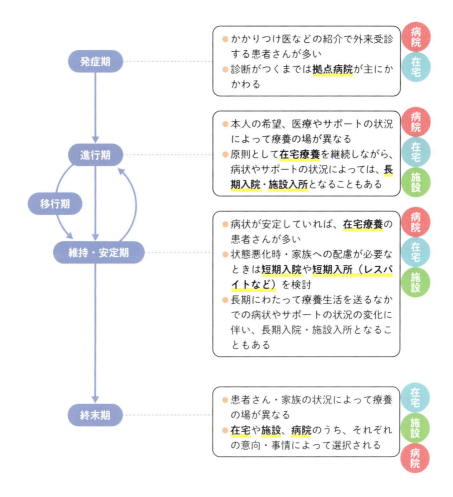

発症期
- かかりつけ医などの紹介で外来受診する患者さんが多い
- 診断がつくまでは拠点病院が主にかかわる
（病院／在宅）

進行期／移行期
- 本人の希望、医療やサポートの状況によって療養の場が異なる
- 原則として在宅療養を継続しながら、病状やサポートの状況によっては、長期入院・施設入所となることもある
（病院／在宅／施設）

維持・安定期
- 病状が安定していれば、在宅療養の患者さんが多い
- 状態悪化時・家族への配慮が必要なときは短期入院や短期入所（レスパイトなど）を検討
- 長期にわたって療養生活を送るなかでの病状やサポートの状況の変化に伴い、長期入院・施設入所となることもある
（病院／在宅／施設）

終末期
- 患者さん・家族の状況によって療養の場が異なる
- 在宅や施設、病院のうち、それぞれの意向・事情によって選択される
（在宅／施設／病院）

Part 4　「難病と生きる」をともにつくる：療養の場の理解

長期入院

　地域医療構想の考えかたの根底には「重い疾患や障害をもっていても、さまざまな支援を受けながら、住み慣れた地域で生活を続けられる体制づくりをめざすこと」があります。現在の難病医療制度も同様に、かかりつけ医など役割を担った一般病院や診療所と、難病拠点病院などの連携により、初期から長期にわたる診療連携体制の構築が進んでいます（図1）。

　現在、都道府県は各地域の難病診療連携拠点病院や難病診療分野別拠点病院を指定し、難病医療協力病院や一般病院との連携で在宅療養だけでなく長期にわたる入院にも対応可能となるネットワーク構築が進められています。都道府県によって詳細は異なりますが、多くの場合、難病拠点病院などには難病診療連携コーディネーターが置かれ、療養の場についての相談調整の役割を担っています。

難病患者を長期で受け入れるしくみ

制度で保証される長期入院

【国の政策的医療】

　一般的な医療機関や施設では、体制の整備・経験の面から、結核、重症心身障害、筋ジストロフィーを含む神経難病（難病に含まれる神経・筋疾患）などの患者さんに対して十分な対応を続けることは困難で、不採算とされて安定的に長期療養を続けられない事態に陥ることもまれではありません。

　このような疾患をもつ患者さん・家族が安心して治療・療養できるよう、各地域の国立病院機構（national hospital organization：NHO）が**セーフティネット機能の中心**として支えています。

【重症難病患者入院施設確保事業】

　入院治療が必要となった重症難病患者[※1]に対し、適切なタイミングで、適切な入院施設の確保などが行えるよう、地域の医療機関の連携によって難病医療体制の整備を図る制度です。

　都道府県は、関係団体（市町村など）の協力を得ながら難病医療連絡協議会を設置するとともに、おおむね二次医療圏ごとに1か所ずつの**難病医療協力病院**を整備し、そのうち原則として1か所を**難病医療拠点病院**に指定

※1　重症難病患者：病状の悪化などの理由により、居宅での療養がきわめて困難な状況となった難病患者さんのことをいう。

図1　現行の難病医療体制（イメージ）と石川県の難病医療体制

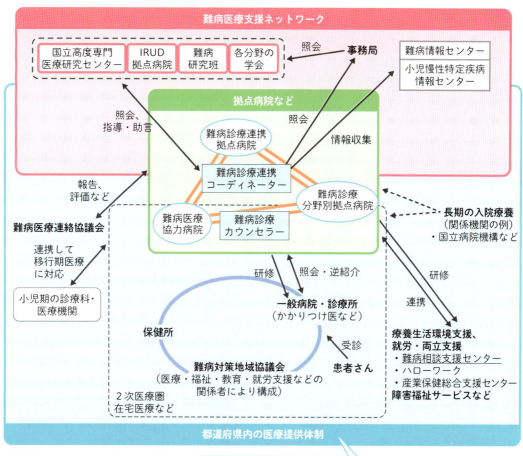

難病情報センター：新たな難病の医療提供体制について．https://www.nanbyou.or.jp/entry/5860（2024.7.31アクセス）．より引用

石川県の難病医療提供体制
難病診療連携拠点病院：金沢大学附属病院、金沢医科大学病院
難病診療分野別拠点病院（神経・筋分野）：国立病院機構医王病院
難病医療協力医療機関：44病院、181診療所

し、重症難病患者のための入院施設の確保を行うものとしています。

ただし、都道府県によって体制は大きく異なります。そのため、その地域における体制の確認と、コーディネーター、ケアマネジャーなど支援にかかわる人たちとの連絡・連携が重要です。

【地域の難病医療提供体制整備事業】

石川県の場合、難病医療提供体制整備事業として、難病相談支援センターと地域の保健所が、患者さんと家族を対象とした情報提供・共有活動を継続して行っています。その活動には、難病診療連携病院（2つの大学病院）と分野別拠点病院（医王病院、以後当院）の専門医や認定看護師が依頼を受けて参加しています。

また、個別の症例に対する相談会や、地域の医療機関の連携による難病医療提供を支援する活動も行われています。特に、神経系難病診療分野別拠点病院である当院は、在宅療養が難しくなった進行期の神経難病患者さんに対するレスパイトケアや、長期療養の場を提供する役割を担っています。

【障害者施設等一般病棟】

障害者施設等一般病棟としての届出が認可されている施設では、一定の基準以上の障害

者（人工呼吸器を装着している患者さんなど）が、長期にわたって入院治療を受けることが可能です。

重度の難病患者さんや重症心身障害患者さんを受け入れている国立病院機構に属する病院のほとんどは、障害者施設等としての届出が認可されています。なぜなら、入院期間による診療内容の制約がなく、進行性疾患の入院療養場所として有利であるためです。

障害者総合支援法に基づいて重症障害者に契約入院サービスを提供している施設もあるため、施設の特性を理解しておくことも重要です。

長期入院の実際（当院の例）

❖ 2割以上の患者さんは長期入院が必要

当院の入院患者さんの原疾患比率と年間ののべ入院日数（2018年）を図2に示します。

疾患別でもっとも多いのは、パーキンソン病と筋萎縮性側索硬化症患者です。次いで、地域の特性を反映して脊髄小脳変性症が多く、多系統萎縮症、進行性核上性麻痺と続きます。年間のべ入院日数が最も長いのは、筋萎縮性側索硬化症の患者さんです。年間約350件の入院のうち、約7割はレスパイト入院ですが、2割以上の患者さんは長期入院となっています。

ほとんどの患者さんは、外来通院療養から在宅療養へ緩徐に移行していきますが、在宅療養を支える資源が手厚く準備・維持できている例は、そう多くないのが実情です。また、患者さんに対する医療的介入量が急に増えた場合や、介護者の健康問題が誘因となって長期入院が選択されることもあります。

長期入院を選択すれば医療的ケアを確保しやすくなりますが、一般的に、在宅療養よりは療養生活の自由度は低下します。そのため、療養形態の変化に備えられるよう、あらかじめ情報を共有しておくことが大切です。

❖ 長期入院となる時期は、疾患や状況によって異なる

当院における筋萎縮性側索硬化症の患者さんに対し、補助換気療法を行った場合の生存曲線を図3に示します。この図からわかるように、医療的介入によって大きく予後が変化する場合は、医療的介入によってもたらされる予後の変化をふまえて、長期入院を計画する必要があります。補助換気療法導入初期には全身状態も落ち着きやすいので、入院長期療養以外の療養形態を選択しやすくなります。

進行性核上性麻痺の患者さんの場合は、発症から死亡までの期間は症例によって大きく異なるので、それぞれの例の症状の組み合わせや療養上の課題に応じて入院長期療養を選択することになります（図4）。

このように、原疾患や個々の経過の特徴、療養支援体制の多寡が、入院長期療養開始に大きく影響します。だからこそ、個別の状態についての情報共有が、療養の選択肢と質を担保するうえで重要となるのです。

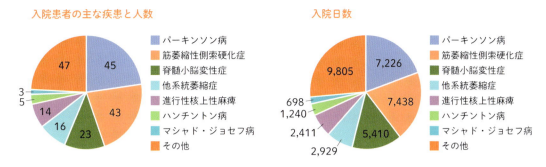

図2 当院における入院患者さんの状況（2018年）

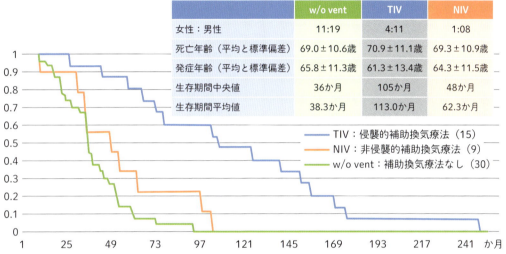

図3 当院で診断確定した筋萎縮性側索硬化症患者の生存曲線（2008～2018）

駒井清暢：第62回日本神経学会学術集会EC-16「ALS患者の人工呼吸器装着後の療養生活とコミュニケーション方法の進歩」資料より引用.

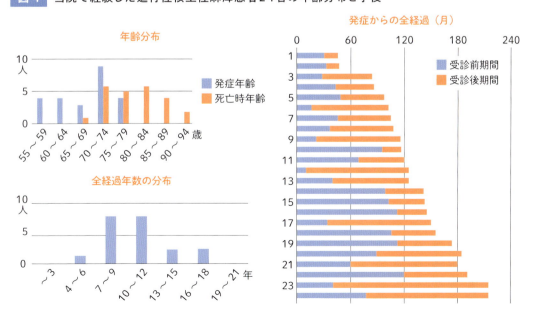

図4 当院で経験した進行性核上性麻痺患者24名の年齢分布と予後

長期入院受け入れの流れ（当院における工夫）

❖ 予定された入院の場合

【地域医療連携室による情報共有】

あらかじめ、**転院元と当院の地域医療連携室で情報共有**を行います。在宅療養中の患者さんが入院する場合は、在宅医や訪問看護師から情報提供を受け、院内スタッフ（ソーシャルワーカー、地域医療連携室看護師、事務）間で共有します。

共有すべき主な情報
- 経過
- 家族構成・関係
- ADL
- 意識障害
- 感染症
- 転倒転落の既往
- エアマットの必要性
- 気管切開の有無
- 酸素療法の有無、
- 喀痰吸引の有無と頻度
- 痰吸引器の有無、
- 排痰補助装置の有無
- 人工呼吸器装着の有無（機種名）と装着時間
- 褥瘡の有無
- 社会資源の利用状況
- 病室の希望(個室、大部屋、どちらでも)

【カンファレンスで情報共有】

地域医療連携室から提供された情報提供を、多職種（医師、看護師、薬剤師、リハビリテーションスタッフ、臨床工学技士）で共有します。

当院での入院受け入れが妥当と判断されたら、病床管理カンファレンスで入院する病棟を検討し、看護・福祉職（ソーシャルワーカー、副看護部長、各病棟看護師長、外来看護師長、地域医療連携室看護師）で情報共有します。

入院が決まったら「ご本人・ご家族の方の思いや生活の記載用紙」を渡し、入院時に記載したものを持参してもらい、情報収集を重ねます。

【入院カンファレンス】

入院後1週間をめやすに入院カンファレンスを行います。

このカンファレンスは、院内で患者さんにかかわる多職種（医師、看護師、ソーシャルワーカー、リハビリテーションスタッフなど）が参加して行われます。

❖ 予定外の入院の場合

まず、ソーシャルワーカーと看護部長室が協力して、空室の確保を行います。

原則として「予定された入院」の場合と同様に、入院となる状態に関する診療情報提供を受けて院内スタッフ間で情報共有を行いますが、共有すべき情報に優先順位をつけざるを得ないことがあるため、入院後に情報共有範囲を再確認します。

入院カンファレンスの開催時期は、予定外入院となった事情によって柔軟に調整します（原則として入院後1週間がめやす）。

多職種ケアチームによる介入

　長期にわたる入院療養では、多職種ケアチーム介入が、予後やQOL改善に有用とされています。当院では、呼吸ケア（RST）、栄養サポート（NST）、摂食嚥下ケア、緩和ケア、感染管理、褥瘡ケア、認知症ケア等の多職ケアチームが長期入院患者の療養にかかわっています。

　それぞれのケアチームは、主治医の指示だけではなく、受け持ち看護師やチーム病棟リンクナースからの依頼でも介入開始できるのが特徴です。いわゆるフラットなメンバー間・チーム間の情報共有や意思疎通を促すことは、患者さんだけでなく、各チームにかかわるスタッフの意識や意欲を高めることにつながります。

（駒井清暢、谷内好美）

〈参考文献〉
1）小森哲夫，溝口功一：我々が担う！難病への医療・福祉支援．医療2021；75（6）：493-495．
2）日本神経学会筋萎縮性側索硬化症診療ガイドライン作成委員会：筋萎縮性側索硬化症（ALS）診療ガイドライン2023．南江堂，東京，2023．
3）駒井清暢，石田千穂，高橋和也，他：侵襲的補助換気を行った筋萎縮性側索硬化症の床上進行速度と予後の関係．臨床神経2022；62：S260．

Part 4　「難病と生きる」をともにつくる：療養の場の理解

短期入院・短期入所

短期入院・短期入所とは

　神経難病の在宅療養は医療依存度が高く、ケアには専門知識が必要です。また、長期間の在宅療養を支えていくためには、家族など介護者の休息も重要となります。
　ここでは、家族の介護負担軽減の休息（レスパイト）のための短期入院・短期入所について説明します[1]。
　レスパイトとは、「Respite（一時的休止・ひとやすみ）」から、一時的な（短期的な）介護休息を指します[2]。

　ここでは、病院での短期入院療養支援と、病院以外の施設での短期入所について解説していきます。
　医療依存度が高い場合は、医療保険および一時入院事業を利用した短期入院が利用できます。一方、医療依存度が低い場合は、介護保険を利用した短期入所を利用できます（図1）。
　難病特別対策推進事業には家族の介護負担軽減を目的とした一時入院事業があります→P.180。

短期入院（レスパイト）の実際

❖ 患者さんにとってのメリット

　介護者の負担軽減のためだけにレスパイトを考えると、患者さんに負担を強いることになります。患者さんにとってのメリットがなければ、患者さんの拒否により介護者の介護負担を軽減できない事態となります[3]。

【入院しないとできないこともある】

　患者さんには、長期間在宅での生活を継続していくには介護者にも休息が必要であることを説明します。同時に、患者さんにも、医療やケア、リハビリテーションなどが提供できること、在宅療養中の医療・ケアに問題があれば、入院中に解決できることを説明します（表1）。
　実際、夜間、急激に39.0℃以上の体温上昇がみられたものの血液検査では異常がなく、夕方から体を冷やすことで体温上昇が収まることがあった多系統萎縮症（MSA）の患者さんでは、短期入院中に24時間医療者がいる病院で冷却（腋窩、鼠径部を夕方から冷や

200

す）を試みることで、その後の在宅生活を安心して送ることができた例もあります。

【入院中に連携強化を図る】

特別なコミュニケーション支援が必要な患者さんには、在宅で支援しているヘルパーが入院中に一定時間内病棟でコミュニケーション支援を行い、病棟スタッフとの連携を図っています[4]。

図1 医療依存度と利用できる制度

医療依存度が…

高い場合
医療保険・一時入院事業による短期入院（病院）

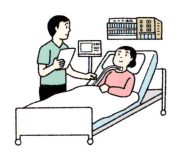

● 気管切開、人工呼吸器、NIV、腸瘻・頻回な喀痰吸引などに対応可能

低い場合
介護保険による施設への短期入所（ショートステイ）

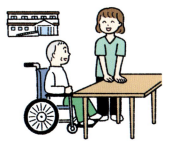

● 胃瘻、口腔内・気管吸引、経管栄養など膀胱留置カテーテルに対応できる場合もある

宿泊	短期入所生活介護（介護老人福祉施設：特別養護老人ホームなど）	要介護1〜5
	短期入所療養介護（介護老人保健施設など）	
	介護老人福祉施設（特別養護老人ホームなど）	
	介護予防短期入所生活介護（介護老人福祉施設：特別養護老人ホームなど）	要支援1、2
	介護予防短期入所療養介護（介護老人保健施設など）	
通い・訪問・泊まりの組み合わせ	小規模多機能型居宅介護	要介護・要支援
	看護小規模多機能型居宅介護	要介護のみ

表1 患者さんにとっての短期入院の目的

- 医療的評価（MRI、CTなどによる検査）
- 呼吸機器の調整
- コミュニケーション機器の選定
- リハビリテーション、歩行訓練
- 災害などで入院が必要になったときの準備
  （知らない病院に突然入院するよりも、患者さんの日常生活をみたことがあり、患者さんのことを理解している病院に入院したほうがストレスが低くなるため）

❖ 介護者にとってのメリット

【心身のリフレッシュ】

　患者さんが短期入院をしている間、介護者は、自身の受診など体のメンテナンスや、買い物、友人や家族との外食などにより、心身のリフレッシュができます（図2）。

　神経難病の患者さんを長期間自宅で介護している介護者へのインタビューによると、レスパイト中に、自分自身の体調の整備、睡眠時間の確保、気持ちの切り替えができることで、介護が継続できているという声が聞かれています。

【介護者自身の検査や治療】

　介護者自身の健康のためにも、レスパイトの意味での短期入院を活用できます。

　実際、検診で異常が指摘され、精査が必要となった介護者が、短期入院を利用して精査入院を行うことで、異常の早期発見・早期治療につなげることができた例もあります。

図2　介護者にとってのレスパイトの目的

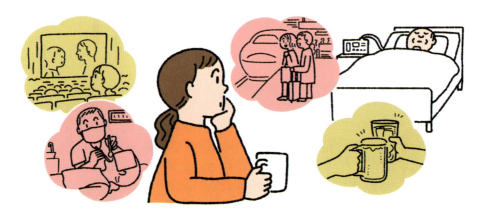

- 在宅で神経難病患者さんを介護する家族が、自分の時間をもつことは難しい
- 先のみえない状況に介護者が追いつめられてしまうと、介護者が精神的・肉体的に疲弊し、患者さんにとって不利益となる

　患者さんの入院中に介護者が自分の時間をもち、自分を大切にできることが、在宅介護を継続できる要因にもなると考えます。

　また、介護者が自分の時間や自分の世界をもつことは、介護が終わったとき、次のステップを踏み出すための準備にもなります。

❖ 定期レスパイト入院の活用も検討

　定期レスパイト入院は、在宅療養を軸として、介護者の休息と被介護者のリハビリテーションのために、計画的なレスパイト入院を繰り返しながら在宅での生活を継続していくための方法です。次の入院日を決めて退院する定期レスパイト入院という方法により、在宅療養を支援している病院もあります[5]。

　重症度（人工的呼吸器装着の有無や喀痰吸

引の回数など）に応じて、1週間程度の入院と最低1か月以上の在宅療養を繰り返していきます。

筆者は、10年以上の間、定期レスパイト入院を利用しながら在宅療養の神経難病患者さんを介護している介護者に対して、インタビュー調査を行ってきました。その結果、介護者から「レスパイト入院があったから、長期に在宅療養を続けることができています」「次の入院日が決まっているので、目標にしてがんばれます」などの意見がありました。

介護保険は1か月（月初め～月末）で単位数が決められています。入院中は介護保険を使わないので、在宅療養の期間中は介護保険を使って、必要なサービスを充足させることもできます[6]。

> ワンポイント
>
> 難病特別対策推進事業の「在宅難病患者一時入院時業」は、レスパイト入院を目的とした入院にかかる費用が公費で負担される事業です。福岡県では「**福岡県在宅重症難病患者レスパイト入院事業**」として、在宅で人工呼吸器（NIVを含む）を使用する重症難病患者に対して、1回のレスパイト入院につき、14日間・年2回まで利用することができます。

レスパイト入院時のケア

レスパイト入院にあたって、患者さんを預けることを「申し訳ない」と感じる介護者は少なくありません。

それでも、回数を重ねるごとに、介護者も自分の時間を充実できるようになっていきます。退院日に次の入院日を決めておくことで、介護者は友人との旅行や食事会など、予定を立てることもできます。

介護者が引け目を感じることなく自分の時間を十分にもてるよう、看護師は、介護者に日ごろの介護を労う言葉をかけることも重要です。

また、介護者が面会に来たときには、レスパイト入院中の患者さんの様子を伝えるとともに、介護者の話も聞くことで、介護者との距離が縮まり、信頼関係の構築につなげることができます。

（深川知栄）

〈引用文献〉
1) 菊池仁志：神経難病患者のためのレスパイトケアマニュアル．厚生労働科学研究費『難病患者の地域支援体制に関する研究班』（研究代表者 西澤正豊）：2018.
 https://plaza.umin.ac.jp/nanbyo-kenkyu/asset/cont/uploads/2018/07/2018.02-（2024.7.31アクセス）．
2) 菊池仁志：レスパイトケア、辻省次総編集，アクチュアル脳・神経疾患の臨床 すべてがわかる神経難病医療，中山書店，東京，2015：127-132.
3) 吉良潤一編：難病医療専門員による難病患者のための難病相談ガイドブック 改訂2版．九州大学出版会，福岡：2011.
4) 坪山由香，森山千絵子，久保川優希：ヘルパーコミュニケーション支援事業による重症ALS患者のレスパイト入院．日難病医療ネットワーク会誌2017；5（1）57.
5) 原田幸子，深川知栄：当院における在宅神経難病患者支援体制－計画的レスパイト入院システムの構築－．癌と化学療法2012；39（Suppl）：121-122.
6) 吉良潤一：難病医療コーディネーターによる難病患者のための難病相談ガイドブック 改定第3版．難病医療資源の地域ギャップ解消をめざした難病医療専門員のニーズ調査と難病医療専門員ガイドブックの作成研究班 平成29年度報告書，2018.

〈参考文献〉
1) 原田幸子，深川知栄，丸山俊一郎，他：村上華林堂病院における在宅療養支援体制の実際～病院から在宅療養へ～．日難病医療ネットワーク会誌2015；3（1）：60.
2) 深川知栄，宮園真美，町島希美絵：神経難病患者の長期にわたる在宅介護を支える要因とその構造．第34回日本看護科学学会学術集会，2023.
3) 深川知栄，宮園真美：神経難病患者の在宅介護継続を可能にする要因に関する文献検討．看護と口腔医療2024；7（1）：39-41.

Column 先輩からのアドバイス

知ることにより、できること

　私が看護師1年目のときのことです。はじめて多発性硬化症の入院患者さんの病歴を聴取することになりました。それまでは先輩看護師と一緒に行っていたのですが、先輩の許可が得られ、1人で行うことになったのです。

　その患者さんは、20歳代の男性でした。私は、「若くして難病なんて、大変だな」と思いながら、ベッドサイドへ行き、病歴聴取を始めました。

「○○です。あはははは〜」

「し、仕事は、今はやってません。ぶはははは〜」

　話すたびに笑い出す患者さんを前に、私は「新人看護師を和ませようと、ずいぶん気をつかってくれているな」とうれしくなりました。病歴聴取の間、ずっと一緒に笑って、それはもう楽しい時間を過ごしました。

　後日、多発性硬化症について調べていたとき「情動調節障害・強制泣き笑い」という症状があることを知りました。あの患者さんの笑いは、もしかしたら（もしかしなくても）症状だったのです。

情動調節障害を「知る」ことで、自分の「次の課題」がみえた

　あの病歴聴取の場面で患者さんの「笑い」の症状は、潤滑油として作用していたように思います。

　しかし、日常生活においてはどうでしょうか。深刻な場面で急に笑い出してしまって、対人関係や生活、就労で困りごとが発生していたかもしれません。でも、一緒に笑っているだけの1年目看護師に、症状からくる困りごとを伝える気持ちにはならなかったでしょう。今思うと、ほろ苦い思い出です。

　1年目看護師であった私が、あの患者さんを傷つけてしまったのか、楽しい時間を共有できて結果オーライだったのかは、わかりません。状況や関係性により、正解は変わり得るのです。

　だからこそ、看護師として、自ら行ったことが、どのような結果をもたらしたのか、確認する姿勢や習慣をもてるようにしたいと思っています。

（中山優季）

Part 4 「難病と生きる」をともにつくる：療養の場の理解

在宅療養

在宅療養の実現に必要なこと

【希望が見いだせるかかわり・支援】

神経難病の患者さんは、疾患に伴う身体的・精神的・社会的な影響により、生活スタイルの変更を余儀なくされます。

在宅療養の実現には、本人の「在宅生活への思い」が重要です。

在宅療養のイメージがわかない場合は、実際に在宅療養をしている人の暮らしについて知ると、具体的にイメージする手がかりになります。また、今の生活のなかで大切にしていることを知ることによっても、必要とされる支援が見えてきます。

難病で利用できる社会保障制度は複数あります→P.181 が、疾患や障害の程度・年齢によって利用できる制度が異なります。そのため、複数の制度を理解して手続きをすることは、患者さん・家族にとって大きな負担です。将来が見とおせなくなることがないよう、患者さんの思いに沿った生活の組み立てを支援しましょう。

【相談窓口を明確にする】

その過程で生じる課題については、支援の幅を広げていくことで、在宅療養実現に向けた道は開かれていきます。

生活相談の窓口として、以下のような職種があります。

- 病院で…医療ソーシャルワーカー（MSW）、地域連携室の看護師
- 地域で…ケアマネジャー、ケースワーカー
- 難病に関する総合的な相談窓口…難病相談支援センター、保健所の保健師、難病診療連携コーディネーター

しかし、どこで何を相談すればよいのかわからない、という患者さん・家族もいます。

また、相談しても、関係機関の人的資源や経験の不足、地域差などにより、必要な情報や支援が届かない場合もあります。

在宅療養にかかわる支援者は、生活の場から発信された患者さん・家族の思いや困りごとなどを周囲と共有し、病状に伴う生活課題に着目しましょう。

【優先順位をつけて1つずつ解決する】

生活課題の背景には、身体的・精神的な側面だけでなく、家族との関係性や介護力、室内環境や福祉用具、経済面など環境的な要因も含まれています。包括的に生活課題をアセスメントし、問題解決の優先順位を患者さん・家族とともに整理します。

そのうえで、解決困難な場合は関係機関と課題を共有し、支援の可能性について探ることも大切です。

205

難病の疾患は多岐にわたり、患者さんの生活も多様です。在宅生活に関する情報や工夫は、在宅療養を続けている患者さん・家族が経験的に知っていることも多いので、**患者会とも連携**しながら在宅療養実現に向けて支援していきましょう。

環境・支援体制の整備

❖ 在宅医療チームの連携と情報共有

神経難病の在宅療養では、病状の進行や急性増悪、薬物療法の副作用などにより、迅速な対応が必要になる場合があります。疾患を理解したうえでアセスメントするとともに、医師から、対処法の指示を事前にもらっておくことが必要です。

疾患によっては、セルフケア支援、医療処置・医療的ケアが必要になることもありますが、医療に偏らないよう、**患者さんの暮らし**を中心にし、処置やケアを工夫していくことが求められます。

日々の情報共有は、連絡ノートやICTツールなどを用います。また、定期的にケア会議を開催し、**顔の見える関係づくり**をしておくことも大切です。

地域で神経難病の事例検討や勉強会などを開催し、神経内科医や専門病院と連携できる体制を整えます。

❖ 退院前からの医療的ケアの準備

神経難病の患者さんは、胃瘻や気管切開などの医療処置、人工呼吸器の管理、痰の吸引、コミュニケーションツールの使用などの援助が必要になります。そのため、退院前から医療的ケアの指導や、退院後の療養環境の整備を行います。

退院前カンファレンスでは、以下のような情報を共有しておく必要があります。
- 人工呼吸器の設定
- チューブ類（サイズ確認）、人工呼吸器回路、バッグバルブマスクの準備
- 必要な衛生材料
- 皮膚トラブルの有無
- 介護者への医療的ケアの指導状況
- コミュニケーションツール

在宅ケアチームとは、入院中から連携して療養環境を整えておく必要があります。

【環境整備が重要】

人工呼吸器を使用する場合は、部屋のコンセントに電源コードを接続できるようにベッドを配置します。ベッドの上下・左右でケアがしやすいよう、吸引器、意思伝達装置、テレビなどの配置も考えましょう（**図1**）。

ベッドと車椅子の**移乗方法**や段差解消など、安全で効率的な**室内移動**を検討します。

そして、介護者の動線だけでなく、窓からの採光や風通し、家族との交流のしやすさ、趣味を生かした室内環境など、患者さんの思いを尊重しながら整備していきます。

在宅移行後は、**医療的ケア**を担う介護者らの手技を確認し、ケアマニュアルの手順を見なおしたり、必要に応じてケアの留意点を見やすい位置に貼るなど、安全に実施できるよう工夫します。

| 図1 | 人工呼吸器の設置の例 |

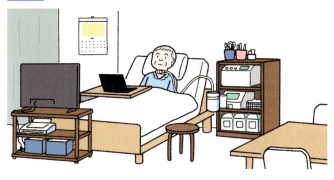

- 患者さんの好みに配慮し、採光や風通しがよく、孤独感が生じにくい環境とする
- ケアのしやすさを考え、人工呼吸器や吸引器などを設置
- ケアマニュアルの工夫
- 緊急連絡先と対処方法の共有
- コミュニケーションツールの工夫
- 人工呼吸器は壁のコンセントから直接接続
- 安全で効率的な室内移動

❖ 停電・災害時の準備

　停電・災害時に介護者が不安なく動けるよう、人工呼吸器のトラブルや急変時の対応、緊急連絡先の明確化、パルスオキシメーターの有無、バッグバルブマスクの使用状況も確認しておきます（**表1**）。

　人工呼吸器を使用する場合は、保健師など支援者と連携して、停電・災害時の対策マニュアルを作成しましょう。療養中は支援者が変わることもあるため、人工呼吸器や災害時対応の勉強会を定期的に開催し、マニュアルの見直しや、医療機器バッテリーの残量・使用期限、経腸栄養剤の賞味期限など、準備物品の確認も行います。

　普段から外出に慣れておくことも避難の練習につながるため、在宅療養に慣れてきたら、段階的に、QOL向上の支援につなげていくことが大切です。

| 表1 | 停電・災害への備え |

呼吸関係	●バッグバルブマスク（使い方に慣れておく）　●パルスオキシメーター　●人工鼻
連絡先・緊急カード	●主治医、関係機関、家族の連絡先　●身体状況、ケアの内容　●保険証　●医療機器の設定値　●ハザードマップ、避難場所、避難方法
情報を得る手段	●パソコン、携帯電話　●ラジオ（ラジオ付きライト、手回し式ラジオなど）
生活用品	●栄養剤、水、注入セット　●薬　●オムツ　●精製水（加湿器用）　●手袋、吸引チューブ、アルコール綿、ビニール袋、ティッシュペーパー　●文字盤
非常用の明かり（両手が使えるものを準備）	●懐中電灯・ランタン灯　●ヘッドライト　●電池
人工呼吸器（充電時間を確認）	●バッテリー　●延長コード（三又プラグ）　●人工呼吸器回路
吸引器	●充電式吸引器　●バッテリー　●手動式・足踏み式吸引器
電動ベッド・エアマット	●ベッド　●マットの底つきまでの時間を確認　●短時間・長時間停電の対処法を確認
電源	●ポータブル電源　●正弦波インバーター　●発電機（カセットボンベ式、ガソリン式）

❖ 多職種連携と地域支援体制

【担当を明確に】

　利用する社会資源が多くなるほど、支援者も増えていくため、患者さんの在宅生活への思いを周囲の人たちと共有し、それぞれが担う役割を明確にしておきます。

　日常生活では医療職よりも非医療職による支援時間が長くなるため、カンファレンスの場などでは、非医療職の人たちが不安や疑問を表出しやすい雰囲気づくりを心がけます。情報共有の方法をチーム内で検討し、状態に合わせてケア方法をアップデートしていきましょう。

【情報共有の工夫】

　チーム内で情報を共有する工夫として、以下のようなものが挙げられます。
- 情報共有ノートでは、医療用語をできるだけ使わない
- 緊急時の対応について、どのような状態・状況のときに、どこに連絡したらよいのか、見やすい場所に表示する

　多くの人が在宅生活にかかわると、些細な行き違いやトラブルも増え、患者さん・家族が複数の意見に混乱することがあります。

　訪問看護師は、医療と生活の両側面から包括的に評価できる存在なので、直接的なケアだけでなく、**多職種の相談対応、関係者間の調整的役割**を担うこともあります。ただし、ケア負担が偏らないようにケアマネジャーと連携し、役割を分担しましょう。患者さん・

家族、支援者の状況により支援体制も変わっていくため、定期的に体制を見直して、チーム内の役割を共有しておきましょう。

【申し送りのポイント】

　医療的ケアが必要な、重度身体障害を伴う患者さんが**レスパイト入院**をするときには、日々の身体介助、医療的ケア、コミュニケーションツールの申し送りが必要となります。日常で活用しているケアマニュアル、壁の貼り紙や留意点を持参するなど、患者さんが入院中も安心して安全なケアを受けられるよう、家族や在宅チームと連携して入院の準備をしましょう。

　障害者総合支援法の**重度訪問介護サービス**（**表2**）を利用している患者さんは、入院しても継続してサービスが使えるため、病棟の看護師と連携してコミュニケーション支援や身体介助が行えるようサポートします。

【社会とのかかわりを絶やさない】

　神経難病の在宅療養では、フォーマルな支援だけでなく、インフォーマルな支援も含めて、地域全体で包括的に支援していく体制が必要です。地域のなかでの神経難病の患者さんどうしの交流や、地域住民、ボランティアとの交流を図ることで、在宅療養の風通しをよくし、患者さんが「ケアされる存在」ではなく、社会的存在としてあり続ける支援も行いましょう。

表2　**重度訪問介護サービスの対象者（厚生労働省、2023年）**[1]

障害支援区分が区分4以上（病院等に入院又は入所中に利用する場合は区分6であって、入院又は入所前から重度訪問介護を利用していた者）であって、次のいずれかに該当する者
（1）二肢以上に麻痺等があること
（2）障害支援区分の認定調査項目のうち『歩行』『移乗』『排尿』『排便』のいずれも『支援が不要』以外と認定されていること

介護負担の軽減

❖ 介護負担のアセスメント

　神経難病は慢性の経過をたどるため、家族機能への影響も大きくなります。

　例えば、子どもが幼い場合、配偶者は介護と仕事と育児を両立しなければなりません。子どもが自立していても、配偶者が高齢・いないなどの場合、呼び戻された子どもが育児しながら親の介護を担うこともあります。

　家族が介護を担う場合、**家族役割の変容**、**経済的な課題**、**家族の発達的課題**が同時に生じます。そのため同居者の年齢、就学や就職状況、家庭内役割、家族関係、健康状態、収入源、介護者のサポート役の存在について把握し、家族機能の影響やケア能力をアセスメントします。

　介護負担の要因には、身体的・精神的・経済的・社会的な要因があります 表3 → P.210 。

　しかし、患者さんへの思いから介護を望む家族や、社会的規範により介護に責任を抱えている家族もおり、介護負担を意識していない場合もあります。

　負担感は、患者さんの病状や療養過程によって変化していくため、疾患の特徴から、先を見こして介護負担をアセスメントし、介護で疲弊し、生活が破綻しないように支援していくことが必要です。

❖ 介護負担軽減策の検討

　介護負担に対する軽減策を、表4 → P.210 に示します。患者さんと24時間一緒に過ごす家族介護者は、時間的にも関係的にも患者さんとの距離が近く、心身に影響を受けます。身体的負担を軽減することにより、精神的負担の軽減を図りましょう。

　介護者の負担を軽減し、介護時間を減らすことができると、患者さんも、介護以外のことに意識が向けられるようになります。

　例えば、家族以外の介護体制が構築でき、介護者が移動支援に慣れてくると、患者さんだけでなく、家族の気分転換にもつながります。

　また、患者会での家族間交流は、家族の**ピアサポート**の場にもなります。閉鎖的で孤立した療養環境で、介護負担が増大している状況は、患者さん・家族の双方にとって望ましくありません。長期的な視点から介護サービスの必要性を伝え、利用できる制度を活用していくことが大切です。

ワンポイント　インフォーマルな支援とは「介護保険など公的な制度を使用しないサービス」のことです。
食事の宅配サービスや、地域で催されている食事会や交流会、見守り支援や安否確認サービスなど、さまざまな支援活動があります。

表3　介護負担の要因

身体的要因	● 不安定な移乗介助　● 長時間の細かな身体介助 ● 誤嚥のリスクを伴う食事介助　● 重労働な排泄介助
	● 医療的知識・技術を伴う介助（人工呼吸器や吸引操作、胃瘻注入、膀胱留置カテーテル管理、褥瘡処置など）
精神的要因	● 気分転換不足（介護から解放されない、外出・社会的交流の減少、趣味など自分の時間の減少） ● 医療的ケアの不安やストレス、患者さんの不安や苛立ちの対応
経済的要因	● 制度利用に伴う自己負担金 ● 介護用品や室内環境の整備・療養のための引越しに伴う出費
社会的要因	● 家族が介護すべきという社会的規範　● 男性よりも女性に介護が求められるジェンダー問題 ● 医療機器装着や身体障害に対する社会的偏見　● 外出先での物理的バリア

表4　介護負担の軽減策

身体介護負担の軽減	● 嚥下状態に合わせた食事介助、症状緩和の体位変換やクッションの活用、患者さんの尊厳と介護負担を考慮した排泄介助、安全な移乗方法について指導 ● 福祉用具（意思伝達装置、電動ベッド、車椅子、杖、歩行器、リフトなど）の導入と、用具の適正を定期的に評価（患者さんの状態や介護状況は変わるため） ● 手すりの設置や段差解消など室内環境の整備 ● 転倒による骨折、肺炎、長期臥床での廃用症候群の予防 ● 仕事や家庭内役割の見直しの提案、在宅サービスの見直し、制度活用（介護保険法、障害者総合支援法など）
医療的ケア・機器操作の負担軽減	● 報告の基準、服薬管理、医療処置・ケア、医療機器トラブル、緊急時・災害時の連絡先についての対応や指導（ケアマニュアルや連絡ノートの作成、手技の写真や留意点の室内表示、薬剤の一包化・服薬カレンダーの使用、症状・薬剤の作用・副作用の説明） ● 定期的なケア会議と日々のケアの見直し ● 在宅サービスの見直し、制度活用（医療保険による訪問看護サービス：訪問看護ステーションの数や訪問回数を増やす、在宅人工呼吸器使用特定疾患患者訪問看護研究事業）
精神的負担の軽減	● 身体介護、医療的ケア・処置・機器操作負担の軽減 ● 声かけ、傾聴 ● 患者会での家族交流（ピアサポート） ● 家族以外の介助体制の必要性を伝える
経済的負担の軽減	● 高額費用の軽減措置、自治体独自の支援金や助成、転居補助金、特別障害者手当などの活用 ● 担当窓口につなげる
社会的負担の軽減	● 多様な価値観、心地よい居場所

【複数の制度を活用し介護負担の軽減】

　例えばALS（筋萎縮性側索硬化症）では、介護保険法と障害者総合支援法による介護サービスを利用できます。

　ALSは介護保険の**16の特定疾病** →P.182 に含まれているので、40〜64歳（第2号被保険者）から介護保険が利用できます。

　障害者総合支援法の利用にあたっては、介護保険のサービスが原則として優先されます。しかし、介護保険のサービスを使い切らなくても障害者総合支援制度のサービスは利用できることもあるため[*1]、生活ニーズを行政に交渉することが必要です。

　介護保険による**身体介護**は、要介護5でも短時間・巡回サービスであり、外出支援の

サービスがありません。一方、障害者総合支援法の生活支援事業によるサービスは外出の移動支援があり、重度訪問介護サービスは、移動支援も含めた日常生活全般の介助と、日常生活に生じるさまざまな介護の事態に対応するための見守りなどの支援を含む最大24時間の介助が可能なサービスなので、医療依存度が高く重度身体障害を伴う難病患者の在宅療養には欠かせません。

ただし、介護の支給時間には地域差があり[*2]、サービスの利用に至るまでは障害の認定区分調査や審査、介護事業所探しなどで時間がかかります。そのため、進行性疾患では、病状の進行に制度が追いつかないという

現状があります。患者さんが他人の介助に慣れるまでの時間もあるため、患者さん・家族とは制度的課題も共有し、早めに介助体制を整えていくことが必要です。難病は障害者総合支援法の対象となっているので、対象となる疾患は手続きをすると、障害者手帳をもたなくても必要と認められたサービスが利用できます。

居宅介護サービス計画書は、ケアマネジャーが作成しますが、患者さん自身が作成することも可能です。患者さんのセルフプランから見えてきた生活ニーズを支援者らと共有し、家族・患者さんとともに介護サービスの必要性を行政に伝えていきましょう。

QOL向上に向けた支援の実際

QOLは「Quality of Life」の略で、日本語では「生活の質」と翻訳されます。世界保健機構（world health organization：WHO）は、以下のように定義しています（1994年）。

文化や価値観により規定され、その個人の目標、期待、基準および心配事に関連づけられた生活状況に関する個人個人の知覚であり、その人の身体的健康、心理状態、依存性レベル、社会関係、個人的信条、および周りの環境の特徴とそれらとの関係性を複雑に含んだ広い範囲の概念[2]

ここで、ALS患者である増田英明さんの体験談から、QOL向上の支援について考えてみましょう。

Part
4
在宅療養

＊1　障害福祉サービスに相当する介護保険サービスがある場合は、基本的には介護保険サービスにかかわる保険給付を優先して受けることになっている。しかし、心身の状況やサービス利用を必要とする理由は多様であることから、一律に介護保険サービスを優先するのではなく、具体的な利用意向などを把握したうえで、個々の状況に応じた支給決定がなされるよう、厚生労働省[3]より示されている。

＊2　重度訪問介護は、市町村への国庫負担の基準があり、地域によって支給時間に格差が生じる。しかし、国庫負担を超過している市町村には、地域生活支援事業の助成や障害者総合支援事業費補助金などの財政支援がある。1人ひとりの事情をふまえ、障害者・児が地域において自立した日常生活を営めるよう適切な支給量を決定するよう、厚生労働省[4]から示されている。

211

体験談

　私は61歳でALSと診断され、62歳で胃瘻を造設しました。息が苦しくなったとき、病院の医師から人工呼吸器の説明があり、「つけると寝たきりになり、介護する家族も大変です」と言われたので、人工呼吸器は装着しないと決めました。

　しかし、息苦しさは想像以上でした。体力的にも精神的にも限界になったとき、娘から「生きて孫たちの成長を見守ってほしい」と手紙をもらい、「人工呼吸器をつけて生きようよ」と家族の後押しがあり、人工呼吸器を装着しました。

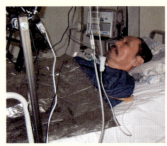
●人工呼吸器を装着し、後悔していたころ

　やっと息苦しさからは解放されましたが、寝たきりの日々だったので、人工呼吸器をつけたことを後悔していました。

　そんなある日、退院後に通うことになったデイケアの先生が、病室に挨拶に来て、「退院したら何がしたい？」と聞きました。私は「寝たきりでなく、散歩がしたいです」と答えました。退院後のリハビリは身体が固まっていたので痛かったですが、外出できる喜びのほうが大きかったです。

　看護師や理学療法士、作業療法士が車椅子に乗る方法を考えてくれて、散歩に慣れるまで付き添ってくれてはじめて私は楽しく笑えるようになりました。

　念願の散歩に行けた達成感で、気持ちが満たされ、気力も戻ってきました。少しずつ遠くに出かけられるようになると欲が出てきて、名古屋、那智、淡路島へと出かけて行きました。ジャズライブや祇園祭、結婚式にも参加できて、第二の人生がスタートしたような気分になりました。

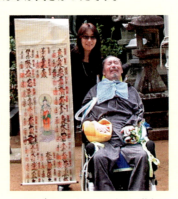
●リハビリテーションによって旅行に行けるようになったころ

　現在、ALSを発症して18年が経過しました。介護保険と障害者総合支援法の重度訪問介護サービスを利用し、24時間の介助体制（2人介助あり）で生活しています。パーソナルアシスタント（私専属の介助者）は、看護大学の学生さんが多いです。普段は、患者会や障害者団体の地域活動のほか、大学や専門学校で講義などを行っています。

※写真は増田英明さんご本人から提供いただき、ご本人とご家族の同意を得て掲載しています。

2017年には、韓国やボストンでの国際学会にも参加しましたが、家族の介護だけでは、今のような生活はできなかっただろうと思います。

もちろん、すんなりいかないこともたくさんありました。それでも前を向いていられたのは、私の思いを引き出してくれたデイケアの先生、一緒にいろんな山を乗り越えてくれた看護師さんやリハビリの先生、支え合った同じ病気の仲間たち、ALS協会や障害者団体、大学の先生や学生ヘルパーなど、いろんな人たちとの出会いがあったからです。

地域でさまざまな人たちと出会えたことで興味・関心が広がっていきました。

身体は動かないけれど、私は不自由だと感じたことはありません。みなさんと同じように四季折々の自然を感じ、楽しいこと・悲しいこと・面白いことのある、充実した日々を過ごしています。

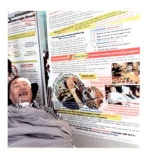
● 国際学会にも参加し、今は充実した毎日を送っている

❖「在宅生活への思い」を引き出し、生活課題に向き合うことから始まる

18年前のデイケアスタッフは、人工呼吸器を装着したALSの患者さんが車椅子で散策するイメージなどなく、外出支援の経験もなかったそうです。

外出が実現できたのは、「寝たきりではなく散歩がしたい」という増田さんの「在宅生活への思い」を引き出したデイケアの医師と、その思いを受け止め、増田さんの生活課題に向き合ったスタッフがいたからではないでしょうか。

【生活を楽しむことから、社会活動へ】

念願の散歩に行けた達成感で気持ちが満たされた増田さんは、意欲が出てきて、名古屋・那智・淡路島へと外出の距離を伸ばしていきました。

数年後には、日中の多くを過ごしていたデイケアを辞め、障害者総合支援法の重度訪問介護サービスを利用し、ヘルパーとの介助体制を構築しました。介護給付の制度的課題にも直面しましたが、障害者団体と課題を共有しながら生活主体としての意識を高め、行政とやり取りしながら地域で活動するようになりました。

地域交流を通して海外のALS患者の状況について知った増田さんは、地域の支援者らと街頭募金やクラウドファンディングをして旅費を集め、ALS国際学会で日本のALS患者さんの社会保障制度や自身の生活について報告しました。

このように「離床」は増田さんのQOLに影響しており、「外出」支援が増田さんのQOL

向上の支援となっていました。そして、さまざまな人たちとの出会い・関係性のなかで、増田さんのQOLは余暇を楽しむ外出から「社会活動」へと変化していきました。

❖ QOL向上につながる包括的な支援体制を築く

QOLの概念は人それぞれです。パソコン操作での株取引や、子どもと過ごす時間がQOLに影響する患者さんもいます。

共通していることは、患者さんが生活のなかで何を大切にしているのか、「在宅生活への思い」に寄り添うことで、必要とされる支援が見えてきて、QOL向上の支援につながっていくのではないかと思います。

神経難病の在宅療養では進行や急性増悪、合併症が生じることもあります。増田さんの在宅療養でも、肺炎による緊急入院や外出先での人工呼吸器トラブルもありました。それでも増田さんが地域活動を続けてきたのは、日々の身体ケアや緊急対応への安心感、信頼できるヘルパーの介助体制や家族との良好な関係があったからだと考えられます。

こうしたことから、前述した在宅医療体制の整備、介護負担の軽減策、地域交流など、包括的な支援体制は、神経難病の患者さんのQOL向上につながる大切な支援だといえます。

(西田美紀)

〈引用文献〉
1) 厚生労働省：障害福祉サービスについて 2重度訪問介護. 2023年更新.
https://www.mhlw.go.jp/stf/seisakunitsuite/bunya/hukushi_kaigo/shougaishahukushi/service/naiyou.html（2024.7.31.アクセス）
2) WHO-QOL. Group: Development of WHOQOL：Rational and current status. *International of Mental Health* 1994; 23: 24-56.
3) 厚生労働省：障害者総合支援法に基づく自立支援給付費と介護保険法との適用関係. 障害保険福祉関係主管課長会議資料（2023年3月）.
https://www.mhlw.go.jp/content/001076197.pdf（2024.7.31アクセス）.
4) 厚生労働省：訪問系サービスに係る適切な支援決定事務等について. 障害保健福祉関係主管課長会議資料（2023年3月）. https://www.mhlw.go.jp/content/001076197.pdf（2024.7.31アクセス）.

〈参考文献〉
1) 川村佐和子監修，中山優季編：ナーシング・アプローチ 難病看護の基礎と実践—すべての看護の原点として. 桐書房，東京，2014.
2) 川口有美子，小長谷百絵編：在宅人工呼吸器ケア実践ガイド—ALS生活支援のための技術・制度・倫理. 医歯薬出版，東京，2016.
3) 立岩真也：介助の仕事−街で暮らす／を支える. 筑摩書房，東京，2021.
4) 厚生労働省 障害福祉サービス等報酬改定検討チーム：国庫負担基準について. 2014年11月17日資料3.
https://www.mhlw.go.jp/file/05-Shingikai-12201000-Shakaiengokyokushougaihokenfukushibu-Kikakuka/12-3.pdf（2024.7.31.アクセス）
5) 厚生労働省：特別なコミュニケーション支援が必要な障害児者の入院時における支援者の付添いの受入れについて. 2022年11月9日事務連絡. https://www.mhlw.go.jp/content/001010699.pdf（2024.7.31.アクセス）

Topics　知っておきたいキーワード

災害に備えることの大切さ

神経難病と災害

　わが国では、地震、台風などの自然災害は、どこででも起こりえます。「自分だけは大丈夫」と思わず、普段から備えることが大切です。

　特に、神経難病の患者さんには、周囲にはわかりにくい運動障害をもっており、避難に援助が必要な人も多くいます。また、避難所での生活では、例えば、進行期のパーキンソン病で、オンとオフがあり「さっきまで動いていたのに急に動かない」というように、周囲の理解が得られにくいことがあります。そのため、それぞれの疾患特有の対策が必要となります。

　さらに、筋萎縮性側索硬化症（ALS）の患者さんのように、在宅で人工呼吸器を装着して生活している場合は、災害の発生時にも医療を継続しなければならず、家にとどまる場合でも避難をする場合でも、多くの人の助けが必要となることがあります。

　事前に災害への備え・計画を立てておかなければ、いざというときに避難すらできないのです。

災害に備えて必要な考え方

　発災時の被害を軽減するためには、**自助・共助・公助**が不可欠です（**図1**）。これ

図1　自助・共助・公助

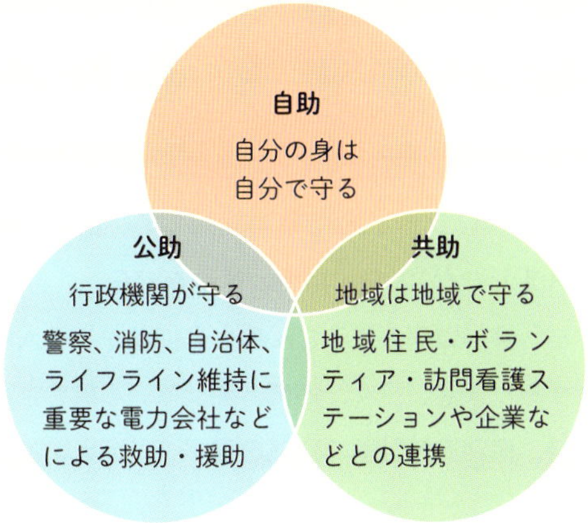

自助
自分の身は
自分で守る

公助
行政機関が守る
警察、消防、自治体、ライフライン維持に重要な電力会社などによる救助・援助

共助
地域は地域で守る
地域住民・ボランティア・訪問看護ステーションや企業などとの連携

らのうちどれか1つに重きを置くのではなく、バランスのとれた連携が必要となります。

　神経難病の患者さんは、災害が起こる前からさまざまな機関と情報を共有しておくことが、防災・減災の観点からも重要です。

災害時避難行動要支援者名簿、個別避難計画

　「**災害対策基本法**」は、伊勢湾台風の経験を受けて1961年に制定されました。その後、大きな災害があるたびに重要な改訂が繰り返されました。

　東日本大震災後の2013年には、災害発生時、避難行動に支援が必要になる可能性のある人、すなわち「**災害時避難行動要支援者**」の名簿作成が義務づけられました。また2021年には避難行動要支援者の個別避難計画の作成が市町村の努力義務とされました。

都道府県別在宅人工呼吸器装着者調査

　神経難病の患者さんには、在宅で人工呼吸器を装着している人が多く、災害時に電気などのライフラインが途絶すると、すぐに生命の危機に陥ります。また、避難時は多くの人手が必要となります。

　在宅で人工呼吸器を装着している患者さんは、どれくらいいるのでしょうか。

　厚生労働行政推進調査事業の研究班（現：難病患者の総合的地域支援体制に関する研究班）が人工呼吸器取扱企業と協働した「都道府県別在宅人工呼吸器装着者調査」では、2022年3月31日時点で、在宅気管切開人工呼吸器（TIV）装着者は、7,773名でした。

　また、停電などにより人工呼吸器の内部バッテリーの充電がなくなると、外部バッテリーが必要となりますが、外部バッテリー装備率は、平均87.6%でした（**図2**）。

　一方、2016年に行った訪問看護ステーションへの調査では、在宅TIV装着者の約60%が神経筋疾患でした。

　図3に、2013年〜2022年までの在宅TIV装着者数と外部バッテリー装備率の推移を示します。患者数は2013年に比べて約1.5倍に増加しています。外部バッテリー装備率は85%程度まで増えましたが100%には至っていません。

　このようなことから、神経難病の患者さんのケアにかかわる人は、普段から災害対策に関心をもつ必要があります。日々、病気と闘っている患者さん・家族に対して、災害対策の啓発を行い、個別避難計画の作成を促すことが大切です。

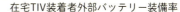

| 図2 | 在宅人工呼吸器装着者の都道府県別全国調査2022（2022年3月31日時点） |

在宅TIV装着者数

総数　7,773名
最大　926名（東京都）
最小　28名（鳥取県）
平均値　165.4名
中央値　86名

在宅TIV装着者外部バッテリー装備率

最大　98.7%（茨城県）
最小　41.2%（島根県）
平均値　87.6%
中央値　91.4%

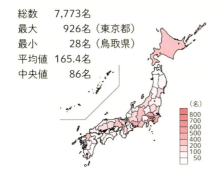
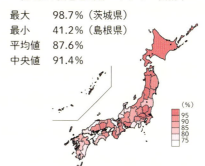

| 図3 | 在宅TIV装着者数および外部バッテリー装備率の推移（2013～2022） |

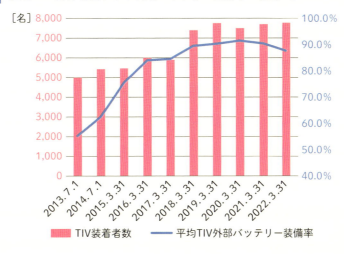

　災害対策としては、他にもまだ行動すべきことはありますが、本稿が災害対策を考えるきっかけになれば幸いです。

（宮地隆史）

〈参考文献〉
1) 宮地隆史：難病医療従事者も知っておくべき災害対策基本法等の一部改正．難病と在宅ケア 2022；28：10-13.
2) 厚生労働省：難病患者の支援体制に関する研究班ホームページ．
　 https://plaza.umin.ac.jp/nanbyo-kenkyu/（2024.7.31.アクセス）
3) 檜垣綾，和田千鶴，溝口功，他：在宅人工呼吸器患者の災害時の備え－訪問看護ステーションへのアンケート調査から見えてきたもの．日難病医療ネットワーク会誌 2020；6：30-35.

Part 4　「難病と生きる」をともにつくる：療養の場の理解

施設療養

施設療養の選択肢の概要

　超高齢多死社会を迎え、病院の機能分化や在院日数の短縮などにより、療養の場は病院から在宅へと変化してきました。さらに家族形態の変化や高齢化の進行により、高齢者の住まいは多様化しています。（図1、図2）

　神経難病は治療法が確立されておらず、長期にわたり療養を必要とします。進行していく過程でさまざまな決定を繰り返していくなかで、**療養場所の決定**は、本人や家族にとっても大きなものとなります。

　医療処置や介護量の増加により、在宅での訪問や通所によるサービスだけでは自宅での生活が困難になるため、療養場所を考える必要があります。

　「治療の場」としてではなく「**療養の場**」「**生活の場**」として、施設も選択肢の1つと

図1　世帯主年齢65歳以上の単独世帯・夫婦のみ世帯の世帯数の推移

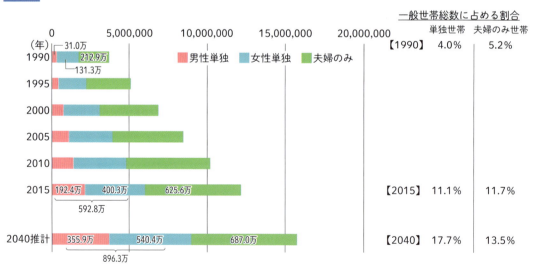

資料：1990年から2015年までは総務省統計局「国勢調査」、2040年については国立社会保障・人口問題研究所「日本の世帯数の将来推計（平成30年推計）」
（注）　1990年は「世帯の家族累計」旧分類区分に基づき集計。

厚生労働省：令和2年版厚生労働白書－令和時代の社会保障と働き方を考える．2020：75．より引用．
https://www.mhlw.go.jp/content/000735866.pdf（2024.7.31.アクセス）

なります。療養場所の選択は、本人や家族のQOLに大きくかかわってくることから、それぞれの特性をふまえて決定することが必要です（**表1** → P.220）。

施設にもさまざまな形態があり、看護師の配置や医療処置内容により入居の是非が変わってきます。

ここでは、施設療養の1つの例として、パーキンソン病専門ハウス（PDハウス）について解説していきます。

図2　高齢者向け住まい・施設の定員数

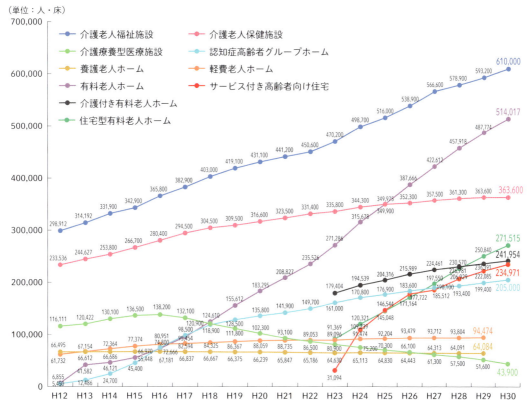

※1：介護保険3施設及び認知症高齢者グループホームは、「介護サービス施設・事業所調査（10/1時点）【H12・H13】」、「介護給付費等実態調査（10月審査分）【H14〜H29】」及び「介護給付費等実態統計（10月審査分）【H30〜】」による。
※2：介護老人福祉施設は、介護福祉施設サービスと地域密着型介護老人福祉施設入所者生活介護を合算したもの。
※3：認知症高齢者グループホームは、H12〜H16は痴呆対応型共同生活介護、H17〜は認知症対応型共同生活介護により表示。（短期利用を除く）
※4：養護老人ホーム・軽費老人ホームは、「社会福祉施設等調査（10/1時点）」による。ただし、H21〜H23は調査票の回収率から算出した推計値であり、H24〜H29は基本票の数値。（利用者数ではなく定員数）
※5：有料老人ホームは、厚生労働省老健局の調査結果による。（利用者数ではなく定員数）
※6：サービス付き高齢者向け住宅は、「サービス付き高齢者向け住宅情報提供システム（9/30時点）」による。（利用者数ではなく登録戸数）

厚生労働省：第143回社会保障審議会介護給付費分科会参考資料2　介護老人福祉施設．：7．https://www.mhlw.go.jp/file/05-Shingikai-12601000-Seisakutoukatsukan-Sanjikanshitsu_Shakaihoshoutantou/0000171809.pdf（2024.7.31）アクセス．より引用

ワンポイント

神経難病患者さんに対応できる施設として、PDハウスの他、ホスピス型住宅（住宅型有料老人ホーム、サービス付き高齢者向け住宅）、看多機（看護小規模多機能型居宅介護）、ナーシングホーム（有料老人ホーム）などもあります。

表1　高齢者施設の種類

施設の種類	概要
特別養護老人ホーム （介護老人福祉施設）	● 原則要介護3以上で、住宅での生活が困難である人が対象 ● 常時介護を受けることに重点を置いているサービス
介護老人保健施設	● 原則要介護1以上で、自宅で医療的な管理を行えない状態で入院は不要な人が対象 ● 入所期間は原則3か月 ● 病気やケガの療養後にリハビリテーションを行い在宅復帰をめざすサービス
介護医療院（旧・介護療養型 医療施設）	● 要介護者で主として長期にわたり療養が必要である人が対象 ● 医療依存度の高い人への看護・介護を行う
サービス付き高齢者向け住宅	● 60歳以上か、要介護／要支援認定を受けている60歳未満の単身・夫婦世帯が対象
有料老人ホーム	● 高齢者のための住宅
養護老人ホーム	● 65歳以上で、環境上・経済的理由により居宅での生活が困難な人が対象
軽費老人ホーム	● 60歳以上で身体機能の低下などの事情により自立して生活することに不安があり、家族などの援助を受けることが難しい人（身のまわりのことは自分でできる人）が対象
認知症高齢者グループホーム	● 要介護／要支援認定者で認知症である人が対象

厚生労働省：第100回社会保障審議会介護給付費分科会資料4－2施設・居住系サービスについて．2014．を参考に作成
https://www.mhlw.go.jp/file/05-Shingikai-12601000-Seisakutoukatsukan-Sanjikanshitsu_
Shakaihoshoutantou/0000044903.pdf(2024.7.31.アクセス)

施設の受け入れの実際（PDハウスでの例）

施設（PDハウス）の特徴

　神経難病の1つであるパーキンソン病（PD）は、進行に伴いさまざまな症状が出現し、介護者の対応も難しくなってきます。施設への入居を希望しても、疾患の特性をふまえたケアが難しく、入居を断られることもあります。

　PDハウスは、パーキンソン病専門有料老人ホームとして、パーキンソン病とパーキンソン病関連疾患の患者さんを受け入れています。症状が進行しても安心して過ごすことができる自宅以外の住まいとして、全国に20箇所展開しています。

　柏原[3]は、パーキンソン病の重症化を防ぐ3本柱として、❶薬物療法、❷リハビリテーション、❸環境整備を挙げ、薬を使い病状をコントロールしながら、リハビリテーションで運動機能などの低下を防ぎ、安全に過ごせる環境を整えることが対応の基本であると述べています。

　PDハウスでは、看護師・リハビリテーション職員・介護士が常駐し、かかわるすべての職種が、それぞれの専門性を活かしながら3本柱の強化にかかわり、患者さんの「その人らしく生きる」を支えるという思いで日々はたらいています。

❖ 患者さん・家族の思いの確認

入居前や入居時の面談では、必ず患者さん本人と家族の思いを確認します。

患者さんは、「好きなことをして過ごしたい」「少しでも動けるようになりたい」という希望のある人も、「特にない」「何もしたくない」という人もいます。後者は、肺炎や転倒などで入院し、そのまま入居に至った場合に多く、「入院前の生活に戻りたい」「入院前の生活に戻りたかったが難しいためPDハウスを紹介され、まだ納得できていない」という場合や、あきらめ・不安などの心理的背景が伺えます。

一方、家族からは「リハビリをしてほしい」「専門家のいる施設で安心して過ごしてほしい」という声が多く聞かれます。

そして、両者に共通して多く聞かれることは、「この病気のことをわかってほしい」という思いです（図3）。専門施設であるからこそ、疾患への理解と、「病気のことを理解しているスタッフにみてほしい」ということが求められます。

同時に、患者さんが自宅に近い環境で、心身ともに安心できる「生活」を支えるプロフェッショナルとしての視点も求められます。

図3 患者さん・家族の希望の例

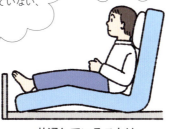

患者さんの希望
「好きなことをしたい」
「リハビリをして少しでも動けるようになりたい」
「特にない」
「何もしたくない」
→入所への不安、納得ができていない、あきらめ

家族の希望
「リハビリをしてほしい」
「専門家のいる施設で安心して過ごしてほしい」

共通していることは「病気のことをわかってほしい」

施設療養を支える看護の特徴

「療養の場」と「生活の場」の両方の機能をもつ施設での看護で大切にしたい視点として、①医療と介護、治療と生活をつなぐ視点、②多職種協働の2つを挙げます。

❖ 医療と介護、治療と生活をつなぐ視点

病状の進行や変化がみられたときに、医療機関にすみやかにつなげる体制は必須です。

そのため、看護師には、疾患や症状の理解と、フィジカルアセスメントの力を常に向上させていくことが求められます。

同時に、施設は生活の場であるため、その人の住まいでの看護を提供する、在宅ケアの視点も重要です。疾患とともに生きる・生活をすることを支えるために、<u>医療と介護を双方向につなぐ、切れ目のない架け橋となること</u>が求められます（図4）。

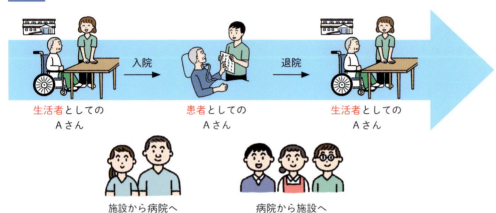

図4 医療と介護　生活をつなぐイメージ

❖ 多職種協働

神経難病は根治が難しく、病状の進行に伴い、<u>さまざまな「決定」を繰り返す必要があ</u>ります（図5）。そのため、今後の生活を見越した意思決定の支援が重要であり、多職種でのアプローチは欠かせません。

施設の強みの1つは、さまざまな職種が常駐しており、連携がとりやすいことです。患者さんにとっての最善を考え、それぞれの職種が専門性を活かしながらかかわっていきます。また、施設内のみではなく施設外（病院やケアマネジャー、その他、かかわるすべての人）との連携も大切になります。

患者さんのもつ苦悩とともに、希望や願い、大切にしてきたことを共有し、その人らしく生きることを支え続ける視点が必要です。

職員への教育・相談体制が重要

患者さんや家族が笑顔で過ごすためには、本人・家族のみでなく、支援者であるスタッフも笑顔で過ごす必要があります。そのためには、生活そのものや、「生きる」ことを支

図5 パーキンソン病の経過と「決定」（再掲）

進行に伴い、さまざまな「決定」を繰り返す

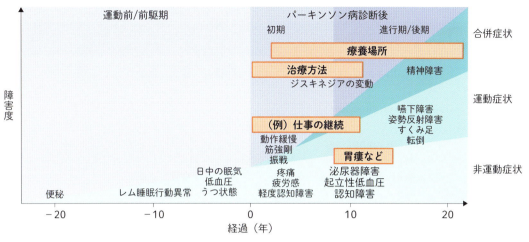

Kalia LV, Lang AE. Parkinson's disease. *Lancet* 2015; 386(9996): 869-912.

える専門職への支援が必要です。職種を問わず、すべての職員への継続的な教育・相談体制が必要となります。

PDハウスでは、**生活を支えること＝生きるを支えること**であると考えます。そのため、住まいとしての自由を提供すると同時に、患者さんと家族に身体的・精神的な安全・安心を提供していくことを大切にしています。

神経難病の患者さんにとっての「療養の場」で働く職員に求められているのは、疾患理解を前提に、「生活の場」で働く職員として在宅ケアの担い手であることを理解し、疾患とともに生きる「**等身大のその人に向き合う**」ことであり、そのために必要な視点を育てていくことが重要であると考えます（図6）。

難病とともに生きる人が、その人らしく生

図6 専門施設で働くということ

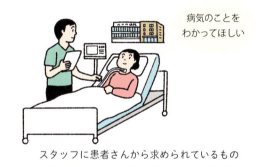

スタッフに患者さんから求められているもの

等身大のその人に向き合う
そのために必要な専門職としての視点を育てる

きていくことを支え続けるとともに、苦悩だけでなく、希望も一緒に感じることのできる施設が増えていくことを願っています。

（俵谷美沙）

〈参考文献〉
1) 厚生労働省：令和2年版厚生労働白書－令和時代の社会保障と働き方を考える－．2020. https://www.mhlw.go.jp/content/000735866.pdf（2024.7.31.アクセス）．
2) 厚生労働省：第143回社会保障審議会介護給付費分科会参考資料2.2017：6. https://www.mhlw.go.jp/stf/shingi2/0000171816.html（2024.7.31アクセス）．
3) 厚生労働省：第100回社会保障審議会介護給付費分科会資料4－2施設・居住系サービスについて．2014. https://www.mhlw.go.jp/stf/shingi/0000044891.html（2024.7.31アクセス）．
4) 柏原健一監修：パーキンソン病のことがよくわかる本．講談社，東京，2015：36.
5) Kalia LV, Lang AE. Parkinson's disease. *Lancet* 2015; 386(9996): 869-912.

本書に出てくる略語

A		
AAC	augmentative and alternative communication	拡大・代替コミュニケーション
AChR	acetylcholine receptor	アセチルコリンレセプター
ACP	advance care planning	アドバンスケアプランニング
ADL	activities of daily living	日常生活動作
ALS	amyotrophic lateral sclerosis	筋萎縮性側索硬化症
ALSFRS-R	amyotrophic lateral sclerosis functional rating scale-revised	改訂ALS機能評価尺度
ALS-PCS	ALS palliative care scale	ALS緩和ケアスケール
ARS	aminoacyl-tRNA synthetase	アミノアシルtRNA合成酵素

B		
BPSD	behavioral and psychological symptoms of dementia	行動・心理症状

C		
CBD	corticobasal degeneration	大脳基底核変性症
CBS	corticobasal syndrome	大脳皮質基底核症候群
CIDP	chronic inflammatory demyelinating polyradiculoneuropathy	慢性炎症性脱髄性多発根ニューロパチー
CK	creatine kinase	クレアチンキナーゼ
CPF	cough peak flow	最大呼気流量
COMT	catechol O-methyltransferase	カテコール-O-メチル基転移酵素
CT	computed tomography	コンピュータ断層撮影

D		
DA	dopamine	ドパミン

DM	dermatomyositis	皮膚筋炎
DM1	Myotonic Dystrophy Type 1	筋強直性ジストロフィー1型
DMD	Duchenne muscular dystrophy	デュシェンヌ型筋ジストロフィー
F		
FVC	forced vital capacity	努力肺活量
L		
LIC	lung insufflation capacity	一方向弁付最大強制吸気量
M		
MAC	mechanically assisted coughing	器械的咳介助
MG	myasthenia gravis	重症筋無力症
MS	multiple sclerosis	多発性硬化症
MSA	multiple system atrophy	多系統萎縮症
MSA-C	multiple system atrophy, cerebellar type	多系統萎縮症（小脳性運動失調が主体であるもの）
MSA-P	multiple system atrophy, parkinsonian type	多系統萎縮症（パーキンソニズムが主体であるもの）
MCI	mild cognitive impairment	軽度認知障害
MIC	maximum insufflation capacity	最大強制吸気量
MI-E	mechanical insuation-exsuation	排痰補助装置
MRI	magnetic resonance imaging	磁気共鳴画像
MSW	medical social worker	社会福祉士
MuSK	muscle-specific receptor tyrosine kinase	筋特異的受容体型チロシンキナーゼ

N

NA	noradrenaline	ノルアドレナリン
NIV	noninvasive ventilation	非侵襲的換気療法
NMO	neuromyelitis optica	視神経脊髄炎
NMOSD	NMO spectrum disorder	NMOスペクトラム

O

OT	occupational therapist	作業療法士

P

PCT	palliative care team	緩和ケアチーム
PD	Parkinson's disease	パーキンソン病
PLS	primary lateral sclerosis	原発性側索硬化症
PM	polymyiositis	多発性筋炎
PP	periodic paralysis	周期性四肢麻痺
PPMS	primary progressive MS	一次性進行型多発性硬化症
PSP	progressive supranuclear palsy	進行性核上性麻痺
RST	respiratory care support team	呼吸ケアサポートチーム

Q

QOL	quality of life	生活の質

R

RBD	REM sleep behavior disorder	レム睡眠行動障害
ROM	range of motion	関節可動域
RRMS	relapsing-remitting MS	再発寛解型多発性硬化症

S

SBMA	spinal and bulbar muscular atrophy	球脊髄性筋萎縮症
SCA	spinocerebellar ataxia	脊髄小脳失調症
SCD	spinocerebellar degeneration	脊髄小脳変性症
SMA	spinal muscular atrophy	脊髄性筋萎縮症
SMON	subacute myelo-optico neuropathy	スモン
SPECT	single photon emission computed tomography	単一光子放射断層撮影（スペクト）
SPMS	secondary progressive MS	二次性進行型多発性硬化症

T

TIV	tracheostomy invasive ventilation	気管切開人工呼吸療法

索引

和文

あ

アパシー・・・・・・・・・・3,102
アルツハイマー型認知症・・・・・・6
安静時振戦・・・・・・・・・・・・4,37

い

息切れ・・・・・・・・・・・・・55,156
移行期・・・・・・・・・・・・・・・134
維持・安定期・・・・・・・・・・・・144
意識消失・・・・・・・・・・・・・・69
意思決定支援・・・90,105,135,164
意思伝達手段・・・・・・・・・・・・95
遺族の悲嘆に対するケア・・・186
一次性進行型多発性硬化症
　（PPMS）・・・・・・・・・・・・14
一時入院事業・・・・・・・・181,200
一方向弁付最大強制吸気量訓練
　・・・・・・・・・・・・・・・・・60
遺伝カウンセリング・・・・・20,190
遺伝学的検査・・・・・・・・・・19,27
遺伝性筋疾患・・・・・・・・・・・27
遺伝性疾患・・・・・・・・・・・・166
遺伝性周期性四肢麻痺・・・・・・30
遺伝性神経難病・・・・・・・・・・20
イネビリズマブ・・・・・・・・・・16
易疲労性・・・・・・・・・・・・・・11
イライラ感・・・・・・・・・・・・159
医療処置の導入・・・・・・・・・112
医療ソーシャルワーカー
　（MSW）・・・・・・・・・・・・121
医療的ケア児及びその家族に
　対する支援に関する法律・185
医療用SNS・・・・・・・・・・・・149
医療用麻薬・・・・・・・・・・82,156
胃瘻・・・・・・・9,56,87,127,144
　───造設・・・・・・・・・・106
インターフェロンβ・・・・・・・・14

う

咽頭のクリアランス・・・・・・・90
咽頭浮腫・・・・・・・・・・・・・・67
インフォーマルな支援・・・・・・209

ウートフ現象・・・・・・・・・・・72
ウェアリングオフ・・・・・・・・38
うつ・・・・・・・・・・・・3,13,102
うつ熱・・・・・・・・・・・・・・71
運動失調・・・・・・・・・・・・・43
運動障害・・31,36,46,74,104,127
運動症状・・・・・・・・・・・・・4
運動麻痺・・・・・・・・・・・43,46

え

栄養補助食品・・・・・・・・・77,87
エクソン53スキッピング薬・・32
エクリズマブ・・・・・・・・・・12
エダラボン・・・・・・・・・・・10
嚥下訓練・・・・・・・・・・・・127
嚥下障害・・・・・・・・・8,26,156
嚥下性無呼吸・・・・・・・・・・90

お

横隔膜麻痺・・・・・・・・・・・・33
斧様顔貌・・・・・・・・・・・・・33
オファツムマブ・・・・・・・・・14
思いの伝わりにくさ・・・・・・・159
オン-オフ・・・・・・・・38,51,127

か

介護支援専門員・・・・・・・・・182
介護負担・・・・・・・・・・・・・209
介護保険・・・・・・・・・・・・・xii
　───サービス・・・・・・・・182
外傷・・・・・・・・・・・40,44,121
改訂ALS機能評価尺度
　（ALSFRS-R）・・・・・・・・・95

家屋調査・・・・・・・・・・・・・138
核酸標的療法・・・・・・・・・・32
拡大・代替コミュニケーション
　（AAC）・・・・・・・・・・・・93
家族関係・・・・・・・・・・・・・166
家族支援・・・・・・・・・125,165
家族の発達的課題・・・・・・・209
家族の疲労・・・・・・・・・・・151
肩呼吸・・・・・・・・・・・・・・156
寡動・・・・・・・・・・・・・・・39
ガランタミン・・・・・・・・・・8
カリウム製剤・・・・・・・・・・30
感覚過敏・・・・・・・・・・・・・44
感覚障害・・・・・・・・・・・13,44
感覚鈍麻・・・・・・・・・・・・・47
感覚麻痺・・・・・・・・・・・・・74
眼球運動障害・・・・・・・・・・11
環境調整・・・・・・・・42,121,156
眼瞼下垂・・・・・・・・・・・・・11
患者会・・・・・・・・125,163,206
関節拘縮・・・・・・・・・・・31,157
完全側臥位・・・・・・・・・・・157
完全閉じ込め状態（TLS）・・・94
顔面筋力低下・・・・・・・・・・11
緩和ケア・・・・・・・・・・66,156

き

記憶障害・・・・・・・・・・・・・102
器械的咳介助（MAC）・・・・・・9
気管切開・・・・・・・62,106,144
　───人工呼吸療法（TIV）
　・・・・・・・・・・・・・8,34,59
起座呼吸・・・・・・・・・・・・・156
企図振戦・・・・・・・・・・・・・128
機能性便秘・・・・・・・・・・・77
気分の落ち込み・・・・・・・・・123
吸引・・・・・・・・・・・・・・・63
嗅覚障害・・・・・・・・・・・・3,48
球症状・・・・・・・・・・・・・・11
丘疹・・・・・・・・・・・・・・・29
急性呼吸不全・・・・・・・・・・62

急速進行性間質性肺炎 ······· 29
球麻痺 ······················· 8,59,157
胸郭捻転運動 ··················· 65
強制笑い ······················ 103
協働意思決定 ·················· 116
ギラン・バレー症候群 ···· 44,68
起立性低血圧 ······· 69,105,128
筋萎縮性側索硬化症（ALS）
······· 8,42,54,74,87,103,153
筋逸脱酵素 ····················· 29
筋炎関連抗体 ··················· 27
筋炎特異的自己抗体 ··········· 29
筋外症状 ······················· 33
筋強剛 ························· 37
筋強直 ························· 33
筋強直性ジストロフィー1型
（DM1） ···················· 33
筋けいれん ···················· 157
筋固縮 ····················· 37,79
筋ジストロフィー ············· 54
筋疾患 ························· 25
筋病理検査 ····················· 27
筋力低下 ·················· 13,26,42

く

口文字 ························· 96
苦痛緩和 ······················ 113
首下がり ······················· 37
グラチラマー ··················· 14
クリーゼ ························· 11
グリーフケア ············· 113,186
クレアチンキナーゼ（CK）··· 27

け

経管栄養法 ···················· 112
経鼻胃管 ······················· 9,87
血圧変動 ······················· 71
血液浄化療法 ··················· 14
血漿浄化療法 ··················· 18
下痢 ·························· 77
倦怠感 ························· 158
原発性アルドステロン症 ····· 30
腱反射消失 ····················· 17

こ

語彙の低下 ···················· 102
抗 ARS 抗体症候群 ··········· 29
降圧薬 ························· 69
構音障害 ··········· 8,46,94,103
口渇 ·························· 158
抗菌薬 ························· 77
抗コリン薬 ····················· 88
拘縮 ······················· 42,49
甲状腺機能亢進症 ············· 30
叩打性筋強直 ··················· 33
抗てんかん薬 ··················· 48
後天性脱髄性末梢神経障害··· 16
行動・人格の変化 ············· 103
行動異常 ······················ 103
行動制限 ······················ 104
高度徐脈 ······················· 34
高度房室ブロック ············· 33
高二酸化炭素血症 ···· 33,55,66
抗パーキンソン病薬 ··········· 78
紅斑 ·························· 29
抗不安薬 ··················· 46,156
誤嚥 ·························· 86
――性肺炎 ·········· 66,77,156
小刻み歩行 ····················· 79
呼吸器感染症 ··················· 54
呼吸筋麻痺 ················· 33,74
呼吸困難 ·············· 8,90,156
呼吸障害 ···· 8,26,54,78,90,105
呼吸不全 ·················· 54,156
腰曲がり ······················· 37
骨格筋萎縮 ····················· 33
骨格筋症状 ····················· 28
骨格変形 ······················· 31
骨折 ·························· 40
ゴットロン丘疹 ················· 28
古典的 CIDP ··················· 17
コミュニケーション機能障害
························· 93,127

さ

災害 ················ 111,152,215
――対策基本法 ··········· 216
最大強制吸気量訓練 ·········· 60

最大呼気流量（CPF）········· 59
在宅医療・介護
連携推進事業 ··········· 188
在宅人工呼吸器使用患者支援事
業 ························· 181
在宅難病患者一時入院事業· 181
在宅看取り ··············· 112,186
在宅リハビリテーション ··· 121
在宅療養 ················· 120,205
――支援計画策定・
評価事業 ··········· 181
在宅レスパイト事業 ···· 151,181
再発寛解型多発性硬化症
（RRMS）·················· 14
サイボーグ治療 ················· 10
サトラリズマブ ················· 16
産業保健総合支援センター
························· 163
酸素療法 ·················· 66,156

し

シェアードデシジョンメイキング
························· 116
支援体制の構築 ···· 110,138,149
弛緩性四肢麻痺発作 ··········· 30
子宮筋腫 ······················· 33
視空間認知障害 ··············· 102
思考の緩徐 ···················· 102
自己抗体陽性 MG ············· 11
自己服薬管理 ···················· 5
自己免疫疾患 ··················· 15
四肢筋力低下 ·············· 16,157
自助具 ················· 42,47,130
視神経脊髄炎（NMO）······· 15
視神経脊髄炎 ··················· 44
ジスキネジア ·············· 41,88
ジストロフィン症 ············· 31
姿勢異常 ······················· 37
姿勢保持障害 ················· 4,39
施設療養 ······················ 218
自宅の環境調整 ··············· 125
舌の萎縮 ······················· 87
舌の運動障害 ··················· 87
失禁関連皮膚障害 ············· 80

229

失行 ‥‥‥‥‥‥‥‥‥‥‥ 103
失調 ‥‥‥‥‥‥‥‥‥‥‥ 13
指定難病 ‥‥‥‥‥‥‥‥‥‥ ix
しびれ ‥‥‥‥‥‥‥‥‥‥‥ 46
シポニモド ‥‥‥‥‥‥‥‥‥ 14
社会参加 ‥‥‥‥‥‥‥ 112,208
社会資源 ‥‥‥‥‥‥‥ 118,125
社会的苦痛 ‥‥‥‥‥‥‥‥ 154
社会的支援 ‥‥‥‥‥‥ 125,170
社会保障制度 ‥‥‥‥‥‥‥ 205
重症筋無力症（MG）‥‥‥‥ 11
重症難病患者入院施設確保事業
‥‥‥‥‥‥‥‥‥‥‥‥‥ 194
住宅改修 ‥‥‥‥‥‥‥‥‥ 185
重度障害者用意思伝達装置‥ 98
重度訪問介護サービス ‥‥‥ 208
終末期 ‥‥‥‥‥‥‥‥‥‥ 153
就労支援 ‥‥‥‥‥‥‥‥‥ 161
障害者施設等一般病棟 ‥‥‥ 195
障害者総合支援法
‥‥‥‥‥‥‥‥ xii,98,183,208
障害福祉サービス ‥‥‥‥‥ 183
‥‥‥‥‥‥‥‥‥‥機関 ‥ 161
消化管運動障害 ‥‥‥‥‥‥ 31
小字症 ‥‥‥‥‥‥‥‥‥‥ 39
症状コントロール ‥‥‥‥‥ 113
衝動性 ‥‥‥‥‥‥‥‥‥‥ 102
小児筋ジストロフィー ‥‥‥ 31
情報共有 ‥‥‥‥‥‥‥‥‥ 206
情報提供 ‥‥‥‥‥‥‥‥‥ 110
食後低血圧 ‥‥‥‥‥‥‥‥ 128
食事形態 ‥‥‥‥‥‥‥ 88,127
食事性低血圧 ‥‥‥‥‥‥‥ 70
褥瘡 ‥‥‥‥‥‥‥‥‥‥‥ 38
食欲不振 ‥‥‥‥‥‥ 28,78,123
徐脈 ‥‥‥‥‥‥‥‥‥‥ 33,71
自律神経障害‥‥‥ 68,74,105,128
視力障害 ‥‥‥‥‥‥‥‥‥ 46
心筋炎 ‥‥‥‥‥‥‥‥‥‥ 29
針筋電図 ‥‥‥‥‥‥‥‥‥ 26
心筋保護療法 ‥‥‥‥‥‥‥ 31
神経因性膀胱 ‥‥‥‥‥‥‥ 71
神経筋接合部疾患 ‥‥‥‥‥ 28
神経難病看護 ‥‥‥‥‥‥‥ viii
神経変性疾患 ‥‥‥‥‥‥‥ 2

神経免疫疾患 ‥‥‥‥‥‥‥ 11
進行期 ‥‥‥‥‥‥‥‥‥‥ 126
人工呼吸器
‥‥‥‥ 62,94,103,112,153,164
人工呼吸療法 ‥‥‥‥‥‥‥ 31
進行性核上性麻痺 ‥‥‥‥‥ 102
深呼吸訓練 ‥‥‥‥‥‥‥‥ 60
新生児マススクリーニング‥ 21
振戦 ‥‥‥‥‥‥‥‥‥‥‥ 37
心臓障害 ‥‥‥‥‥‥‥‥‥ 26
心伝導障害 ‥‥‥‥‥‥‥‥ 33
心肺機能低下 ‥‥‥‥‥‥‥ 31
心不全 ‥‥‥‥‥‥‥‥‥‥ 29
心理的側面への支援 ‥‥‥ 131

す

随意運動機能障害 ‥‥‥‥‥ 93
遂行機能障害 ‥‥‥‥‥‥‥ 103
推定意思 ‥‥‥‥‥‥‥ 134,165
睡眠薬 ‥‥‥‥‥‥‥‥ 46,105
すくみ足 ‥‥‥‥‥‥‥‥‥ 40
頭痛 ‥‥‥‥‥‥‥‥‥‥‥ 8
ステロイド ‥‥‥‥‥‥‥‥ 12
‥‥‥‥‥‥‥‥パルス療法 ‥‥ 16
スピリチュアルペイン ‥‥‥ 159

せ

生活課題 ‥‥‥‥‥‥‥‥‥ 205
生活障害 ‥‥‥‥‥‥‥‥‥ ix
成人移行支援 ‥‥‥‥‥‥‥ 116
精神障害 ‥‥‥‥‥‥‥‥‥ 46
精神的支援 ‥‥‥‥ 39,110,167
声帯開大不全 ‥‥‥‥‥‥‥ 59
成年後見制度 ‥‥‥‥‥‥‥ 116
生命に影響する選択 ‥‥‥‥ 131
生命予後 ‥‥‥‥‥‥‥‥‥ 153
脊髄炎 ‥‥‥‥‥‥‥‥‥‥ 15
脊髄小脳変性症（SCD）‥‥74,128
脊柱側彎 ‥‥‥‥‥‥‥‥‥ 31
舌根沈下 ‥‥‥‥‥‥‥‥‥ 67
摂食嚥下障害 ‥‥‥‥‥ 86,127
切迫性尿失禁 ‥‥‥‥‥‥‥ 78
舌肥厚 ‥‥‥‥‥‥‥‥‥‥ 67

全身倦怠感 ‥‥‥‥‥‥‥‥ 28
全身症状 ‥‥‥‥‥‥‥‥‥ 28
全人的苦痛 ‥‥‥‥‥‥‥‥ 154
尖足 ‥‥‥‥‥‥‥‥‥‥‥ 49
先天性筋無力症候群 ‥‥‥‥ 28
前頭側頭型認知症 ‥‥‥‥‥ 102
全般性注意障害 ‥‥‥‥‥‥ 102
せん妄 ‥‥‥‥‥‥‥‥‥‥ 104
前立腺肥大 ‥‥‥‥‥‥‥‥ 78

そ

側彎 ‥‥‥‥‥‥‥‥‥‥‥ 37

た

体位調整 ‥‥‥‥‥‥‥ 42,156
体位ドレナージ ‥‥‥‥‥‥ 67
体位変換 ‥‥‥‥‥‥‥‥‥ 38
退院支援 ‥‥‥‥‥‥‥‥‥ 136
‥‥‥‥‥‥カンファレンス ‥ 138
退院指導 ‥‥‥‥‥‥‥‥‥ 140
退院調整 ‥‥‥‥‥‥‥‥‥ 112
‥‥‥‥‥‥‥‥‥‥看護師 ‥ 123
退院前カンファレンス
‥‥‥‥‥‥‥‥‥‥‥ 140,206
退院前訪問 ‥‥‥‥‥‥‥‥ 138
体重減少 ‥‥‥‥‥ 28,41,57,87
体性痛 ‥‥‥‥‥‥‥‥‥‥ 157
体動困難 ‥‥‥‥‥‥‥ 46,157
耐糖能異常 ‥‥‥‥‥‥‥‥ 33
大脳皮質基底核変性症（CBD）
‥‥‥‥‥‥‥‥‥‥‥‥‥ 103
多系統萎縮症（MSA）‥‥ 59,68,74
多系統萎縮症 ‥‥‥‥‥ 103,154
多職種協働 ‥‥‥‥‥‥‥‥ 222
多職種連携 ‥‥‥ xiii,98,121,208
立ちくらみ ‥‥‥‥‥‥‥‥ 69
立ち直り反射 ‥‥‥‥‥‥‥ 40
脱水 ‥‥‥‥‥‥‥‥‥‥ 69,86
脱抑制 ‥‥‥‥‥‥‥‥‥‥ 103
他動訓練 ‥‥‥‥‥‥‥‥‥ 42
多発性筋炎（PM）‥‥‥‥‥ 28
多発性硬化症（MS）13,43,44,68
単一遺伝性疾患 ‥‥‥‥‥‥ 19

短期入院・短期入所	200
断綴性言語	128
痰のからみ	156

ち

地域医療連携	118
――――室	198
地域ケアシステム	viii
地域支援体制	208
地域包括ケアシステム	188
地域包括支援センター	123
地域保健法	181
地区担当保健師	123
蓄尿症状	77
窒息	59,86
知的障害	118
中耳炎	94
長期入院	194
聴力障害	94
治療と仕事の両立支援ナビ	161
鎮痛薬	46

つ

| 通所介護 | 185 |
| 「つなぐ」支援 | 134 |

て

低換気症状	55
定期レスパイト入院	202
低血圧	128
低酸素血症	156
停電	207,216
デュシェンヌ型	
筋ジストロフィー（DMD）	31
転倒	39,46,102,121

と

瞳孔異常	71
動作緩慢	4,39,79
疼痛	48,157
洞不全症候群	34

特定疾病	182
突進歩行	40
ドネペジル	8
ドパミン	4
努力肺活量	88

な

内服管理の継続	120
ナタリズマブ	14
斜め徴候	37
難治性嘔吐	15
難治性吃逆	15
難病医療協力病院	194
難病医療拠点病院	194
難病医療連絡協議会	189
難病看護師	xiii
難病患者就職サポーター	163
難病支援センター	125
難病就職サポーター	185
難病診療カウンセラー	
	185,190
難病診療分野別拠点病院	194
難病診療連携拠点病院	
	185,194
難病診療連携コーディネーター	
	185,190,194
難病相談支援センター	163
―――――――事業	
	180
難病対策地域協議会	181
難病対策要綱	viii,170
難病特別対策推進事業	
	xii,181,200
難病の患者に対する医療等に	
関する法律（難病法）	
	xii,170,180
難病の類型化	ix

に

Ⅱ型呼吸不全	33
二次性進行型多発性硬化症	
（SPMS）	14
日内変動	11

日差変動	11
尿・便失禁	78
尿意切迫感	78
尿勢低下	80
尿線途絶	80
尿路感染	77
認知機能障害	6,94,101,127
認知症	6

ね

| 熱傷 | 49 |
| 眠気 | 48,70 |

は

パーキンソニズム	102
パーキンソン症状	79
パーキンソン病（PD）	
	3,36,68,74,102,127,154
パーキンソン病専門ハウス	
	219
把握性筋強直	33
把握反応	103
肺炎	33,38,59
肺活量低下	54
排泄障害	74
肺塞栓	49
排痰	63
――補助装置（MI-E）	59
ハイテクノロジーエイド	98
排尿障害	77,105
白内障	33
爆発的な発声	128
歯車様強剛	4
発汗障害	71
発症期	119
発熱	28
ハローワーク	163
反復性気胸	31

ひ

| ピアサポート | 209 |
| 非運動症状 | 4,88,102 |

非エイド ······················ 96
膝折れ ······················· 42
非侵襲的換気療法（NIV）
　··················· 9,32,57,156
非典型的 CIDP ············· 17
皮膚筋炎（DM）··········· 28
非流暢性失語 ·············· 103
疲労感 ······················· 47
頻尿 ····················· 78,105
頻脈 ························· 71

ふ

不安 ····················· 47,158
フィンゴリモド ············· 14
複視 ····················· 11,46
福祉用具 ················ 138,185
副腎皮質ステロイド ········ 30
腹痛 ························· 78
不顕性誤嚥 ················· 88
不整脈 ······················ 29
フットポンプ ··············· 49
不動 ······················· 157
フマル酸ジメチル ··········· 14
不眠 ··············· 8,46,105,123
ふらつき ················· 74,105
プレドニゾロン ············· 32
分子標的薬 ·············· 12,30

へ

平衡感覚障害 ··············· 48
ベッカー型筋ジストロフィー
　······················· 31
ヘリオトロープ疹 ··········· 28
便秘 ························· 3

ほ

膀胱直腸障害 ··············· 46
膀胱留置カテーテル ······ 49,79
訪問看護 ··················· 185
ホーエン・ヤールの重症度分類
　······················· 4,37
保健師 ··············· 149,173,181

歩行困難 ··················· 43
補助具 ······················ 47
ポストリフト ··············· 65
保続 ······················· 102
ボツリヌス中毒 ············· 28

ま

慢性炎症性脱髄性多発根
　ニューロパチー（CIDP）··· 16

み

ミオトニー ················· 33
未診断疾患イニシアチブ
　（IRUD）··················· 21
看取りに向けた準備 ········ 113
身の置きどころのなさ ····· 157

む

無気肺 ······················ 62
むせ ······················· 156
無動 ························· 39

め

メチルプレドニゾロン ········ 14
めまい······················ 69
メマンチン ·················· 8
免疫介在性壊死性ミオパチー 29
免疫グロブリン静注 ······ 17,30
免疫染色 ···················· 27
免疫抑制薬 ················· 30

も

申し送り ··················· 208
文字盤 ···················· 9,96

や

夜間低酸素血症 ·············· 32

よ

抑うつ症状 ················· 123

ら

ラブリズマブ ··············· 16
ランバート・イートン症候群
　······················· 28

り

理学療法士（PT）··········· 121
リツキシマブ ············· 16,30
利尿薬 ······················ 69
リバスチグミン ·············· 8
リハビリテーション
　········· 10,32,121,130,157
療養・就労両立支援指導料
　······················· 161
療養行程 ················ ix,108
療養生活環境整備事業 ····· 180
療養場所の選択 ············ 136
両立支援コーディネーター··· 161
両立支援サポーター ········ 185
リルゾール ·················· 9
臨床心理士 ················· 123

れ

レスパイト ············· 181,200
　———入院 ·············· 208
レビー小体型認知症（DLB）
　······················· 6,102
レム睡眠行動障害（RBD）····· 3

ろ

ローテクノロジーエイド ····· 96
肋間ストレッチ ············· 65

欧文・その他

A

AAC	93
ACP	165
ALS	8,42,54,74,153
──FRS-R	94
──緩和ケアスケール	154

C

CIDP	16
CK	27
CPF	59

D

DM	28
DM 1	33
DMD	31

I

IPOS	154
IRUD	22
IT 機器	96

L

L- ドパ	41
LIC 訓練	60

M

MAC	9
MG	11
MI-E	56
MIC 訓練	60
MS	13,43,44,68
MSA	59,68,74
MuSK 抗体陽性	11

N

NIV	9,32,57,156
NMO	15
NMO スペクトラム	15

NMOSD ····················· 15

P

PD	3,36,68,74
──ハウス	218
PM	28
PPMS	14

R

RBD	3
ROM 運動	157
RRMS	14

S

SCD	74
SPMS	14

T

TIV	8,34,59
TLS	94

神経難病の病態・ケア・支援がトータルにわかる

2024年9月24日　第1版第1刷発行	編　著	中山　優季、原口　道子、松田　千春
	発行者	有賀　洋文
	発行所	株式会社　照林社
		〒112-0002
		東京都文京区小石川2丁目3-23
		電話　03-3815-4921（編集）
		03-5689-7377（営業）
		https://www.shorinsha.co.jp/
	印刷所	共同印刷株式会社

●本書に掲載された著作物（記事・写真・イラスト等）の翻訳・複写・転載・データベースへの取り込み、および送信に関する許諾権は、照林社が保有します。

●本書の無断複写は、著作権法上の例外を除き禁じられています。本書を複写される場合は、事前に許諾を受けてください。また、本書をスキャンしてPDF化するなどの電子化は、私的使用に限り著作権法上認められていますが、代行業者等の第三者による電子データ化および書籍化は、いかなる場合も認められていません。

●万一、落丁・乱丁などの不良品がございましたら、「制作部」あてにお送りください。送料小社負担にて良品とお取り替えいたします（制作部☎0120-87-1174）。

検印省略（定価はカバーに表示してあります）
ISBN978-4-7965-2627-2
©Yuki Nakayama, Michiko Haraguchi, Chiharu Matsuda／2024／Printed in Japan